JN271400

トラウマとPTSDの心理援助

心の傷に寄りそって

杉村省吾
本多　修
冨永良喜
髙橋　哲 【編】

金剛出版

まえがき

●●●

　この度，金剛出版から『トラウマとPTSDの心理援助──心の傷に寄りそって』を筆者らの自作のDVD「こころの傷に寄りそって～災害・被害のトラウマとこころのケア～」を添付して発刊することになった。去る1995（平成7）年1月17日の早朝5時46分に兵庫県南東部地方を襲った阪神淡路大震災は，震源が淡路島北部，深さ16キロ，M7.3，震度7，死者6,434名，負傷者43,792名，建造物の全半壊460,356戸，被害総額9兆9,268億円（2007年10月現在）にのぼった我が国の災害史上，稀にみる激甚災害であった。この大震災で物的に失った物は極めて大きかったが，われわれは災害後の復興に向けた「人と人の出会いと絆」というかけがえのないものも巧まずして手に入れることができた。

　本書の執筆者のほとんどは，阪神淡路大震災で被災した臨床心理士たちであり，個人差はあるが，震災直後から教育・福祉・司法・産業領域で被災者の心のケアに当たってきた。そこから得た教訓は，大規模な自然災害や人為的災害に際しては，主にインドアにおいてマンツーマンで行われる従来のカウンセリングや心理療法ばかりではなく，被災地や事件・事故現場に直ちにおもむき，被災者や被害者の心に耳を傾け，寄り添いながら心のケアに当たるというアウトリーチの必要性というパラダイムシフトであった。

　2005（平成17）年1月，大震災から10年を迎えたのを期に，われわれは本書に添付した「こころの傷に寄りそって～災害・被害のトラウマとこころのケア～」を制作した。DVDの内容は，①被災者へのこころのケア活動，②災害・被害によるトラウマとこころへの影響，③災害・被害に対する危機対応と緊急支援の流れ，④ストレスマネジメントとカウンセリングなどである。

　心の専門家である臨床心理士による災害，被害に対する緊急支援に関する論文や著書は阪神淡路大震災以降これまで多数発行されてきたが，DVDによるマニュアル本は皆無であった。このDVDを日本心理臨床学会や被害者支援全国研修会，学校臨床心理士全国研修会などにおいて公開したところ，幸いにも比較的好評を博し，もうすこし詳しい内容と打ち出し資料が欲しいという要望が多数よせられた。トラ

ウマから生じるPTSD（外傷後ストレス障害）は，単に大地震・風水害・火災などの自然災害によって，生命の危機に瀕したときだけに生じるものではない。家庭でも学校でも社会生活のなかでも，人為的な災害によって人間の存在感が根底的に脅かされるような極限状態でも生じるものである。

そこで本書ではこのような要望に応えるため，冒頭にトラウマとPTSDについて触れ，自然災害や人為的災害を問わず，どこで何が起こっても不思議ではない昨今の社会的情勢のなかで，日頃からストレス耐性を高めるための予防教育としてのストレスマネジメントと，その今日的課題について言及した。つづいて自然災害として，いまだ記憶に新しい阪神淡路大震災・新潟県中越大震災と心のケアの実際について記載することにした。

社会的なトラウマとして，犯罪事件では，犯罪被害とトラウマを，交通事故では宇和島えひめ丸事故やJR福知山線事故について述べ，そのほか性被害によるトラウマと癒しなどについても言及した。つぎに家庭的なトラウマとしては，児童虐待やDV（家庭内暴力）を，そして学校でのトラウマとしては，いじめによる不登校問題をあつかった。本書の終章としては，トラウマとセルフケアと題して自助グループへの臨床心理的支援をも俎上にのせた。

本書を編集するに当たって留意した点は下記の通りである。

①視聴覚的に理解でき，専門家ばかりではなく被害者にも分かりやすいDVDを末尾に添付した。②本書は学会誌や専門書ではないので，一定の研究水準を維持しつつも，実践的な心理臨床業務に資する内容にした。③エビデンスとして実証的な図・表をできるだけ多く取り入れた。④各章・節にキーワードを3～4個入れ，インデックス代わりに使用できるようにした。⑤個人情報保護を視野に入れながら，守秘義務を損なわない程度にアレンジした事例を多く採用した。⑥事例の分類と査定には主としてDSM-Ⅳ-TR（アメリカ精神医学会『精神疾患の分類と診断の手引き』）に依拠した。⑦初学者における臨床心理査定の参考に供するため，各種の心理テスト結果を挿入した。⑧一般読者が理解できるように，可能な限り平易な表現に努めた。⑨今後起こりうる他都道府県での災害援助に資するために，印税の一部は，被害者支援基金として兵庫県臨床心理士会に拠出することとした。

今や心の専門家としての臨床心理士有資格者は，全国で15,097人を越え，臨床心理士養成のための指定校大学院は全国で146校に達している（2006年3月現在）。本書がこれら臨床心理士のためばかりではなく，教員，保育士，医師，看護師，精神保健福祉士，社会福祉士，介護福祉士，ケアマネージャー，ホームヘルパー，あ

るいは将来これらの職業を目指す人々のための緊急支援の指針の一つになれば幸いである。

　末尾になりましたが本書が世に出るまでに遅筆な執筆者たちを励まし，最後まできめの細かい編集をしてくださった元金剛出版編集部・山内俊介，金剛出版編集部・藤井裕二の両氏に記して深甚なる謝意を表したいと思います。

2007年初冬

編著者代表　杉村　省吾

● トラウマとPTSDの心理援助　目次 ●

まえがき　3

第1章　総論——トラウマとPTSD

第1節　トラウマとPTSDの変遷 …………………………………… 佐方哲彦　13
トラウマとトラウマティック・ストレスについて／PTSDとASD

第2節　心のケアの今日的課題 ……………………………………… 高橋　哲　25
はじめに——「こころのケア」への道筋／災害や事件事故による外傷後ストレス／トラウマ反応とはどのようなものか／トラウマ反応の3つの症状

第3節　トラウマとストレス障害 ………………………………… 冨永良喜　40
3つの出来事——トラウマ・喪失・生活ストレス／トラウマ反応とPTSD

第4節　心のケアとは ……………………………… 冨永良喜・高橋　哲　47
心のケア・トラウマケア・トラウマ治療／教育における心のケア／3つの心のケア／トラウマからの回復にとっての必要体験／トラウマとストレスの心理教育／喪失の心理教育——喪の作業

第5節　トラウマティック・ストレスマネジメント ………… 冨永良喜　56
ストレスマネジメントとは／トラウマティック・ストレスマネジメント（トラウマケア）／台風災害後のストレスマネジメントの実際

第6節　ストレスマネジメント技法 ……………………………… 冨永良喜　63
ストレス対処法について／リラックスと適切緊張感／ストレスマネジメント技法

第7節　ストレスアンケートと心理教育のためのリーフレット …… 冨永良喜　71
心のケアのためのストレスアンケート／心理教育のための外傷後ストレス反応尺度

（PTSR-EDS）／保護者からみた子どもの心と身体のストレスアンケート／教師による子どものトラウマ反応チェックリスト

第2章　自然災害とトラウマ

第1節　阪神淡路大震災と心のケア……………………………八木修司　93
はじめに／大地震直後の状況と心のケア活動／子ども達への心のケアに関する取り組み／おわりに

第2節　新潟県中越大震災後の臨床動作法を活用した子どもの心のケア
………………………織田島純子，吉澤美弥子，大原　薫　101
はじめに／「児童生徒の心のケアについての教員研修会」で臨床動作法活用に至った経緯／「児童生徒の心のケアについての教員研修会」における臨床動作法の活用／中越大震災における「心のケア」（個別面接）での臨床動作法の活用／考察

第3章　犯罪被害とトラウマ

第1節　犯罪被害者等基本法と犯罪被害者支援………………本多　修　113
犯罪被害者の現状／犯罪被害者等基本法の成立にむけて／犯罪被害者等基本法の成立と犯罪被害者等基本計画

第2節　被害者支援センターと心のケア…………………………堀口節子　124
はじめに／被害者支援の歩み／犯罪被害の現状／民間支援団体の活動（NPO法人ひょうご被害者支援センター）／おわりに

第4章　交通事故とトラウマ

第1節　えひめ丸沈没事故から学ぶ災害予防……………………大上律子　137
はじめに／事故の概要／事故の危機対応／遺族へのサポート／帰還生徒へのサポート／帰還船員へのサポート／帰還生徒と帰還船員の回復状況の比較／まとめ

第2節　JR 福知山線脱線事故と心のケア ……………………………… 岡嵜順子　151
　　はじめに／事故概要／初期対応（72時間以内）／支援体制の整備（5月：事故から
　　の1カ月間）／日常生活への再結合──文化発表会から終業式まで（6月：事故
　　後2カ月）／重傷者の受け入れ──夏休み～二学期それ以後の対応（事故後半年
　　から10カ月）／卒業── SC 介入の終了，未来へ（事故後1年）／考察／まとめ

第5章　性被害とトラウマ

第1節　性被害とトラウマ── EMDR を中心に …………………… 市井雅哉　169
　　性被害者の心理的特徴／性犯罪被害者への EMDR 治療／今後の可能性

第6章　DV・児童虐待とトラウマ

第1節　児童養護施設での環境療法と心理療法 ………………………… 森田喜治　181
　　虐待によるトラウマ／トラウマの類型／治療的アプローチ

第2節　被虐待児への心理療法の実際 …………………………………… 杉村省吾　188
　　はじめに／児童虐待の実態／虐待による PTSD からの回復過程／おわりに

第3節　児童虐待と児童相談所 …………………………………………… 佐伯文昭　201
　　児童虐待／児童相談の体制／児童相談所における児童虐待への対応／事例1：ネッ
　　トワークが子どもの命を救う／ペアレント・トレーニング／事例2：親子の絆を
　　回復した女子中学生／今後の課題

第4節　DV 被害とその支援 ……………………………………………… 村本邦子　214
　　はじめに／DV の理解／DV の影響とその特徴／心理臨床家が DV 被害者と出会う
　　時／おわりに

第7章　少年犯罪とトラウマ

第1節　少年犯罪とトラウマ ………………………………………… 齊藤文夫　225
はじめに／非行少年の被害体験／親の体罰と子どもの非行／被害者から加害者へ／事例検討／まとめ

第8章　学校事件への緊急対応

第1節　いじめ・不登校への心のケア ……………………………… 平山由美　235
はじめに／いじめ問題／いじめはなぜ起こるのか／いじめへの対応と心のケア／不登校について／不登校はなぜ起こるのか／不登校児への心のケア／事例検討／おわりに

第9章　トラウマとセルフケア

第1節　被害者支援と自助グループ ………………………………… 羽下大信　247
「被害者と人権」という問題／個人的経験・その1——子どもと人権／個人的経験・その2——被害者と人権／コミュニティ・サポートという意識／被害者とその遺族は，どんな事態を生きるか／被害者支援——メニュー化してみると

第2節　緊急支援者への援助——グループ・ディブリーフィングの効用と限界
　　　　　………………………………倉石哲也　257
はじめに／緊急支援者への援助はなぜ必要なのか？／支援コンフリクト（支援活動を行ううえでの葛藤）／被害者支援で支援者の陥る状況／教育を目的としたディブリーフィング／おわりに：他の支援方法とディブリーフィングの併用

あとがき　267
索引　270

第 1 章

総論――トラウマとPTSD

第1節

トラウマとPTSDの変遷

佐方 哲彦

Key Words：トラウマティック・ストレス，ストレス障害（PTSDとASD），DSM

I トラウマとトラウマティック・ストレスについて

　我々が，不快な環境におかれたり，ショックとなる出来事を体験したり，生命の危険にさらされたりすると，それが生体に対する負担となって心身にさまざまな機能変化が生じることになる。これがストレス（stress）であり，ストレスの原因となる因子（ストレッサー；stressor）の一つが，本書で扱おうとしているトラウマ（trauma）である。そして，トラウマが引き金となって発症する精神障害，すなわちトラウマティック・ストレス障害が，PTSD（外傷後ストレス障害；Post-traumatic Stress Disorder。当初は心的外傷後ストレス障害と訳されていた）とASD（急性ストレス障害；Acute Stress Disorder）である。

　これから説明を始める前に，まず，ストレスやトラウマという言葉が，日本で一般的な言葉として普及する中で，原語と異なる使い方をされるようになっていることに注意しておきたい。前述したように，ストレスは結果であり，その原因となるものはストレッサー（ストレス因子）であるが，ストレスをストレッサーと同義に使ってしまうことが多い。また，後述する通り，トラウマは心の傷であり，その原因となる事象を指すわけではないけれども，心的外傷を引き起こすような体験（外傷体験や外傷的出来事）のことをトラウマと呼ぶことが一般には定着してきている。専門家としては，これらの用語を混同せずに使うよう心がける必要があろう。

1）ストレスとは何か

　ストレッサーは，気候，騒音，化学物質などの物理化学的なもの，傷病，飢餓，

疲労，睡眠不足のような生物学的なもの，不安，恐怖，緊張，興奮など心理社会的なもの，など多種多様であるが，これらのストレッサーに対し，生体には共通した生理学的変化が生じる。1930 年代後半に，カナダの生理学者 Selye H は，この生体の反応を汎適応症候群（General Adaptation Syndrome）と呼んで，ストレス学説をうち立てた。汎適応症候群を，Selye（1976）を参考に説明すると以下のようになる。

汎適応症候群は，図1のように警告反応期→抵抗期→疲憊期という経過をたどる。生体がストレッサーに暴露されるとショック状態となり，一時的に抵抗力が低下して，発熱，頭痛，疲労感，食欲不振，不快感，不眠などの症状が生じる（ショック相）。しばらくすると生体の防衛反応が生じ，抵抗力も回復し症状も軽減する（反ショック相）。ここまでが警告反応期であり，生体がさらなる機能不全に陥らないために適応的な対処行動をとるように警告し，その準備態勢を整えている段階である。すなわち，生体がホメオスタシス（平衡状態）を保つために必須なストレス状態といってもよい。しかし，ストレッサーに曝され続けると，抵抗期へ移行し，ストレッサーによる歪みへ反発するようなかたちで，抵抗力が高まったまま持続する。やや無理をしてはいるが，抵抗力が平常時以上に高まり，維持されている分だけ，適応に向けた対処が可能な状態でもある。この時期での対処不全や対処放置により，生体は疲弊して，抵抗力が再び急激に低下する。これが疲憊期であり，生体はストレッサーに耐えることができず，適応不能に陥り，警告反応期にみられた症状の再発によって病気になったり，最悪の場合は死に至ることになる。

この過程をトラウマと関連づけて考えれば，次のようになる。人間はトラウマティック・ストレスに曝されたとき，それに対する耐性が備わっておらず，適切な対

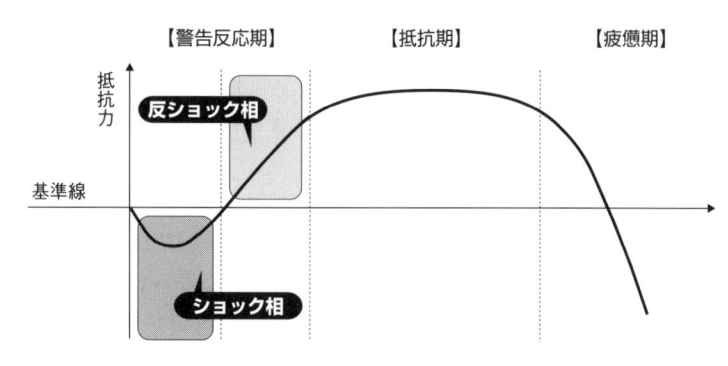

図1　汎適応症候群

処様式を機能させることができなければ，そのトラウマ体験に圧倒されて，ストレス関連症状を呈する。それは，ショックな出来事に遭遇したときにみせる，ごく普通の反応でもありうるが，この一時的ではあるが重篤な急性ストレス状態が病態化すれば，ASDとよばれるストレス障害の発症となる。一方，そのショック状態をとりあえずうまく脱却できても，トラウマ体験の影響を受けて長期的な慢性ストレス状態が続くことが心身の疲憊を招いてしまうと，PTSDになってしまうと考えられる。

2）トラウマとは何か

　トラウマとは外傷のことであり，身体的外傷と心理的外傷の意味がある。現在日本では，もっぱら心的外傷（psychic trauma）の意味で使われることが多いが，もともと医学，とくに外科学で使われてきた用語であり，外力によって生じる創傷や挫傷など，皮膜組織の破壊を伴い後々まで傷跡が残るような身体的損傷のことであった。それが，精神医学の分野において，後で精神疾患の病因となるような心理的な傷害にも使われるようになり，トラウマが心の傷を指すようになったのである。

　Laplanche J & Pontalis JB（1976）は，精神分析が，身体的外傷の用語がもつ「激しいショック」「防壁破壊」「人体全体へ及ぼす結果」の3つの意味を精神の領域に移し替えて意味づけたと述べ，トラウマを「主体の生活中に起こる事件で，それが強烈であること，主体がそれに適切に反応することができないこと，心的組織の中で長く病因となり続けるような混乱やその他の諸効果を引き起こすこと，等によって定義づけられる」としている。つまり，トラウマとは，日々の生活の中で，個人にとって大きなショックとなる出来事に遭遇することによってできた心理的な損傷であり，時間が経過しても癒されることなく，さまざまな心理的機能の不全や精神的障害を引き起こすものをいうのである。

　ところで，何がトラウマとなるのかについては，必ずしも明確にされているわけではない。個人の社会経済的状況や性格特性，認知様式，価値観などで，同じ体験がトラウマになったりならなかったりする。また，トラウマが原因と考えられるような症状があるから，つまりPTSDやASDが疑われるからトラウマが存在していると推定しているに過ぎないのであって，何がトラウマかを断定することはできないと指摘されることもある。

3）トラウマとPTSDの診断基準

　トラウマが原因と考えられる精神疾患としてPTSDが初めて採用されたのは，ア

メリカ精神医学会（APA）のDSM-Ⅲ（『精神疾患の診断・統計マニュアル第3版』APA, 1980）である。このDSM-Ⅲでは，「ほとんど誰にでもはっきりとした苦悩をひき起こすような明白なストレスの存在」があることが，PTSDの診断基準となっていた。その後，DSM-Ⅲ-R（1987）において，「患者は，通常の人が体験する範囲を越えた出来事で，ほとんどすべての人に著しい苦痛になるものを体験したこと」と改訂され，トラウマとなる体験の例として，「個人の生命や身体的保全に対する重大な脅迫；子供，配偶者，またはその他身近な家族や友人に対する深刻な脅迫や傷害；家庭や共同体の突然の破壊；または事故や身体的暴力の結果，他の人が，最近あるいは今，深く傷害されたり殺されたりしたのを目撃すること」が示されている。

最新版のDSM-Ⅳ-TR（2000）においては，PTSDとDSM-Ⅳ（1994）で新たに採用されたASDの両方の診断基準として，「実際にまたは危うく死ぬまたは重症を負うような出来事を一度または数度，あるいは自分または他人の身体の保全に迫る危険を，その人が体験し，目撃し，または直面」したうえで，「強い恐怖，無力感または戦慄」の反応がみられることをあげている（表1，表2を参照のこと）。トラウマとなる事象の具体例をあげるならば，直接体験される出来事として，戦闘に加わったり戦争に巻き込まれること，性的暴行・暴力・略奪・強盗など個人的に暴行をうけること，誘拐されたり人質になること，テロリストの襲撃に遭うこと，拷問されたり監禁されること，自然災害や人災，重大な事故に遭遇すること，致命的な病気を告知されること，などがある。また，子どもの成長段階における不適切な性体験は，強制的なものでなくてもトラウマになりうることが指摘されている。

一方，間接的なものとして，他人が重傷を負ったり不自然に死ぬところを観察したり，死体や死体の一部を思いがけず目撃すること，さらには家族や親友のひどい外傷的な体験や予期しない突然の死を見聞きすること，などのショック体験がある。また，「これらに限られていない」とも記載されており，拡大解釈すれば何でもトラウマの原因となるので注意を要するであろう。そのせいもあるのか，アメリカ成人におけるPTSDの生涯有病率は約8％と高く，決して希な障害ではない。

これに対し，ストレス関連障害としてPTSDを採用した世界保健機関（WHO）のICD-10（『疾病および関連する健康の諸問題についての国際統計分類，第10版』，1992）では，「誰にでも大きな苦痛を引き起こすような，並外れた脅威的な，または破局的な性質の出来事・状況への暴露（短期的なことも長期的なこともある）」という診断基準をあげて，トラウマをやや限定的にとらえようとしているが，トラウマが明確に規定されているわけではない。

ところで，トラウマが原因で生じるストレス，すなわちトラウマティック・スト

表1　外傷後ストレス障害の診断基準（DSM-Ⅳ-TR）（APA, 2000）

A．その人は，以下の2つがともに認められる外傷的な出来事に暴露されたことがある。
　（1）実際にまたは危うく死ぬまたは重症を負うような出来事を1度または数度，あるいは自分または他人の身体の保全に迫る危険を，その人が体験し，目撃し，または直面した。
　（2）その人の反応は強い恐怖，無力感または戦慄に関するものである。
　注：子どもの場合はむしろ，まとまりのないまたは興奮した行動によって表現されることがある。
B．外傷的な出来事が，以下の1つ（またはそれ以上）の形で再体験され続けている。
　（1）出来事の反復的，侵入的，かつ苦痛な想起で，それは心象，思考，または知覚を含む。
　注：小さい子どもの場合，外傷の主題または側面を表現する遊びを繰り返すことがある。
　（2）出来事についての反復的で苦痛な夢。
　注：子どもの場合は，はっきりとした内容のない恐ろしい夢であることが多い。
　（3）外傷的な出来事が再び起こっているかのように行動したり，感じたりする（その体験を再体験する感覚，錯覚，幻覚，および解離性フラッシュバックのエピソードを含む，また，覚醒時または中毒時に起こるものを含む）。
　注：小さい子どもの場合，外傷特異的なことの再演が行われることがある。
　（4）外傷的出来事の1つの側面を象徴し，または類似している内的または外的きっかけに暴露された場合に生じる，強い心理的苦痛。
　（5）外傷的出来事の1つの側面を象徴し，または類似している内的または外的きっかけに暴露された場合の生理学的反応性。
C．以下の3つ（またはそれ以上）によって示される，（外傷以前には存在していなかった）外傷と関連した刺激の持続的回避と，全般的反応性の麻痺。
　（1）外傷と関連した思考，感情，または会話を回避しようとする努力。
　（2）外傷を想起させる活動，場所，または人物を避けようとする努力。
　（3）外傷の重要な側面の想起不能。
　（4）重要な活動への関心または参加の著しい減退。
　（5）他の人から孤立している，または疎遠になっているという感覚。
　（6）感情の範囲の縮小（例：愛の感情をもつことができない）。
　（7）未来が短縮した感覚（例：仕事，結婚，子ども，または正常な寿命を期待しない）。
D．（外傷以前には存在していなかった）持続的な覚醒亢進症状で，以下の2つ（またはそれ以上）によって示される。
　（1）入眠，または睡眠維持の困難。
　（2）易怒性または怒りの爆発。
　（3）集中困難。
　（4）過度の警戒心。
　（5）過剰な驚愕反応。
E．障害（基準B，C，Dの症状）の持続期間が1カ月以上。
F．障害は，臨床上著しい苦痛，または社会的，職業的，または他の重要な領域における機能の障害を引き起こしている。

▲該当すれば特定せよ。
急性症状の持続期間が3カ月未満の場合。
慢性症状の持続期間が3カ月以上の場合。
▲該当すれば特定せよ。
発症遅延症状の発現がストレス因子から少なくとも6カ月の場合。

表2　急性ストレス障害の診断基準（DSM-Ⅳ-TR）（APA, 2000）

A．その人は，以下の2つがともに認められる外傷性の出来事に暴露されたことがある。
　(1) 実際にまたは危うく死ぬまたは重症を負うような出来事を1度または数度，あるいは自分または他人の身体の保全に迫る危険を，その人が体験し，目撃し，または直面した。
　(2) その人の反応は強い恐怖，無力感または戦慄に関するものである。
B．苦痛な出来事を体験している間，もしくはその後に，以下の解離性症状の3つ（またはそれ以上）がある。
　(1) 麻痺した，孤立した，または感情反応がないという主観的感覚。
　(2) 自分の周囲に対する注意の減弱（例："ぼうっとしている"）。
　(3) 現実感消失。
　(4) 離人症。
　(5) 解離性健忘（すなわち，外傷の重要な側面の想起不能）。
C．外傷的な出来事は，少なくとも以下の1つの形で再体験され続けている：反復する心象，思考，夢，錯覚，フラッシュバックのエピソード，またはもとの体験を再体験する感覚；または，外傷的な出来事を想起させるものに暴露されたときの苦痛。
D．外傷を想起させる刺激（例：思考，感情，会話，活動，場所，人物）の著しい回避。
E．強い不安症状または覚醒の亢進（例：睡眠障害，易怒性，集中困難，過度の警戒心，過剰な驚愕反応，運動性不安）。
F．その障害は，臨床上著しい苦痛，または社会的，職業的，または他の重要な領域における機能の障害を引き起こしている，または外傷的な体験を家族に話すことで必要な助けを得たり，人的資源を動員するなど，必要な課題を遂行する能力を障害している。
G．その障害は，最低2日間，最大4週間継続し，外傷的出来事の4週間以内に起こっている。
H．障害が，物質（例：薬物乱用，投薬）または一般的身体疾患の直接的な生理学的作用によるものではなく，短期精神病性障害ではうまく説明されず，すでに存在していたⅠ軸またはⅡ軸の障害の単なる悪化でもない。

レスの諸問題を扱う学術団体として2002年3月に誕生した日本トラウマティック・ストレス学会は，学会のホームページ（http://www.jstss.org/）に，トラウマとなる事象として，災害，戦争，犯罪，暴力，交通事故，レイプ，虐待などをあげている。そして，現在の日本における主要な研究領域を「自然災害」「人為災害・事故」「犯罪被害」「ドメスティック・バイオレンス」「児童虐待」の5つに分類しているが，これらにトラウマティック・ストレス研究の発端となった「戦争・戦闘」を加えた6つが代表的なトラウマ事象といってよいだろう。

Ⅱ　PTSDとASD

　PTSD（外傷後ストレス障害）およびASD（急性ストレス障害）と命名されているストレス障害とは，どのような精神疾患なのであろうか。最新版のDSM-Ⅳ-TR（2000）によれば，PTSDとASDの診断基準はそれぞれ表1，表2の通りである。

表3　ASDおよびPTSDのアセスメントのための臨床領域とその構成要素（APA Work Group on ASD and PTSD, 2004）

臨床領域	構成要素
トラウマ歴	種類，年齢，期間
安全性	他者からの危害の脅威，自己または他者への危険性
解離性症状	ASDを診断する必要性：麻痺，孤立，非現実感／離人感，トラウマへの急性反応時の解離性健忘
ASD/PTSD症状	再体験，回避と麻痺，トラウマの結果としての過剰覚醒（症状の発症が，トラウマ事件の後，30日以上ならPTSDが診断される；30日以内で解離症状があれば，ASDが診断される）
軍隊経歴	事前の暴露，暴露に対する訓練と準備性
行動・健康上のリスク	物質使用／乱用，性感染症，先在する精神疾患，治療への執着欠如，衝動性，さらなる損害への暴露の可能性
個人特性	対処スキル，弾力性，対人関係性／アタッチメント，発達的トラウマまたは精神力動的葛藤の前歴，治療への動機づけ
心理社会的状況	家庭環境，ソーシャルサポート，雇用身分，継続中の損害（例えば対人暴力，災害／戦争），親／養育者のスキルや負担
ストレス因子	急性・慢性のトラウマ，貧困，喪失，別離
法体系への関与	症状の意味，障害の決定や苦痛の程度に基づく補償

　そのポイントは，①トラウマとなった出来事の再体験や想起，②トラウマに関連することの回避とそれに対する反応性の麻痺，③持続的な過剰覚醒，の3点である。そして，トラウマとなる出来事の後，30日以上経ってからトラウマ関連症状が発現すればPTSDと診断され，30日以内に発症し，かつ解離症状があれば，ASDと診断されることになる。APAが作成したASDとPTSDの治療ガイドラインには，診断やアセスメントに際して考慮すべきことがらとして，表3のような臨床領域ごとの構成要素があげられているので，参考までに示しておく（APA Work Group on ASD and PTSD, 2004）。

1）PTSDとASDの位置づけ

　表4は，DSM-ⅣとICD-10におけるASDとPTSDの精神疾患としての位置づけを示したものである。DSM-Ⅳでは，この2つは不安障害（anxiety disorder）の下位分類に位置づけられており，不安症状の存在がその本質と考えられている。不安障害にはパニック障害や恐怖症，強迫性障害などが含まれるように，わけもなく襲ってくる不安や恐怖症状，それに伴うパニック発作，特定の対象や状況に対する危惧やこだわり，逃れ難さといった特徴がある。それらは，PTSDとASDの特徴と共通性があるということになる。一方，ICD-10では，PTSDはDSM-Ⅳとほぼ同

表4　DSM-Ⅳ-TR と ICD-10 における PTSD と ASD の位置づけ

DSM-Ⅳ-TR（2000）		ICD-10（1992）	
7．不安障害		5．精神および行動の障害（F00〜F99）：神経症性障害，ストレス関連障害および身体表現性障害（F40〜F48）	
300.01	広場恐怖を伴わないパニック障害	F43	重度ストレス反応および適応障害
300.21	広場恐怖を伴うパニック障害	F43.0	急性ストレス反応
300.22	パニック障害の既往歴のない広場恐怖		（含：急性危機反応，戦闘疲労，危機状態，精神的ショック）
300.29	特定の恐怖症（以前は単一恐怖）	F43.1	外傷後ストレス障害
300.23	社会恐怖（社会不安障害）		（含：外傷（トラウマ）神経症）
300.3	強迫性障害	F43.2	適応障害
309.81	外傷後ストレス障害		（含：カルチャーショック，悲嘆反応，小児のホスピタリズム）
308.3	急性ストレス障害		
300.02	全般性不安障害（小児の過剰不安障害を含む）	.20	短期抑うつ反応
		.21	遷延性抑うつ反応
293.84	一般身体疾患による不安障害	.22	混合性不安抑うつ反応
29*.89	物質誘発性不安障害	.23	主として他の情緒の障害を伴うもの
300.00	特定不能の不安障害	.24	主として行為の障害を伴うもの
		.25	情緒および行為の混合性の障害を伴うもの
		.28	他に特定の症状が優勢なもの
＊アルコールによるものは 1，その他の物質によるものは 2		F43.8	その他の重度ストレス反応
		F43.9	重度ストレス反応，特定不能のもの

等の診断基準でありながら，ストレス関連障害として「重度ストレスへの反応および適応障害」の中にあげられている。また，ASD は急性ストレス反応として扱われており，研究者によって位置づけが異なることを知っておく必要があろう。

2）PTSD 概念の歴史的変遷

　PTSD が公認され DSM に正式採用されるに至った経緯に，ベトナム戦争帰還兵たちの苦闘と政治運動があったように，PTSD は戦争体験と切っても切れない関係がある。戦争で被る身体的傷害に帰することのできない兵士の心理的なショックや苦痛については，有史以来，さまざまに記述されてきた。Kutchins H & Kirk SA（1997）によれば，1678 年にスイス人医師が，急性の戦闘反応や今日でいう PTSD にみられる一連の症状と行動を同定して，ノスタルジア（nostalgia）という診断名を初めて用い，以後，欧米では似たような名称が用いられるようになっている。
　Hyams KC, Wignall FS & Roswell R（1996）は，アメリカにおいて戦争関連疾患が

表5 戦争関連疾患のカテゴリー間の比較（Hyams KC et al., 1996）

戦争	疾患カテゴリー	
	生理的	心理的
南北戦争	Da Costa症候群（過敏心臓症）	ノスタルジー
第一次世界大戦	奮闘症候群 （兵士の心臓，神経循環性無力症）	砲弾ショック（塹壕神経症）
第二次世界大戦 朝鮮戦争	奮闘症候群	戦闘疲労，戦闘疲憊，軍事疲労 戦闘疲労，戦闘疲憊
ベトナム戦争	枯れ葉剤暴露症	PTSD（ベトナム戦争後遺症）
湾岸戦争	湾岸戦争症候群	PTSD

どのようにとらえられてきたかを概観して，表5のようにまとめている。記録が確実に残っている南北戦争（1861-65）のときには，PTSDと思われる精神障害に対して先述したノスタルジアが診断され，その神経生理的な症状から過敏心臓症（irritable heart；報告者の名前をとってDa Costa症候群ともいう）とも呼ばれていたことがわかる。以後，大きな戦争ごとに，神経生理的な疾患として，奮闘症候群（effort syndrome），枯れ葉剤暴露症，湾岸戦争症候群などが報告され，精神障害のほうは，砲弾ショック（shell shock），戦闘疲労（いわゆる戦争神経症）などを経て，戦争に起因するトラウマティック・ストレス障害は，現在のPTSDへ集約されてきたのである。第一次世界大戦で砲弾ショックと呼ばれたとき，この障害は砲弾の爆発による脳の外傷の結果と考えられていた。そして，第二次世界大戦の退役軍人やナチの強制収容所の生存者，日本の原爆被害者も同様な症状を呈することが報告され，戦争神経症や戦闘疲労とも呼ばれることになる。この戦闘疲労に対する診断名として，DSM-Ⅰ（1952）では大ストレス反応（gross stress reaction）を採用していた。しかし，この名称は戦争体験後の一時的な一過性の障害という意味合いが強かったので，長期にわたる重篤な精神障害を患い，戦闘疲労だけでは片付けられないベトナム帰還兵の問題との折り合いをつけるために，DSM-Ⅱ（1968）では削除されてしまった。そして，DSM-Ⅲ（1980）で，新たにPTSDとして採用されることになったのである。

ところで，PTSDが戦争や戦闘に限って現れるわけではない。すでに説明したように，ストレス障害を引き起こすトラウマ事象には，自然災害，人為災害・事故，犯罪被害，ドメスティック・バイオレンス，児童虐待などがある。PTSD様の症状が，こうした戦争以外のさまざまなトラウマ事象と関連して生じることは，19世紀末にはよく知られていたことであり，たとえば外傷神経症という疾患概念が用い

られていた。こうしたPTSD概念の歴史的変遷を，大塚・中根（2000）は時代背景を示しながら図2のようにわかりやすくまとめている。詳しくは，大塚・中根の文献を参照してもらうことにして，ここでは簡潔に流れを押さえておく。

19世紀後半，産業革命が進み近代資本主義社会が欧米全体に波及する中で，鉄道事故や労働災害が増加し，そうした身体的外傷を受傷した後に神経症を発症する事例が多く観察され，外傷神経症（Oppenheim, 1889）と診断されていた。この外傷神経症は，第一次世界大戦時に砲弾ショックと呼ばれた戦争神経症同様に，原因は器質的なものとみなされていた。一方，Charcot JMを筆頭に，これらを心理的な原因によるヒステリー性の病気と考える学者も多く，時には二次的疾病利得のための詐病扱いされることもあった。結局，外傷神経症や戦争神経症の器質因説は否定されることになる。その後，第二次世界大戦下でKardiner Aは，戦争神経症者の神経生理学的症状に焦点づけて生理神経症という名称を考案した。Kardinerの臨床研究は，PTSDの先駆的研究として位置づけられるものであった。ベトナム戦争を経て，PTSD概念が成立していったことはすでに述べたが，ほぼ同時期に戦争以外の社会的事象に関して，トラウマティック・ストレス障害の研究が進められてきた。被虐待児症候群やレイプ・トラウマ症候群，被殴打女性症候群といった，児童虐待やドメスティック・バイオレンスと関連して生じるPTSDや，大地震，ハリケーンなどの天災や，大火災，大事故といった人災の被害者に認められるPTSDについての研究が加味されていき，現在のPTSD概念へと結実することになった。

なお，DSMの基準で診断されるPTSDが，戦争神経症をモデルに限局的なトラウマ体験を原因としてとらえようとしていることに異を唱えて，長期にわたる慢性的なトラウマ体験によるPTSDを，複雑型PTSD（Herman JL），あるいは複合型PTSD（van der Kolk BA）と呼んで区別する必要性を唱える研究者もいる。

PTSD概念が日本で注目され，一般化することに最も大きな影響を与えたのは，1995年の阪神・淡路大震災であり，その直後に起こった地下鉄サリン事件である。その後も，さまざまな自然災害や人為災害，事故，さらには凶悪犯罪が起こるたびにPTSD対策が声高に叫ばれるようになってきている。人間はそんなに弱い存在ではなく，トラウマを克服する強さをもっていることを信じたいが，トラウマティック・ストレスに対処できない場合に，充分な心のケアが提供できる環境構築や対策を忘れてはならないであろう。

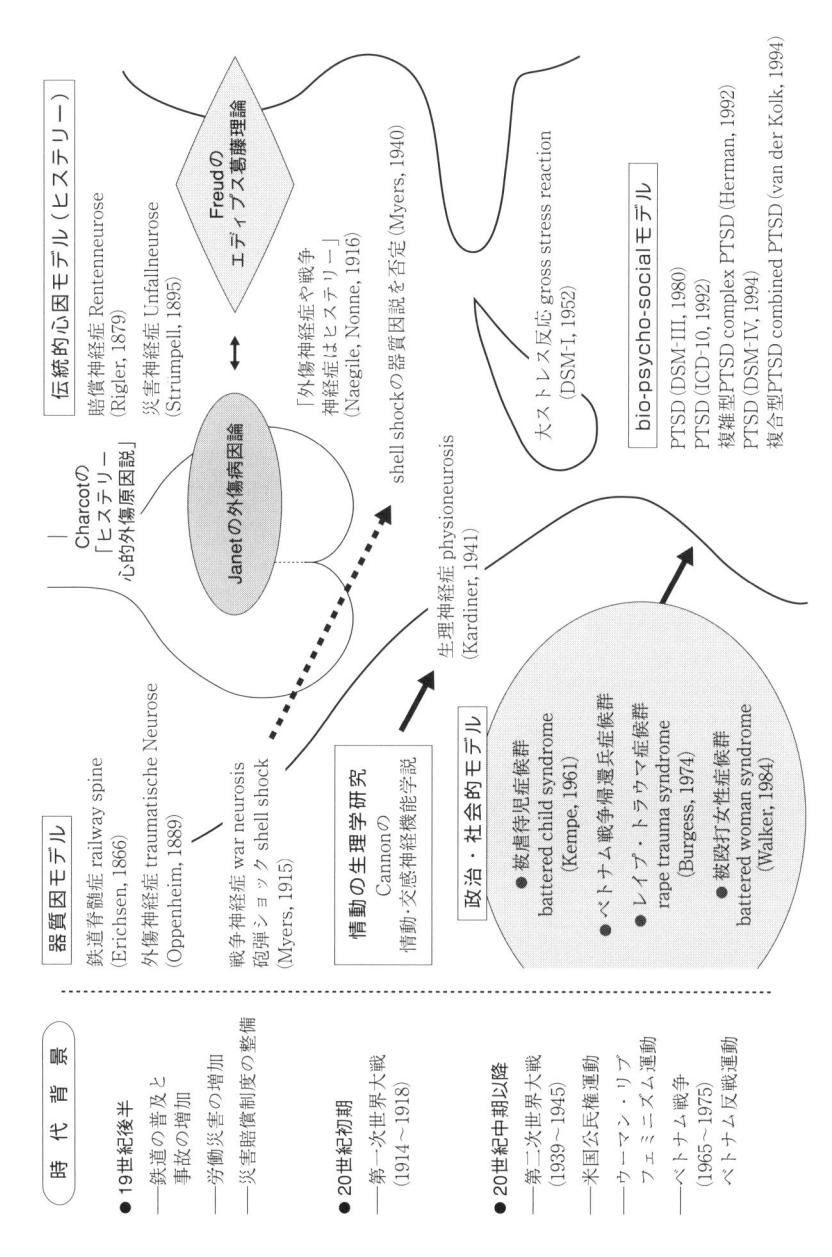

トラウマとPTSDの変遷 第1節

時代背景

● 19世紀後半
―鉄道の普及と事故の増加
―労働災害の増加
―災害賠償制度の整備

● 20世紀初期
―第一次世界大戦（1914～1918）

● 20世紀中期以降
―第二次世界大戦（1939～1945）
―米国公民権運動
―ウーマン・リブ フェミニズム運動
―ベトナム戦争（1965～1975）ベトナム反戦運動

器質因モデル
鉄道脊髄症 railway spine (Erichsen, 1866)
外傷神経症 traumatische Neurose (Oppenheim, 1889)
戦争神経症 war neurosis 砲弾ショック shell shock (Myers, 1915)

伝統的心因モデル（ヒステリー）
賠償神経症 Rentenneurose (Rigler, 1879)
災害神経症 Unfallneurose (Strumpell, 1895)
「外傷神経症や戦争神経症はヒステリー」(Naegile, Nonne, 1916)
shell shockの器質因説を否定 (Myers, 1940)

Charcotの［ヒステリー］心的外傷原因説

Janetの外傷病因論

Freudのエディプス葛藤理論

情動の生理学研究
Cannonの情動・交感神経機能学説

生理神経症 physioneurosis (Kardiner, 1941)

大ストレス反応 gross stress reaction (DSM-I, 1952)

政治・社会的モデル
● 被虐待児症候群 battered child syndrome (Kempe, 1961)
● ベトナム戦争帰還兵症候群
● レイプ・トラウマ症候群 rape trauma syndrome (Burgess, 1974)
● 被殴打女性症候群 battered woman syndrome (Walker, 1984)

bio-psycho-socialモデル
PTSD (DSM-III, 1980)
PTSD (ICD-10, 1992)
複雑型PTSD complex PTSD (Herman, 1992)
PTSD (DSM-IV, 1994)
複合型PTSD combined PTSD (van der Kolk, 1994)

図2 トラウマ概念の歴史的変遷（大塚・中根（2000）を参考に一部改変）

文　献

APA (1980) Quick Reference to the Diagnostic Criteria from DSM-Ⅲ. American Psychiatric Association.（高橋三郎，花田耕一，藤縄昭訳（1982）DSM-Ⅲ：精神障害の分類と診断の手引き．医学書院．）

APA (1987) Quick Reference to the Diagnostic Criteria from DSM-Ⅲ-R. American Psychiatric Association.（高橋三郎，花田耕一，藤縄昭訳（1988）DSM-Ⅲ-R：精神障害の分類と診断の手引き（第2版）．医学書院．）

APA (2000) Diagnostic and Statistical Manual of Mental Disorders (fourth edition, text revision). American Psychiatric Association.（高橋三郎，大野裕，染矢俊幸訳（2004）DSM-Ⅳ-TR：精神疾患の診断・統計マニュアル（新訂版）．医学書院．）

APA Work Group on ASD and PTSD (2004) Practice Guideline for the Treatment of Patients with Acute Stress Disorder and Post-traumatic Stress Disorder. Supplement to American Journal of Psychiatry 161.

Hyams KC, Wignall FS & Roswell R (1996) War syndromes and their evaluation：From the U.S. Civil War to the Persian Gulf War. Annals of Internal Medicine 125；398-406.

Kutchins H & Kirk SA (1997) Making Us Crasy：DSM ─ The Psychiatric Bible and the Creation of Mental Disorders. The Free Press.（高木俊介，塚本千秋監訳（2002）精神疾患はつくられる─DSM 診断の罠．日本評論社．）

Laplanche J & Pontalis JB (1976) Vocabulaire de la Psychanalyse (5ᵉ édition). Presses Universitaires de France.（村上仁監訳（1977）精神分析用語辞典．みすず書房．）

大塚俊弘，中根允文（2000）精神科診断学体系における PTSD 概念の位置づけ．In：中根允文，飛鳥井望編著：臨床精神医学講座 S6：外傷後ストレス障害（PTSD）．中山書店，pp.3-17.

Selye H (1976) The Stress of Life (revised edition). McGraw-Hill Book.（杉靖三郎，田多井吉之介，藤井尚治，竹宮隆訳（1988）現代社会とストレス（原著改訂版）．法政大学出版局．）

WHO（1992）The ICD-10 Classification of Mental and Behavioural Disorders：Clinical Descriptions and Diagnostic Guidelines. World Health Organization.（融道男，中根允文，小見山実，岡崎祐士，大久保善朗監訳（2005）ICD-10 精神および行動の障害─臨床記述と診断ガイドライン（新訂版）．医学書院．）

第2節

心のケアの今日的課題

高橋　哲

Key Words：再体験，過覚醒，麻痺，解離，回避

I　はじめに──「こころのケア」への道筋

　災害や大きな事件，事故に遭遇し，今までに体験したことのないような恐怖やショックを感じたとき，私たちの心にはどのようなことが起こるのであろうか。おそらくそれは，大きなストレスとなって私たちを苦しめ，心に大きな変化を与えるのだが，その変化に対してわたしたちはどのように対応すればよいのだろうか。またその心の変化は，時として深い心の傷となり私たちを苦しめることがあるのだが，いったいどのようなときに心の変化は心の傷へと変容するのだろうか。そして傷となった心の痛みはどのように治癒されるのであろうか。そうしたことを考えてみるのがこの論考の目的である。

　1995年1月17日，私たち兵庫県民は未曾有の大地震を体験した。死者6,000人を超えるこの大災害は，私たち自身の心や身体に直接の影響を与えたことは当然として，私たちの生活習慣や将来の生活設計，また私たちが固有に持っている思想，物事の考え方に至るまで，非常に大きな，根底的と言ってもよいような影響を与えることとなった。それまでの私たちは，世の中には大地震というものがあって，不幸にもそれに出会ってしまう人もいるけれど，それは自分たちには無縁のことであると何の根拠もなく思い込んでいた。だがこの大震災の後は，さまざまな生活習慣の変化とともに，生き方としても，世の中何が起こっても不思議ではないと，ある意味，腹をくくって人生を送っていくようになったと思う。例えば風呂の水はいつもためておくとか，家の中の何箇所かに懐中電灯を吊るしておくとか，六甲のおいしい水とカップラーメンやレトルト食品の備蓄を絶やさないとか，それまではあま

り気に留めなかったことに気を配るようになった。そうした生活習慣の変化だけではなく，対人関係の構えとして，久しぶりに会った友人と楽しい時を過ごした後別れる時に，もうこの人とは会えないかもしれないという思いが頭をよぎり，それまでよりは強く別れの握手をするようになったかもしれない。人生の構えとして，不運なことは誰にでも起こりうるし，それは運命的な，圧倒的な力を持って私たちを圧し潰そうとするけれども，あきらめずにがんばればなんとか生き延びることができるかもしれないと，今までよりすこしだけたくましくなったかもしれない。あるいは，せいいっぱいがんばった結果として，それでも圧倒的な力に押し潰されてしまい，命を落とすことになったとしたら，それはそれで仕方のないことだ，運命的な力は決して人を選ぶわけではない，大震災では自分はたまたま生き延びただけなのだと，少し冷めた気持ちで考えられるようになったかもしれない。

　この災害から学んだことも多い。地球の表面はプレートという何枚かの大きな岩盤に覆われていて，そのプレートは絶えず移動しており，あるプレートが別のプレートの下に潜り込む場所では大地のひずみが起こり，エネルギーが蓄積され，一定期間蓄えられた後そのエネルギーが放出されると，地表では大地震が起こるのだということが，専門家ではない地域のごく普通の人々の共通理解となった。災害はいつやってくるかわからないので，防災ということに絶えず気を配っていなければならないし，子どもたちにも防災教育という形で，災害への備えを教えておかなければならないということもこの災害から学んだことだ。そして，私たち臨床心理学の領域では，このような大災害は，それを体験した人々に大きな恐怖やショックを与え，その恐怖やショックは時として深い心の傷となり，その後，長期間にわたって人々を苦しめることがあるのだ。したがって，そうしたトラウマという心の傷に治療的に対処する方法を私たちは持たねばならないし，体験が心の傷となって心を苦しめ続けるということを未然に防ぐための「こころのケア」の方法を知らねばならないのだ，ということを学んだことは大きな成果であった。

　この「トラウマへの治療的対処」と「こころのケア」を，私たちは，具体的な阪神大震災の被災者へのこころのケアの活動，すなわち避難所への巡回相談活動を通じて学んだのだが，その活動は，この国では全く先立つ経験もなく，それゆえ参考にする文献もない中での，文字通りの手探りの格闘であった。当時の私たちの活動は，今考えると多くの理論的に不十分な要素を抱えながらの活動であったと反省することができる。例えば当時は，災害を体験したすべての人がPTSD（外傷後ストレス障害）になるのだという言説が流布していたが，それは被災者である我々自身の感覚とは大きくずれていた。みんながみんな，フラッシュバックに悩むベトナム

帰りのランボーのようになるのだと言われても，それは自分の日常感覚とはずれており，なかなか納得がいかない。河合隼雄は当時「日本人にはPTSDは起こらない」ということを言っている。だが，目の前にいる被災された人々は，やはり普段とは違って調子を崩し，繰り返す余震の中で大きな不安を抱えながら寒い体育館や公民館で不便な生活を送っていた。そのような人々に対して，「こころの専門家」である私たちは，なんらかの有効な援助を行わなければならない。そのような人々をどのように見立てるのか，私たちはさしあたり次のように考えていた。「災害のような恐怖やショックを伴うたいへん大きな体験は，それを記憶として心の中にうまく整理して収めることができない。それはちょうど，地震の揺れで家具が散乱している部屋の中のようなものだ。わたしたちは，混乱した部屋から一度家具を表に運び出し，整理して収め直さなければならない。つまり，人々の体験を聞き，人々がそれを一つの物語として整理し筋立て，心の中に収めることができるようにお手伝いをするのだ」と当時は，さしあたりそのようなモデルを想定して，手探りの活動を行っていたと記憶している。そして，その基本的な姿勢に，症状理解としては抑うつ反応，不安反応，身体化反応などを接ぎ木して理解していた。今考えなおしてみると，用語としては氾濫していたが，決して本当の意味でトラウマ反応やPTSDを理解していたとは言い難かったと思う。

　このような理論的混乱が起こった背景には次のようなことがある。まず第一に，トラウマ反応は身体的，無意識的な反応であり，被災した我々自身には自覚しにくい反応であるのだということである。専門家を自負する私自身も，暗闇で眠ると怖い夢を見るのでいつも明々と電気をつけたまま寝ていたことや，大阪の街で地下鉄に乗って電車が動き始めた時，その震動に背筋がびくっとすることなどを，これこそがトラウマ反応に固有の過覚醒状態なのだと気づくまでに，半年の時間がかかった。

　もう一つは，PTSDという診断学上の疾病概念と，災害後の多くの人々のふつうのトラウマ反応とを混同していたということがある。

　さらに，当時の心のケアの理論的前提として，「つらいことを吐き出して誰かに聞いてもらえば心は楽になる」という単純なカタルシス理論に基づいていたということも挙げられる。これは当時のディブリーフィング理論の影響が大きい。この理論的混乱のうち「日本人にはPTSDは起こらない」ということについては，トラウマ反応の無意識性，身体性ということとして，現在の理論の中に結実したし，また「吐き出してなくす」という単純なカタルシス理論は，私たちはつらい記憶をなくすのではなく，それを抱えておくことができる方法を身につけるという現在のス

トレス理論として結実している。

Ⅱ　災害や事件事故による外傷後ストレス

　災害や大きな事件，事故は，私たちの心につぎのような3つのストレスを与えると考えられる。そして，そのストレスはそれぞれ固有の反応を引き起こす。

　まずその災害や事件，事故そのものがよびおこす大きな恐怖やショックによるストレスである。これを外傷後ストレス（traumatic stress）とよぶ。またそれによる反応をトラウマ反応（trauma reaction）と呼ぶ。この外傷後ストレスは，実際に自分自身がそれを体験し生々しい恐怖やショックを感じたことによるストレスと，実際にはそれを体験していない想像上の恐怖やショックとに分けて考えなければならない。例えば，災害を体験したり，事件，事故に実際に巻き込まれたりして，自分自身が大きな被害を受けた場合は前者になる。しかし，学校に外部から不審者が侵入し，一部の生徒や職員が暴力的な被害を受けたが，自分自身がその場にいたわけではなく，あとでその事実を知らされて大変怖い思いをしたという場合，被害を受けた当事者以外の一般生徒は後者になる。災害や事件，事故を実際に体験した被災者，被害者が，大きな恐怖やショックを感じ，深刻な心の変化に見舞われるというのはわかりやすい。しかし，自分自身が直接にそれを体験していないときにも，やはり大きな心の変化に見舞われることがあるというのはどういうことだろうか。

　後でやや詳しく述べるが，トラウマ反応というのは記憶の問題である。おおざっぱに言うと，大きすぎる体験が記憶の中にうまく整理されない，通常の体験として記憶の中におさまらないということである。記憶とは，脳内のお互いに関連する神経細胞のセットが同時発火する現象であると考えられる。すなわち，過去にそれに関連した体験があって，怖い思いをしたことがある場合には，その事件や事故の情報が，忘却されていた過去の情動記憶を呼び起こし，強い反応を導くのだと考えることができる。この場合，過去のオリジナルの恐怖体験は，具体的なエピソードとしては浮かび上がってこず，その記憶に結びついた強いマイナスの情動のみが浮かび上がり，現在目の前で起こっている事件や事故と結び付いて認知されるという場合が多いようだ。

　次に，その災害や事件，事故によって，大切な人やもの，場所，思い出などを失ったことによるストレスである。これを喪失によるストレス（loss stress），その反応を喪失反応（loss reaction）と呼ぶ。この喪失反応は，先のトラウマ反応とはその反応の在り方が異なっており，こころのケアの在り方，被災者，被害者へのかかわ

り方も，その違いを念頭において行われなければならない。例えば，明石祭り歩道橋事故の，あるいはJR電車脱線事故の被害者のこころのケアを行うときには，この喪失反応がケアの主要な対象となっていることを考慮しなければならなかった。

　この喪失反応は，大切な人を失った場合だけではなく，大切なもの，場所，目に見えない思い出や信頼感などを失った時にも，程度の違いはあるが起こりうる。災害では，地震で住み慣れた家が倒壊したり，火災にあったり，津波で流されたりといったことが起こる。自分の思い出が染みつき，唯一心を落ちつけることのできる場所である家を失った喪失の反応は大きい。さらに個人の家だけではなく，阪神大震災のような大規模災害では，自分の育ってきた地域，町並みそのものが失われてしまう。小さい頃に遊んだ公園や路地裏が失われてしまうのは，私たちにとって大きな痛手である。阪神大震災では，神戸市の長田区を中心とした地域が，火災による大きな被害を受けた。長田は古くからの商業地域で，何世代にもわたって続いてきた商店や町工場が軒を連ねる活気のある地域であった。この長田地域での震災による大火災は，町並みだけでなく長年にわたって作り上げられてきた地域の共同体までをも破壊した。

　あるいは，2003年の台風23号の水害のときに，ある小学校の先生から聞いたことだが，その先生のお宅は2階建てで，水害の時に1階部分は完全に水没したという。その地域は酪農が盛んで，水害の水の中には家畜の排せつ物が溶け込んでいた。1階部分が水没したとき，押し入れにしまってあった，自分の子どもたちが生まれてから現在に至る記録，アルバムやビデオが，水害の水を被ってしまった。洪水の水の成分の影響で，それらは画像そのものがすべて破壊されており，乾かしても全く読み取れなくなっていたという。丹念に整理してあったこれらの記録が失われたことは，たいへんショックなのですよとこの先生は語っておられた。これはかけがえのない思い出が失われた例である。また，教員の性犯罪や暴力行為が発生すると，その学校の児童，生徒は大きなショックを感じることになり，こころのケアが必要とされる。しかし，そうした事例では，学校全体に信頼感，安心感の喪失という大きな喪失反応が起こっていることに留意しておかなければならない。

　最後に3番目のものとして，その災害や事件，事故によってひきおこされた日常生活の大きな変化によるストレスがある。これを日常生活上のストレス（daily life stress）と呼ぶことができる。この日常生活上のストレスによる反応は，私たちが普段の生活の中で感じる一般的なストレス反応（stress reaction）と変わりのないものである。

　災害では，被災した人々は，地震災害での余震や津波，水害での洪水や土石流，

土砂崩れなどの災害の継続や二次災害から身を守るために，避難所に入ることを余儀なくされる。多くの場合，地域の学校の体育館や公共の体育館，ホールなどが避難所として開放されるが，そこでの生活は大変不便で，またプライバシーも守られない。このような生活の中で，被災者は日々たいへん大きなストレスを感じ続けることになる。また，住む家を失い，避難所から仮設住宅に入ったとしても，プレハブの薄い壁で仕切られたユニットは，雨風をしのぐことはできても，夏は暑く冬は寒く，隣の物音も聞こえやすく，とうてい安心して住める住居とはいえない。

　災害によって仕事を失ったり，収入が減少したりといったことも日常生活上の大きなストレスである。また家族の働き手を失ったり，けがによって働けなくなったりということも起こり得る。阪神の震災時には，一家の中心となるべき父親が，家族を置いて自分が先に逃げたり，不便な生活の中での創意工夫ができず不運を呪うばかりであったりして，危機に際して家族のリーダーとなり得なかったことで，家族の信頼を失い，離婚や別居を余儀なくされたといったケースを多く耳にした。こうしたことも家族にとっては大きなストレスとなるであろう。

　事件や事故の場合にも，生活の変化による大きなストレスがある。JR事故で重傷を負って，その後身体が不自由になったり，身体的な後遺症が残ったりして仕事が続けられなくなったということは大きなストレスである。また，家族の誰かが事故死した場合などは，前述の喪失反応に加えて，その後の生活にも大きなストレスがかかってくる。さらに重大事件の場合には，報道関係者による加熱取材が，とくに学校においては児童，生徒や教職員にとって大きなストレスとなる。たとえば，昨年の加古川市での児童殺傷事件では，学校の塀の外に脚立をたて，亡くなった児童のクラスの様子をカメラで撮影するといったことが行われ，そのクラスでは一日中教室のカーテンを閉め切って授業をしなければならなかった。これは子どもたちにとって大きなストレスである。またこの事件では，長期にわたって犯人が逮捕されず，子どもたちは保護者や教員の付き添いのもとに集団登下校を続けなければならず，放課後や休日にも外で遊べないという事態が生じた。これも子どもたちにとって大きなストレスとなったばかりではなく，さらに，付き添わなければならない保護者や教員のストレスも大きかった。

　以上のように，災害や事件，事故の後では，ストレスを強いるさまざまの事態が，複雑に絡み合っている。まず災害，事件，事故が起こり，それを体験したことによる直接の反応としてトラウマ反応が起こる。さらに，その出来事による何らかの喪失があれば，喪失反応がそこに重なっていく。そして，災害，事件，事故後の生活の変化によるストレスが大きければ，そのことによるストレスがさらにその上に付

加される。事態によっては，トラウマ反応はそれほど大きくないかまたはほとんどないのだが，喪失反応が大きくて症状化している場合もあるだろう。私たちがこころのケアの対象として対応しなければならない被災者，被害者は，このように複雑に重層化したさまざまのストレスを抱えた人々であるということに留意しなければならない。さてつぎに，以上の3つのストレス反応について詳しくみていこう。

Ⅲ　トラウマ反応とはどのようなものか

　トラウマ反応というのは，うまくこころのケアがなされなかったときに，いわゆるPTSD（外傷後ストレス障害，以下PTSDと表記する）につながっていく，災害や事件，事故後の中核的な反応である。DSM（アメリカ精神医学会診断基準，以下DSMと表記する）に記載されたPTSDの診断基準では，A　再体験，B　過覚醒，C　麻痺，解離，回避という3つの内容から構成されている。内容としてAの再体験と，Bの過覚醒については分かりやすいのだが，Cの麻痺，解離，回避ということについては，やや異質な内容が寄せ集められているようで分かりにくい印象が残る。これは，DSMが症状の網羅的記述という性格を持つことに加えて，PTSD概念そのものが，いまだ発展途上にあることに由来しているからであろう。網羅的記述という側面については，私たちがそれを参考にする際には，列挙されたそれぞれの症状を論理的につなぐことのできる何らかの解釈を，自分の中に持たねばならないということに心しなければならない。症状が一致しているかどうか丹念に比較するという姿勢では，目の前の被災者，被害者の心の真実には近づき得ない。また，発展途上にあるということについては，次のようなことがある。震災当時私たちが参考にしていたDSM-Ⅲ-Rから現在のDSM-Ⅳにかわるときに，PTSDの記述に大きな変更が加えられた。そのことによって，PTSDの診断は厳格になり，なかなかその診断名がつかないという状態が生じた。例えば2001年のハワイ沖でのえひめ丸沈没事件においては，加害者がアメリカ軍であったために，生存者のPTSD診断に関しては細心の注意がはらわれた。そのような事情を反映して，医療機関では一つの基準として，同じ条件におかれた多くの人がそうなるであろうと想定されたときにPTSDという診断名がつけられ，そうなる人もそうならない人もいるという場合には，さしあたり適応障害という診断名がつけられることが多いようだ。また同じ条件におかれた多くの人はそうならないのに，その人はそうなっているという場合には，時として人格障害という診断名がつけられることもある。しかしながら，PTSDの診断がつくかどうかにはかかわらず，その人が何らかの災害

や事件，事故に遭遇している場合には，当事者の心の中でおこっていることは，トラウマ反応であるということは忘れてはならない。ここで災害，事件，事故という場合には，当事者の個人史において重大であった出来事と考える必要がある。例えば，最近学校ではいじめ事件が頻発し，そのことによって自ら命を絶つ児童，生徒も決して少ないとはいえない。いじめ事件は，当事者の心にとっては命にかかわる重大事件である。したがっていじめられた被害者の心には深いトラウマ反応が起こる。そのトラウマ反応が最悪の場合，自殺を引き起こしているのだということには，十分な注意がはらわれなければならない。

Ⅳ　トラウマ反応の3つの症状

次にトラウマ反応の3つの症状についてそれぞれ考えてみよう。

A　再体験

　災害や事件，事故において大きな恐怖やショックを感じると，その出来事の記憶が心の中にうまく整理されず，記憶は主体のコントロールを超えて予期せぬときに再現される。このとき，体験した出来事の情景だけではなく，その時に感じた言いようのない恐怖感などのマイナスの感情が付随して体験されるのが，その大きな特徴である（flash back）。つまり，災害や事件，事故に実際に遭遇した時のオリジナルの恐怖やショックの体験が，そっくりそのままの形で繰り返し体験されることになり，その意味でこの現象は「再体験」と呼ばれる。例えば，映画「ランボー1」の中で，ベトナム戦争の英雄である主人公が，偏見をもった警察官から理不尽な暴力を受けた時に，ベトナム軍からの拷問の記憶が映像として突然浮かび上がり，恐怖やショックなどのマイナスの感情とともに体験されるような状態である。また，映画「バイオハザード1」でもフラッシュバックが描かれているが，この場合には，体験している主人公にはそれが何であるかがよく分からないのだが，マイナスの情動が付随する映像として体験されている状態が表現されている。

　睡眠中にこの再体験が起こると，それは悪夢として体験される。この悪夢の場合は，必ずしも体験した恐怖やショックの状況がそのまま表れるとは限らない。自分でも意味のよく分からない恐ろしいもの，恐ろしい状況として夢に現れることもある。特に子どもの場合には，こわいお化けや怪獣の夢となって表れることが多い。

　私自身の経験であるが，阪神淡路大震災後，繰り返し見た悪夢は次のようなものである。初期の1～2カ月くらいは，運転している車が突然やわらかくなった地面

に吸い込まれていくというもので、この夢を数日ごとに繰り返し見た。その夢はたいへん恐ろしいもので、それを見ているときに恐怖のあまり飛び起きたことも何度かあった。私の住んでいる地域は山手の大きな岩盤の上で、液状化現象を目の当たりにしたわけではないが、夢では繰り返し地面に吸い込まれるということを体験した。その後2カ月くらいから、地震そのものの夢を見るようになった。夢の内容は、自分の家かどうかは分からないが2階の部屋で何人かでくつろいでいると、突然地震が襲ってくるというものであった。大きな揺れが体験されるのだが、私自身は2階にいるから大丈夫と思っている（阪神大震災では、2階より1階の被害が大きかった。死亡や大きな怪我は、2階部分が1階部分を押しつぶし、その下敷きとなっていた場合が多い。そうした情報が夢に影響している）。そして家そのものは大きく傾き、ついに倒壊するが、けがもなく恐怖感もほとんどないというような夢であった。半年後くらいまでは、細かい情景は異なっているものの同じテーマの夢を時々見たが、その後ほとんど地震に関連する夢は見なくなった。詳しく記録はしていないが、この夢内容の変化は、過覚醒状態からの回復も含めて、トラウマ反応が回復していくプロセスとよく並行している。

　フラッシュバックについては、治療的に関わった多くの事例を経験しているが、まさしくいきいきと、ありありと「そのとき」の情景が浮かんでくるようである。想起のされ方としては、A　具体的に自分が体験した状況がそのままの形で浮かび上がってくる、B　関連する人、もの、状況が浮かび上がってくるが、自分が実際に体験したエピソードというよりは、脈絡を欠いて関連するものの断片が浮かびあがってくる、C　何かが浮かんでくるのだが、それが何であるのかは記憶が定かではなく分からない、といった3つの場合があるようである。

　このAの場合を記憶が顕在化しているという意味で顕在化型のフラッシュバック、Cの場合を記憶が潜在化しているという意味で潜在化型のフラッシュバック、Bの場合を中間型のフラッシュバックと呼ぶことができるだろう。

　先述の「ランボー1」では主人公のランボーは、明確に自分が体験したベトナム戦争の一場面に苦しめられておりA（顕在化型）のフラッシュバックであるが、「バイオハザード1」では、それが何なのかがよく分からない映像が頭の中に氾濫して主人公は苦しめられており、B（中間型）またはC（潜在化型）の場合に当たるだろう。A、Bでは、フラッシュバックに体験した時のマイナスの情動が付加されて浮かび上がってくるので大変苦しいものである。そして、年数を経て浮かび上がってくるものの中には、上記Cの様相を呈し、すなわち自分ではそれが何であるのかがよく分からなくなっているものもある。この場合、付加されるマイナスの情

動も少なく耐えられないわけではないが，不思議なあるいは落ち着かない，ざわざわしたというような独特の感覚があり，あまり気持ちの良いものではない。その場合あとで述べる解離のメカニズムも働いているのかもしれない。

　このC（潜在化型）の例をあげてみよう。いずれも私が治療的に関わった事例である。ある女子高校生は，時々気分が悪くなって，そのときに数字の8が目の前にちらつき頭痛がすると相談に訪れた。彼女の前頭部にはうっすらと傷らしきものがあり，頭痛というのはこの傷の痛みらしい。しかしこの傷がいつどのようにしてできたのかを彼女は記憶していない。彼女は中国生まれで，母は中国残留孤児である。いろいろと話をしながら想起する中で明らかになったのは次のようなことであった。中国残留孤児ということで，両親が日本に移り住んだ時に，先に両親だけが日本に移住し，生活基盤ができるまでの間，まだ小さかった彼女は中国に住む叔父の所に預けられた。この叔父は厳しい人でとても怖かった。あるとき何かがあってこの叔父が激怒し，彼女に包丁で切りつけた。このとき彼女は，殺されるかもしれないと思った。そのとき叔父の肩越しにデジタル式の時計が見え，その時計が8時を表示していた。頭の傷はその時にできたものである。この記憶の想起は彼女にはとても辛いものであったが，その後，彼女の頭痛と，数字の8のフラッシュバックはなくなった。

　また別のある解離性同一性障害の成人女性の事例では，ときどき気分が悪くなるのだが，そういう時は前兆として体育館倉庫のマットの臭いが漂ってくるという（感覚記憶のフラッシュバック）。そしてその後きまって人格変換をおこし，しばらくの間の記憶が無くなってしまう。この事例で明らかになったことは，彼女の別人格から語られたことであるのだが，彼女は小学校の低学年の時に性被害を受けた。その場所は体育館の体育倉庫の中であったが，彼女の主人格はそのことを知らない，ということであった。この別人格はたいへん攻撃的であるが構造はしっかりしていて，人格統合の最終段階まで残っており，治療者である私が信頼関係を築くまでに，ずいぶんと時間がかかったが，このエピソードが語られ，その記憶を主人格に移した後，比較的順調に消失した。

　これらの事例は，フラッシュバックが上記C（潜在化型）の様相を呈して表れている事例と考えることができる。とくに後の事例では，フラッシュバックが映像ではなく，臭いという感覚的な記憶として表れているということに注意を促したい。このようにフラッシュバックは，視覚像の他に音や臭いといった別の感覚記憶として表れることもあるし，さらに感覚記憶だけではなく，いじめ事例などでは，教室にいると突然なんともいえないいやな感覚がわきおこるといった情動記憶として表

れることもある。

B 過覚醒

　過覚醒とは身体的感覚的に非常に過敏になることである。とりわけ体験した出来事に関連する感覚が，通常の働きを超えて敏感となる。例えば，阪神淡路大震災の後，余震が続く中で，多くの人が余震の揺れがあったとき，その揺れの震度を当てることができた。また，私が治療的に関わったある ASD（急性ストレス障害＝体験直後のトラウマ反応が大きく，治療を必要とする状態）の成人女性は，他の人が何も感じていないときに，今地震があったとパニックになり，そのたびに確認のため気象台に電話をしていた。驚くべきことは，彼女が確認の電話を入れた多くの場合に，震度1以下の人体には感じないはずの地震が記録されていたことである。さらに彼女は家の前をトラックが通って，他の人にもそれとわかる振動があったとしても，それについては平気であった。これらは，私たちの身体が地震の揺れというものに特異的に過敏になった状態であると考えることができる。この特異的な過敏さは，地震の場合には揺れに対してそのようになり，水害の場合は水の流れる音や雨の音に対して，また火事では火や臭いに過敏になる。これらは，私たちのいわゆる五感や身体感覚にかかわる過敏さであるのだが，視覚像に対する過敏さもある。

　明石祭り歩道橋事故のときに人々の将棋倒しの渦中にいたある成人女性は，その後，飛行機に乗れなくなった。また，ある成人男性は，高速道路を車で走っていてトンネルがせまってくるとたまらなく怖くなるという。これは事故の起こった歩道橋が，曲面の屋根で覆われており，まるで太いチューブの中にいるようで，飛行機の内部やトンネルの中は，その形状を連想させるからであろう。前述の5歳女児の描画の中にも繰り返しトンネルが現れた。この女児が最後に描いた絵は，トンネルを抜けてお花畑に至るという絵であり，それを描いた後，症状は消失した。

　ため池事故で友達が目の前で溺れて水死したのを目撃した小2男児は，しばらくの間，プールに入ることができなかったのは当然として，お風呂など水に近づくことさえできなかった。この男児の場合，描画を用いたプレイセラピーを行ったが，2カ月ほど経て描画の中に水が登場し，船に乗った海賊が竜と戦うというプロセスの描画の中で繰り返した後，3カ月後に竜が山の向こうに隠れるという絵を描き，その後症状は消失しプールに入れるようになった。

　これらのケースでは，最後に明白な意味をもった特別な絵が描かれて治療経過は終了するのだが，この特別な絵が私たちに与えるある種の生きる力のようなものは，非常に印象深いものである。

子どもの過覚醒としては，感覚過敏の中で，あたかも ADHD（注意欠陥多動性障害）であるかのような多動状態を示すことがある。発達障害の一種である ADHD は注意欠陥とされているのだが，これは統合的な注意が欠陥状態にあるということで，周りの状況に対する注意は，それゆえ逆に過敏状態にあると考えることができる。トラウマ反応の過覚醒においても同じような状態が起こる。

　過覚醒の症状は，いったん消失したら二度と現れないというものではない。私自身は阪神淡路大震災の被災者であるが，自分が臨床心理学の領域に身を置くということもあって，その後も災害，事件，事故におけるトラウマとそこからの回復をテーマにした仕事をしてきた。そのため私自身は，通常の人が一生のうちに体験する以上の数の地震を体験することになった。

　たとえば鳥取県西部地震での余震，新潟県中越地震での余震，あるいはインドネシアでのスマトラ沖地震の余震などである。そういった揺れを体験すると，その後私自身の身体はしばらくの間，阪神淡路大震災当時の過敏さを取り戻す。夜に揺れがあると，それほど大きなものでなくてもかならず眠りから呼び戻される。ただこのときに，ビクッとする感覚はあるが，恐怖やショックはそれほど感じない。冷静に対処することが可能である。すなわち感覚的な過敏さと恐怖の情動が，電線がショートするかのように結びつくことはなくなっているのである。これはおそらく，脳まで含めた私の身体が，地震体験を自分が対処しうる出来事として学習しえたことを意味しているのであろう。

　災害や事件，事故だけではなく，いじめられ体験の中でもこの過覚醒は現れる。いじめられた被害者は「悪口を言われている」と訴えてくることが多い。これを事実関係という観点から調査すると，実際に誰かが悪口を言っている事実は確認できないという場合が多い。そこで親や学校の先生は「考えすぎだ」とか「妄想だ」と言ってしまい，本人を傷つけることも多い。ここで起こっていることは，聴覚的な過覚醒状態であると考えることができる。たとえば本人が教室の後ろの方に座っているとしよう。教室の前の方で何人かが話している。通常では聞こえない（注意を払わない）会話である。ところがその会話の中でいじめに特有の言葉，例えば「きもい」「きしょい」「うざい」「死ね」などが語られると，選択的にその言葉が聞こえてくるのである。そして，本人はいじめ特有の自他の区別がなくなるという心理構造の中で，それを自分に対して投げかけられた言葉として受け取るのである。

　私たちの感覚は自分で自覚している以上に鋭敏である。最近の脳科学の成果によれば，私たちは膨大な感覚情報の中から，いらないものを捨て，今の自分にとって必要なものだけを選択的に受け取って対処していると考えることができる。捨てら

れる感覚情報は，決して体験しなかった情報（＝妄想）ではない。「悪口」は決して聞こえていないわけではないのだ。過覚醒というのは，必要な情報の幅が広がる，すなわち通常なら捨てられる多くの情報が，マイナスの情動を伴った情報として感受される状態と考えることができる。生存ということに最大の注意を払っている動物的な状態を考えると，自身に生存の危機を与えた刺激に対しては，決してそれに近づかないということは絶対的に必要なことである。そのためには，それに近づいた時に最大限のマイナスの情動が働き，自分自身の行動を制止しなければならない。過覚醒は，私たちが生物として生存するための原始的な防衛本能が，極限状態で表れているのだと考えることができる。

C 麻痺，解離，回避

　大きな恐怖やショックを体験した後では，既述のように感覚的，身体的な過覚醒状態が起こるのだが，もう一方で意識や思考は鈍感となる。Herman JLはこれを鈍麻と呼んでいる。具体的に言うと，何も感じなくなったり，ボーッとしていたりといったことが起こる。これは注意の集中が持続できないということを表しているのだろう。上記の過覚醒状態が起こって，本来，注意を向けない方向に注意を向けているので，それ以外の部分では注意力が散漫になるというのは分かりやすい。何気なくテレビを見ていても，あとで考えると何を見ていたのかがよく分からなかったり，ぼんやりしていて肩を叩かれてはっと気付き，今自分が何を考えていたのかがまったく分からなかったり，といったことが起こる。これらの状態は麻痺と呼ばれる。さらにもう少し意識が遠のくと，昨日の午後とか，今日の朝とかといった近い過去の記憶があいまいになったり，まったく残っていなかったり，という解離と呼ばれる状態が起こったりもする。麻痺と解離とは厳密に分けることのできる限定された概念ではなく，私はすべて解離と呼んでもよいと考えているが，とっさに判断できず行動ができなくてうろたえるとか，わかりきった状況の中で適切な判断ができないといったことも起こり，これは解離というよりは麻痺と呼んだ方がよい状態かもしれない。子どもの解離として特徴的なものに，過覚醒による行動化がひとしきりおこり多動状態が続いた後，急に眠り込んでしまうということがある。

　先に述べた「8の字」や「体育館のマットの臭い」は，解離状態の中でのフラッシュバックと考えることができる。解離というのは，自分自身の意識をどこかへ追いやってしまうことと説明されることが多いが，そのように考えると何か不思議な，神秘的な感じがしてくるのではないだろうか。私の身体から「私」という意識がどこかへ追いやられて，その失われた挟間にどこか悪魔的な未知の何者かが表れてき

て，それは人間を超えた能力を持つ不思議な存在であったりするのではないかという空想は魅力的である。「解離性同一性障害＝多重人格」という病態が，どこかありえない神秘的な感じがして，多くの若いサブカルチュアの担い手たちをとらえて離さないのもそのような理由からだと考えられる。しかしながら，これを記憶の問題として考えると，不思議な感覚がやや脱色されて，私たちの腑に落ちやすくなる。私たちの人格はいわば記憶の集合体である。

ところで回避というのは，出来事に遭遇したそのときの状況を避けるということである。出来事の起こった時空間を避けることが本質であるが，時間は避けることができないので，場所を避けるということが中心になる。ところが災害では，被害が広域に及んでおり，その場所を避けるということは困難である。そこで，意識の中にある状況の回避という意味で，忘却や無関心という防衛が行われる。この意味において，回避は麻痺や解離とつながった概念であると考えることができる。

さて麻痺や解離は，過覚醒によって感覚刺激に注意が奪われていることの裏の側面と考えると分かりやすいが，回避というのはこの麻痺，解離とは少し違う概念のようである。これは，自分が恐怖やショックを感じた状況を意識的，無意識的に避けるということである。例えばテレビで，自分が体験した災害，事件，事故の映像が流れていたり，新聞にその情報が掲載されていたりしたらそれを見たくないといった感覚である。阪神淡路大震災では，電気の復活ははやかったので（数時間から数日），災害直後から1～2週間は多くの人がテレビにくぎ付けになっていたが，1～2カ月を過ぎ，避難所から仮設住宅に移る頃になると，もうあまり災害の映像は見たくないという感覚が一般的となっていったようだ。

これに対して，事件事故の場合は，直後からこの回避感覚が働くようだ。自分が実際に事件，事故に遭遇した場所，その出来事を連想させる場所にはまず近づけなくなる。2007年のエキスポランド事故に遭遇し，悲惨な事故現場を目撃した中学生女子は，もう二度と遊園地には行けないと語っていた。2006年のJR事故においても，いまだに事故現場を通過するJR電車には乗れないという被害者も多い。私自身が長期のトラウマカウンセリングを行った，ストーカー被害にあったある成人女性は，状態の悪いときには，その事件の起こった職場に行けないのはもちろんのこと，その職場のある市にも入れなかったし，その市に向かう私鉄にも乗れなかった。場所の回避においては，このように非常に広域にわたる地域に対する回避が起こってしまうものから，限定されたある部屋に入れないといったものまで，いろいろな様相でそれは起こりうる。

避けることができないときには，なんらかの情動的憎悪が起こるが，例えばいわ

ゆる記念日感覚，出来事のあった日や時刻になると調子を崩すといったことは，回避したいのにどうしても避けることができない，思い出したくないのにそれがやってくるといった感覚の中で起こるのかもしれない。

　仮に，注意の方向という観点から過覚醒と麻痺，解離を考えてみると，注意の向かっている方で過覚醒が起こり，注意が向かわなくなっている方で麻痺，解離が起こると考えることができる。そうすると，回避というのは，注意の向かう方向に対する回避であるので，麻痺，解離よりも過覚醒とセットにして考えた方が分かりやすいのかもしれない。

　トラウマティックストレスは記憶の問題であるといわれる。災害や事件，事故による大きな恐怖やショックを伴う記憶はトラウマ記憶と呼ばれる。記憶の問題というのは，このトラウマ記憶が通常の記憶（通常の出来事の記憶はエピソード記憶と呼ばれる）とは異なっているという観点から考えられている。このことを神経生理学的に考えると，通常のエピソード記憶は脳内の海馬に蓄えられるのだが，トラウマ記憶は海馬ではなく扁桃体（感情や情動の中枢）に蓄えられるのだという考えがある。だが記憶というのは，神経生理学的には，一定の刺激に対して賦活されるある神経細胞のセットが作られているということを意味するのだから，それが海馬や扁桃体に「蓄えられている」というのは，事態を正しく描写しているとは言えないだろう。

　ここでPTSR＝外傷後ストレス反応（Post Traumatic Stress Reaction）という新しい概念を導入しておく必要がある。PTSDのDはdisorderの略であって，これはorder＝通常の状態から逸れている，外れているという意味で障害と訳される。PTSRのRはreactionであって一般的な反応を意味する。つまり，PTSRは災害や事件，事故という特殊な状況に際して誰にでも起こりうる一般的な反応であり，それが起こっていないほうが心配すべき事態なのであると考えなければならない。それに対してPTSDは，通常なら起こらない特殊な事態であると考えることができる。

　これを時間軸の中で考えてみよう。災害や事件，事故に遭遇すると誰でもが大きなトラウマティックストレスを感じるのはすでに述べたとおりである。このストレスによって多くの人々にトラウマ反応が起きる。反応の大きさ，それが日常生活に及ぼす影響を捨象して考えると，おそらくそれを体験したすべての人にトラウマ反応が起こっているはずである。災害や事件事故に遭遇し恐怖やショックを感じたにもかかわらず，自分にトラウマ反応，例えば過覚醒が全く起こっていないと認知している人は，おそらく自分自身の感覚的亢進を認知する機能が麻痺または解離していると考えることができる。簡単に言うとそれは，自分が怯えている，興奮しているということに気付かないということなのである。

第3節

トラウマとストレス障害

冨永良喜

Key Words：トラウマ，喪失，生活ストレス

I　3つの出来事——トラウマ・喪失・生活ストレス

　災害・事件・事故といった出来事に遭遇すると，死ぬかもしれないという戦慄恐怖，大切な人を亡くす喪失，引き続く生活ストレスの3つのストレスを経験する。
　命が脅かされ戦慄恐怖を経験した時，その出来事をトラウマティック・ストレッサー（traumatic stressor）といい，その結果生じるストレス反応をトラウマ反応（traumatic reactions）という。一般に，両者を含めて，トラウマ（trauma）と呼んでいる。海外ではトラウマというと身体的外傷をも指すため，正確には「心的トラウマ（psychological trauma）」であるが，わが国では，トラウマは心的トラウマを意味して使われている。2005年のJR福知山線脱線事故で乗車していた負傷者たちが，後にトラウマの苦しみを経験したことは，その端的な例である。
　一方，愛する家族を亡くす出来事は，喪失（loss）である。その結果引き起こされるストレス反応は喪失反応（grief reactions）であり，トラウマとは区別される。トラウマと区別されるとはいえ，災害・事件・事故の出来事では，トラウマと喪失の両方が遺族を苦しめることになる。例えば，事故の知らせを聞いて駆けつけた病院で目の当たりにした光景が，霊安室での遺体であれば，その光景がフラッシュバックをもたらし，入眠困難・悪夢などさまざまなトラウマ反応を生じさせるのである。その出来事を外傷的死別（traumatic bereavement）といい，引き起こされる反応を複雑性悲嘆（complicated grief）と呼ぶようになった（白井・小西，2004）。
　また，命はとりとめても，半身不随となった時は，身体機能の喪失を経験していることになり，そのことによる反応が生じてくる。

3つめが,生活ストレスであり,災害後に避難所や仮設住宅での生活を余儀なくされることによる慢性的なストレス反応である。2004年の新潟中越地震においては,余震があまりに強かったため車中で生活を送ることにより,エコノミークラス症候群が起こり,命を落としてしまった人が続出したことからも,この生活ストレスへの対応がいかに大切かがわかる。

 災害・事件・事故では,この3つの出来事とそれによって生じる反応を把握することで,適切な対応が明らかになる。もし,災害後の心理的支援として,トラウマの視点だけしかない場合には,その支援が二次的な被害をもたらすことがあることを知っておかなければならない。

II　トラウマ反応とPTSD

　命は助かったが死ぬほどの思いをした後に生じるトラウマ反応を詳しく説明しよう。3つの視点が必要である。1つは時間軸,もう1つは反応と障害の区別,3つめが多様な障害である。

1) PTSDとは

　医学的診断名であるPTSDは,トラウマを理解するためのひとつの重要な指針である。DSM-IVによる外傷後ストレス障害(Post-traumatic Stress Disorder：PTSD)の診断基準を,表1に示す。

　A基準は,出来事と戦慄恐怖であり,トラウマの定義として,よく用いられる。そして,再体験(B基準),回避・麻痺(C基準),覚醒亢進(D基準)の三大症状からなり,その持続期間(E基準)と日常生活が阻害されていること(F基準)が診断を確定させる要件となっている。

　最近の脳科学とPTSDの知見から,トラウマ記憶は,通常の出来事の記憶と異なって貯蔵されていることがわかってきた(van der Kolk, McFarlane, Weisaeth, 1996)。トラウマ性記憶は「身体性記憶」と「麻痺と再体験の表裏一体性」という2つの特徴をもっている。その出来事を思い出せないといった健忘やあいまいな記憶であると同時に,生々しく体感を伴い思い出してしまう記憶でもある。1995年の阪神淡路大震災で,母親を亡くしたある男性は,1年間涙も出なかった。しかし,1年後に,街中で母親と似た人を見たときから,毎日何回も母親を思い出して涙がとめどなく流れたと語った。また,全壊でかろうじて命を取り留めた60歳代の女性は,夜,夢でうなされて大声をだして起きるらしいが(娘さんからの話),その

表1　DSM-IVによる外傷後ストレス障害の診断基準（APA, 1994）

A．その人は，以下の2つが共に認められる外傷的な出来事に曝露されたことがある。
　（1）実際にまたは危うく死ぬまたは重傷を負うような出来事を，1度または数度，または自分または他人の身体の保全に迫る危険を，患者が体験し，目撃し，または直面した。
　（2）その人の反応は強い恐怖，無力感または戦慄に関するものである。
　注：子供の場合はむしろ，まとまりのないまたは興奮した行動によって表現されることがある。
B．外傷的な出来事が，以下の1つ（またはそれ以上）の形で再体験され続けている。
　（1）出来事の反復的で侵入的で苦痛な想起で，それらはイメージ，思考，ないしは知覚を含む。
　注：小さい子供の場合は，外傷の主題または側面を表現する遊びを繰り返すことがある。
　（2）出来事についての反復的で苦痛な夢。
　注：子供の場合は，はっきりした内容のない恐ろしい夢であることがある。
　（3）外傷的な出来事が，再び起こっているように行動したり，感じたりする（その体験を再体験する感情，錯覚，幻覚，および解離性フラッシュバックのエピソードを含む。また，覚醒時または中毒時に起こるものを含む）。
　（4）外傷的な出来事の1つの側面を象徴し，または内的または外的なきっかけに曝露された場合に生じる強い心理的苦痛。
　（5）外傷的な出来事の1つの側面を象徴し，または内的または外的なきっかけに曝露された場合に生じる強い生理的反応。
C．外傷と関連した刺激の恒常的な回避，および反応性の全般的な麻痺（これらは，その体験以前には存在していなかった）が，以下のうち少なくとも3つのかたちでみられる。
　（1）外傷と関連した思考や感情や会話を避けようとする努力。
　（2）外傷を思い出させるような活動や場所や人を避けようとする努力。
　（3）外傷の重要な局面の想起不能。
　（4）重要か活動に対する興味や参加の著しい減退。
　（5）他人との疎遠感もしくは隔絶感。
　（6）情動の狭窄（たとえば，人を愛するという感情が持てないなど）。
　（7）将来が短くなってしまったような感じ（たとえば，仕事を持ったり，結婚をして子供を持ったり，といった事を期待しなくなったり，平均的な寿命を生きられるとは思えなくなるなど）。
D．（外傷以前には見られなかった）持続的な覚醒亢進状態で，以下の2つ（またはそれ以上）によって示される。
　（1）入眠もしくは睡眠持続の困難。
　（2）イライラや怒りの爆発。
　（3）注意集中困難。
　（4）過剰警戒。
　（5）極端な驚愕反応。
E．障害（上記のB，C，D，の症状）が1カ月以上継続していること。
F．障害のために，臨床的に顕著な苦痛が生じていたり，社会的領域や職業的領域で，もしくはその他の重要な領域で，重大な問題が生じていること。
　［特定事項］急性：症状の継続が3カ月以内の場合。
　［特定事項］慢性：症状の継続が3カ月以上の場合。
　［特定事項］遅延性：症状の発現がトラウマとなる出来事から6カ月以上経過している場合。

ことを朝には覚えていないと語った。再体験と麻痺は，表裏一体なのである。それは「凍りついた記憶」とも呼ばれている。その女性を例にとれば，夜中に，凍りついた記憶の蓋が，睡眠という弛緩によって開いてしまい，その記憶の箱に引きずりこまれ，朝になると，その記憶の蓋が再び凍りついてしまい，昨夜のことをよく覚えていないと解釈できる。

そして，フラッシュバックのような再体験により心身が不安定になることを避けるために，フラッシュバックをもたらすような刺激・場面・人を回避する。回避することで，一時的には安定するが，行動範囲や生活が狭められる。回避は短期的にはよい対処でも，長期にわたると日常生活に支障をもたらす。

覚醒亢進（過覚醒）は，危険な事態に，全力を挙げて戦闘態勢で臨むために，覚醒水準を上げるのである。しかし，危機が過ぎ去った後に，「今は安全だ」と知的にわかっても，身体が戦闘態勢の解除を許さないのである。

この三大症状に加えて，否定的なつぶやきが生じてくる。否定的なつぶやき（否定的認知；negative cognition）は，トラウマとなる出来事を経験することで生起する自己メッセージである。これは「私が，もし，○○しておけば，あの子は生きていたのに」といった生き残った者の自責感情（サバイバーズ・ギルト；survivor's guilt），「だれも私を助けてくれない」といった孤立無援感，「どんなに努力してもこんなことがあるのなら……」といった無力感，「人も自分さえも信じられない」といった不信感などである。否定的なつぶやきが強ければ強いほど，PTSDを長期化させ，また，うつなどの障害を引き起こすことになる。

また，災害後の避難所や仮設住宅での不自由な生活において生じる日常の人間関係の傷つきは，否定的つぶやきを強化してしまう。そのため，心のケア活動の主たるねらいは，二次的被害を防止し，否定的つぶやきを修正し，肯定的つぶやき（肯定的認知；positive cognition）がもてるように支援することである。

2) PTSD, ASD, そしてトラウマ反応

図1は，時間軸にそって，ASD（急性ストレス障害；Acute Stress Disorder），PTSDの推移を示している。障害は日常生活が阻害されている状態を指す点で，反応と区別される。眠れない，仕事に集中できずミスが多発する，外出できない，そのような反応が生じていれば，すでに障害レベルとなっているといえるだろう。

ここで大切なことは，トラウマとなる出来事を経験すると，誰でもPTSDの症状のような反応はあらわれるということである。しかし，その反応が，日常生活を送ることに支障を来たすときに（図1では，横軸に引いた破線を越える状態），

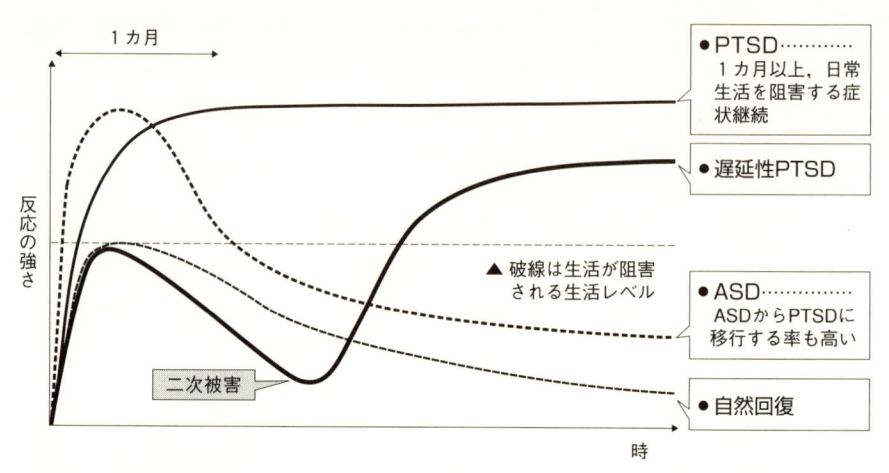

図1　トラウマとPTSDとASD

ASDやPTSDと医学的に診断されるのである。

　心のケアの目的は、災害・事件・事故後に、トラウマ反応が日常生活を障害するレベルに移行することを防ぐことなのである。

　遅延型PTSDの場合、過覚醒や回避麻痺の反応があらわれているが、本人にも周囲の人にも、それらが一見トラウマ反応と"みえにくい"ため、いきなりトラウマ反応が出現するのではないともいわれている。

　また、PTSDの回復率については、Kesslerら（1995）は、PTSDになった60％の者が4年後には回復するが、40％は10年後も症状を持続していると報告している。

3）トラウマによる障害はPTSDだけではない

　図2に示すように、トラウマ反応は、PTSDばかりか、うつやPTSD以外の不安障害、心身症などを生じさせる（安，1996）。トラウマによる障害が、PTSDばかりではないことを考えると、精神神経科や心療内科だけでなく内科・小児科・皮膚科・産婦人科などの診療科においても、トラウマの理解が求められる。

4）2つのトラウマ

　トラウマには、事故や犯罪被害や自然災害などの単回性のものと、虐待やドメスティック・バイオレンスなど繰り返し被害を受ける反復性のものがあり、反応には共通点と相違点がある（表2）。Kesslerら（1995）は、15歳から54歳の5,877名

●●● トラウマティック・イベント

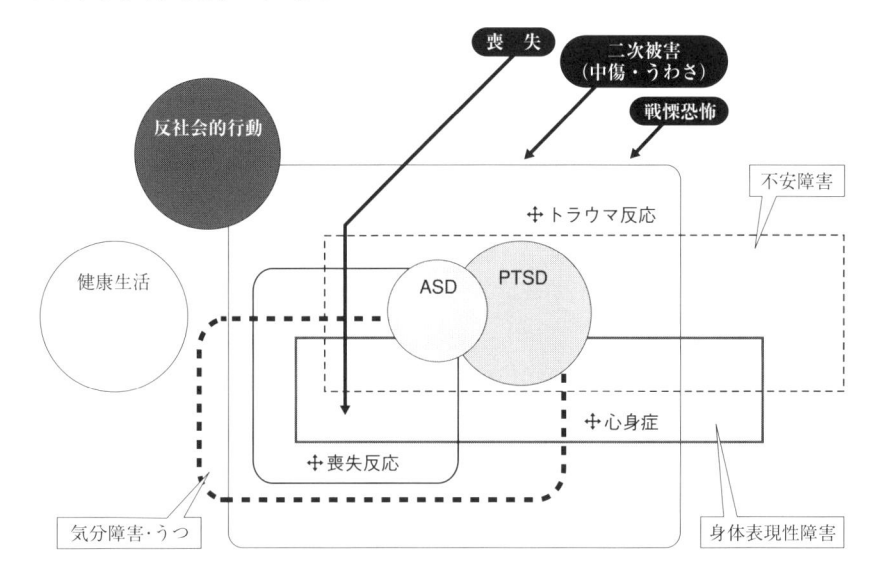

図2 トラウマティック・ストレスとトラウマ反応

表2 2つのトラウマの共通点と相違点（西澤（1999）を参考に作成）

	自然災害，事故，犯罪 （単回性）	虐待，DV （反復性）
トラウマ性記憶	●侵入：フラッシュバック・悪夢 ●マヒ・回避：出来事を思い出せない，出来事と関連する人・場所を避ける ●凍りついた記憶・マヒと侵入の表裏一体性 ●嗅覚・視覚・聴覚・身体運動感覚などの身体性記憶	
トラウマ性思考	●人生や将来に対する基本的考えの変化 　否定的な変化……サバイバーズ・ギルト，孤立無援感，無力感 　肯定的な変化	
	正確な記憶 オーメン （別の出来事がその原因であると考える傾向） 解離（意識を別のところにとばす） 激しい怒り	あいまいな記憶 否認・マヒ（何も起こっていない） 時間の歪み（少しの時間がながく） 出来事の順序の倒置

を対象とした全米併存疾病調査により，男性は60％，女性は52％がなんらかのトラウマティック・イベントを経験しており，PTSDの発症率は，7.8％と報告している。トラウマ経験が高率であるため，トラウマによる反応と望ましい対処を学ぶことは，回復にとって非常に重要であることがわかる。

災害・事件・事故後の心のケアを行うとき，被害にあった人が過去にどのようなトラウマ体験をもっているかによって，トラウマ反応のあらわれ方が異なってくる。例えば，過去に虐待を受けてきた人は，阪神淡路大震災で，PTSDを発症する頻度がきわめて高くなったことが報告されている。

虐待やドメスティック・バイオレンスなどの繰り返しの暴力にさらされると，否認・麻痺の反応が前面にでてきやすい。そのため，他者からそのトラウマが見えにくく，多動や反社会的行動などの問題行動としてあらわれることが多いといえるであろう。

文　献

安克昌（1996）心の傷を癒すということ．作品社．

APA（1994）Quick Reference to the Diagnostic Criteria from DSM-Ⅳ．（高橋三郎・大野裕・染矢俊幸訳（1995）DSM-Ⅳ―精神疾患の分類と診断の手引き．医学書院．）

Kessler RC, Sonnega A, Bromet E, Hughes M, Nelson CB (1995) Post-traumatic stress disorder in the national comorbidity survey. Arch Gen Psychiatry 52；1048-1060.

西澤哲（1999）虐待に対するトラウマ反応．In：藤森和美編：子どものトラウマと心のケア．誠信書房．

白井明美・小西聖子（2004）PTSDと複雑性悲嘆との関連―外傷的死別を中心に．トラウマティック・ストレス 2-1；21-27.

van der Kolk BA, MacFarlane AC & Weisaeth L (1996) Traumatic Stress：The Effects of Overwelming Experience on Mind, Body and Society. Guilfrd Press.（西澤哲訳（2001）トラウマティック・ストレス．誠信書房．）

第4節

心のケアとは

冨永良喜・高橋　哲

Key Words：心のケア，トラウマケア，トラウマ治療

I　心のケア・トラウマケア・トラウマ治療

　トラウマと喪失と生活ストレスによる打撃から回復するためには，「心のケア」「トラウマケア」「トラウマ治療」の3つのアプローチがある（図1）。

　冨永・小澤（2005）は，「心のケア」を「他者が被災者の心をケアするというよりも，被災者が，傷ついた自分の心を主体的にケアできるように，他者がサポートすることであり，自らの回復力・自己治癒能力を最大限に引き出す『セルフケア』への支援」と定義した。身近な人による適切なかかわりは，このセルフケアを促進することになる。身近な人による買い物や食事の世話・きょうだいの送迎などの生活支援は，それ自体が被害者のセルフケアを促進する。また亡くなった人の想い出を綴った友だちや教師からの文集は，遺族を勇気づける。遺族は「自分たちが知らないうちに，わが子（ないし伴侶）がこんなにも愛されていたのか，社会に貢献してきたのか」と読むたびに涙が流れ，涙の後に少し元気が湧いてくると語ることも多い。

　しかし，出来事が悲惨であるとき，身近な人もいっしょに傷つき，どのようにかかわったらよいかがわからなくなることがある。そのため，心のケアの専門家が，教師などの対人援助者に，心のケアについての望ましい対応についての知識を提供する必要がある。その活動を，「トラウマケア」と呼んではどうだろう。それでもなお，症状や反応が重いときは，一対一の専門的なカウンセリングや心理療法が必要であり，臨床心理士や医師による「トラウマ治療」が求められる。

　「心のケア」は，トラウマケアとトラウマ治療の意味を含めて用いられている。

第1章 総論——トラウマとPTSD

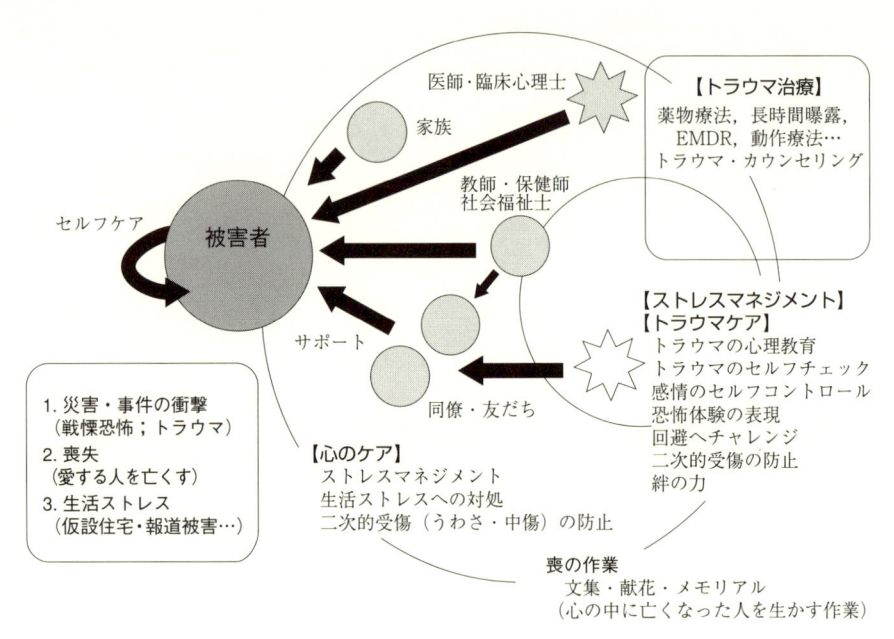

```
           医師・臨床心理士        ┌─【トラウマ治療】──────┐
                                   │ 薬物療法，長時間曝露，    │
              家族                 │ EMDR，動作療法…         │
                                   │ トラウマ・カウンセリング │
   セルフケア                      └──────────────────────┘
              被害者
                     教師・保健師
                     社会福祉士
                                   ┌─【ストレスマネジメント】─┐
              サポート             │【トラウマケア】           │
                                   │ トラウマの心理教育        │
              同僚・友だち         │ トラウマのセルフチェック  │
                                   │ 感情のセルフコントロール  │
   1. 災害・事件の衝撃             │ 恐怖体験の表現            │
     （戦慄恐怖；トラウマ）        │ 回避へチャレンジ          │
   2. 喪失                         │ 二次的受傷の防止          │
     （愛する人を亡くす）          │ 絆の力                    │
   3. 生活ストレス                 └──────────────────────┘
     （仮設住宅・報道被害…）
                   【心のケア】
                   ストレスマネジメント        喪の作業
                   生活ストレスへの対処         文集・献花・メモリアル
                   二次的受傷（うわさ・中傷）の防止  （心の中に亡くなった人を生かす作業）
```

図1　心のケア・トラウマケア・トラウマ治療（冨永，2006）

しかし，身近な人による適切なかかわりによる心のケアと，心のケアの専門家によるトラウマ治療は，その内容と方法が異なることも利用者へ周知する必要がある。

災害・事件・事故後の心のケアの役割を表1に示した。被災した地域すべての人を対象にし二次的被害を防止すること，PTSDやうつなど障害レベルに移行することを防止すること，そして，すでに障害レベルの人を医療につなぐことの3点が心のケア活動の重要な役割である。

II　教育における心のケア

災害の後には，被災した子どもも被災していない子どもも，学校という一つの空間で生活する。被災して大変重い反応を抱えて生活している子どももいれば，元気な子どももいる。「はしゃいでいるから，元気だ！」というのは，トラウマの過覚醒を知らないからである。その後に，ガクンと気力が落ちたり，乱暴な行動化によって，はじめて，つらい気持ちを心から追い出すために，がんばっていたことに気づくのである。このように，過覚醒や回避マヒといった反応は，心のケアの知識を持たないと本当の心のダメージが見えにくくなる。

表1 災害・被害後の心のケアの役割

①被災・被害にあったすべての人を対象にする
　被災・被害にあっていない人も，事件事故災害後の心身反応を理解することにより，二次的な被害を防止することができる。例えば，「いつまでも地震のことを言って……」などという声かけが不適切なことを学ぶ。また，ストレス障害になっている家族や友だちについて，地域の対人援助職者に相談することで，医療機関へ繋げて行くことができる。

②ストレス障害への移行を抑止する
　望ましいストレス対処を行うことで，PTSDやうつ・心身症などのストレス障害への移行を抑止する。

③ストレス障害になっている人を医療機関に繋ぐ
　全ての人へのストレスマネジメント教育は，ストレス障害を発症していても，精神神経科への受診行動を躊躇する人が多いため，早期発見・早期治療に寄与し，障害の長期化を抑止できると考えられる。

　そこで，グリーンゾーン，イエローゾーン，レッドゾーンの3つを仮定して，子どもたちを見てみよう。グリーンゾーンにいる子どもたちは，セルフケアができる子どもたちである。レッドゾーンにいる子どもたちは，普通の生活が送れない，食欲がない，眠れない，勉強に全く集中できない，外出できない，そういった重い反応を抱えている子どもたちである。レッドゾーンにいる子どもは，すぐに医療につなげなければならない。イエローゾーンの子どもたちは，反応を抱えながらも日常生活をなんとか送っている。すぐにカウンセラーとの個別のカウンセリングが必要である。

　教師は，グリーンゾーンの子どもからレッドゾーンの子どもまで，すべての子どもとかかわらなければならないことはいうまでもない。

　このグリーンゾーンからレッドゾーンの子どものスクリーニングでは，トラウマのチェックリストの活用はもちろんのこと，教師による日常の観察や「勘」も動員して，要配慮児童（イエローゾーンとレッドゾーンの子どもたち）を発見し，個別対応のシステムを整えていきたい。

　また子どもの生活は学校と家庭で24時間である。彼らのトラウマ反応が見えにくいのは，学校では元気ではしゃいでいるが，家庭では不眠を訴えたり，やる気が起こらなかったりと，相反する反応を示すことがあることにもよる。そこで，保護者から見た子どものトラウマ反応の把握も欠かすことができない。

Ⅲ　3つの心のケア

　災害後には，厚生労働省所管の各都道府県精神保健福祉センターを中心とした医

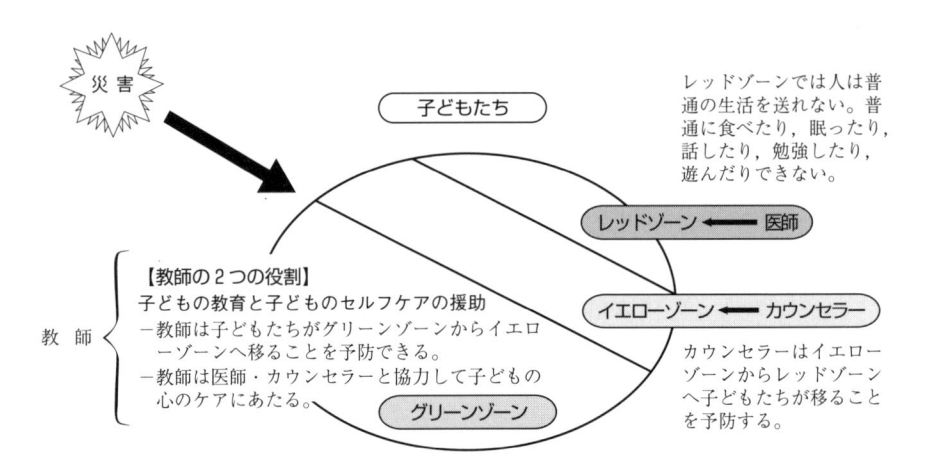

図2 災害後の子どもの心のケアにおける教師とカウンセラーと医師の役割（髙橋哲作成，2005.6.20，スリランカ・コロンボにて）

療チーム，文部科学省所管の臨床心理士のスクールカウンセラーによる緊急支援チーム，兵庫県震災・学校支援チーム（EARTH）のような教育機関による緊急支援チームが発動される。それぞれには，それぞれの心のケア活動があり，お互いに尊重し合いながら連携・協働によって，心のケアをすすめていきたい。

Ⅳ　トラウマからの回復にとっての必要体験

　命を脅かされる経験は，古典的条件づけモデルによる恐怖条件づけである。その出来事に関連する刺激に対して，恐怖反応が生起する。2004年尼崎市のJR福知山線脱線事故による負傷者を例にとれば，事故のニュース，救急車のサイレン，電車，朝の時間，春の訪れなど，これらの刺激によって，あの恐怖がよみがえり，心拍が速くなるなどの生理的変化が生じた。これは，本来は安全な刺激に対して，恐怖反応が生じたのである。これは古典的条件づけである。安全な刺激と危険な刺激を弁別することができないのである。

　また，それら関連する刺激にできるだけ触れないようにするために，回避行動をとるようになる。たとえばテレビのニュースは見ない，電車に乗らない，外出しないなどである。それらの回避行動は，フラッシュバックなどの再体験が起こることを一時的に防ぐことができる。しかし，この回避行動が長期化すると，トラウマ反応を助長させ，PTSDを持続させてしまうのである。この回避行動はオペラント条

【3つの心のケア】

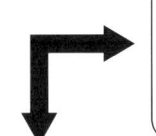

【臨床心理による心のケア】
臨床心理士・臨床心理専攻学生・教育関係者
すべての人たちへの心理教育・体験的ワーク
イエローゾーンの人たちへの心理教育・個別相談
レッドゾーンの人たちを医療ケアに繋ぐ
（リラックス教室，茶話会，
子育て学習会，子ども遊び隊）

【医療による心のケア】
医師・看護師・保健師
PSW・OT・PT・臨床心理士
レッドゾーンの人たちへの医療的ケア
イエローゾーンの人たちへの心理教育
（身体的治療から入る）

【教育による心のケア】
復興担当教諭・養護教諭・教諭・SC・校医
すべての子どもたちへの教育支援
イエローゾーンの人たちをSCに繋ぐ
レッドゾーンの人たちを医療ケアに繋ぐ
（防災教育，クラスづくり，メモリアル，ストレスマネジメント［発表会・試験・試合・卒業式］）

図3　3つの心のケア

件づけである。このようにトラウマ反応は，古典的条件づけとオペラント条件づけによって理論的に説明ができる。

　また，これまでさまざまな"できていたこと"ができなくなるため，否定的なつぶやき（「なんて自分はダメなんだろう」など）を抱えてしまい，その否定的つぶやきが，うつを引き起こすのである。

　このトラウマ反応の行動論的理論からすれば，トラウマ反応を消去すればいいのであり，トラウマ反応からの回復は，安全な刺激と危険な刺激を正当に弁別できるようになること，フラッシュバックなどの再体験により生じる心身反応をセルフコントロールできるようになること，そして回避行動をやめることである。

　対人援助者は，被災者たちが回避行動に積極果敢に挑戦する気持ちになれるようにサポートしなければならない。受容と共感はトラウマ回復のベースであるが，それだけではかならずしも充分ではない。そればかりか，そのような立場の長期のカウンセリングが，トラウマ反応を長期化させてしまうこともあり得る。

　表2に，トラウマの回復に必要な体験を列挙したが，第1に必要な体験は，「安全感」である。列車事故を例にとれば，事故後に，ほかの事故が報道されると，「本来は安全」という仮定が成り立たなくなる。トラウマの回復のいかなる療法やアプローチも，「いまは安全だ！」ということが前提になる。虐待をなお受け続けている子どもに，トラウマ反応からの回復療法を適用することは，さらなる危険を子どもに強いることになる可能性もある。

表2　トラウマからの回復にとっての必要体験

● トラウマからの回復（乗車回復など）に大切な体験
・安全感の回復（JRのATSのミス，その後の事故は回復を損なう）→安心感の回復
・ストレスとトラウマについて学ぶ［心理教育］（当然の反応・心と体が全力で立ち向かっている）
・自分のストレス反応とトラウマ反応を知る（チェックリスト活用）
・感情と身体のセルフコントロール（イメージ呼吸法・ひとりでできる動作法・肯定的メッセージなど）
・こわかったことを安心できる場で語る（共感・サポート・ねぎらい・分かち合い）
・避けていることにチャレンジする
　　──避けていることを書き出し，苦痛度（0〜100）をスコアにする。
　　──苦痛度の低いものから，チャレンジ。苦痛度がさがるまで，なれる。
・人と人の絆

　安全が確保されたら，トラウマを克服するためのいくつかのステップがある。第1にトラウマとストレスの心理教育である。先に述べたトラウマの成り立ちの仕組みとそれに対する対処について，わかりやすく"教える"ことである。これは，項をあらためて述べたい。第2に自分がどのようなストレス反応やトラウマ反応を抱えているかを"知る"ことである。第3に身体反応に有効に対処する術を"身につける"ことである。第4に怖かったことを安心な場で"語る"こと，第5に避けていることに少しずつ"チャレンジする"ことである。この手順をプログラム化しマニュアル化し，10〜15セッションで構成したものが長時間暴露療法（Prolonged Exposure Therapy；Foa, Hembree, Rothbaum, 2007）である。

　トラウマから回復した人になにが良かったかを聴くと，安全感を含めて，6つのステップをうまく織り込んでいることがよかったという人が多い。2004年のインド洋大津波により甚大な被害を出したインドネシア・アチェの教師カウンセラーであるイリアンティさんは，"ツナミ"という言葉を聞くだけでフラッシュバックが起きていたが，家に閉じこもっていた主婦たちを集めて，「ツナミの劇をしよう！」と提案した。練習するなかで，悲しみの激しい表出をおこなったが，ジャカルタで上演したときには，すべての出演者たちが，トラウマから立ち直っていたという。

V　トラウマとストレスの心理教育

　回避行動が短期的にはよい対処でも，長期にわたると生活を阻害するといった知識をもっていないと，つらいことに向き合うといった課題にチャレンジできない。そのため充分にトラウマについての知識をもつことが，重要になる。要約すると，

心のケアとは　第4節

```
                    ┌──────────────────────────────┐
                    │ 危機（災害・事件・事故・いじめなど）のトラウマ │
                    └──────────────────────────────┘

┌──────────────────────────┐      ┌──────────────────────────┐
│ 心と身体の変化（ストレス反応）      │ ◀──  │ 工夫と対処（ストレス対処）      │
├──────────────────────────┤      ├──────────────────────────┤
│ イライラ・警戒・眠れない・興奮・はしゃぐ │ ◀──  │ 落ち着く（リラックス法）       │
│     （過覚醒）              │      │                        │
├──────────────────────────┤      ├──────────────────────────┤
│ ふいに思い出して苦しい・こわい夢   │ ◀──  │ 語る・表現する            │
│     （再体験；侵入）          │      │                        │
├──────────────────────────┤      ├──────────────────────────┤
│ 避ける（回避・マヒ）          │ ◀──  │ 少しずつチャレンジする       │
├──────────────────────────┤      ├──────────────────────────┤
│ 自責感・孤立無援感・不信感・無力感 │ ◀──  │ 建設的肯定的認知          │
│     （否定的認知）           │      │                        │
└──────────────────────────┘      └──────────────────────────┘
```

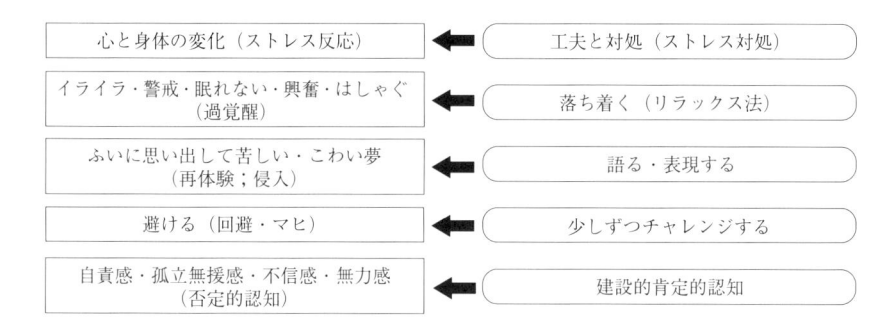

図4　トラウマの心理教育

次の3点に集約されよう。

①トラウマ反応は，大変な出来事を乗り越えるために，誰にでも起こる自然な反応である。
②過覚醒には落ち着くこと，再体験には語ること，回避にはチャレンジすることが必要である。
③否定的なつぶやきを建設的肯定的なつぶやきに変えていくこと，そのためには「希望」をもつことである。

この3点を，年齢に応じたわかりやすい言葉で伝える。

また，トラウマ記憶が再体験と回避マヒを引き起こすことから，記憶の箱のメタファー（陰のたとえ話）を用いてもいいだろう。

1）凍りついた記憶の箱

「人は，たくさんの記憶の箱を心の中にもっています。楽しかった思い出の箱は，その蓋を開けると，その時のことが思い出されて，楽しい気持ちになります。一方で，あのようなつらい経験（地震や水害，事件・事故など）は，決して忘れることのできない記憶なのです。その記憶の箱は，普段は蓋が凍りついていて開きません。しかし，その出来事と関連のある刺激に触れると，その凍りついた蓋が一瞬のうちに溶けて，その箱の中に引きずり込まれるんですね。そして，あの恐怖をまるでいま経験しているように感じてしまうのです。トラウマからの回復とは，凍りついた蓋を自分で溶かして，開けたいときは自分で開け，蓋を開けても，ある程度落ち着いてそのことを受けとめることができるようになることなのです。ですから，一時的には，つらい，苦しいかもしれませんが，その記憶に向き合うことの方が長い目

で見ると，人生にとってよいと思われます。ただ，この作業は，大変な苦しさとつらさを伴います。だからこそ，ご一緒して応援したいのです」

2）感情を伴う語り

「つらかった体験を語ることは，回復につながります。しかし，その語り方が問題です。淡々と事実を語っても，さまざまな症状や反応から回復することがむずかしいのです。語りに感情を伴うことがとても大切です。涙を流したり，怒りの感情がわきあがるような感情体験を伴うことがとても大切です。感情があふれすぎて，コントロールができなくなるときは，『姿勢を立てる』『目を開ける』といった現実感がもどってくる動作や行動をするとよいでしょう」

3）紙芝居を使ったトラウマの心理教育

冨永（2002）は，「かばくんの気持ち」という紙芝居を作成し，災害や事件後の子どもの心のケアに活用している。「かばくんの気持ち」は，災害にあったら引き起こる心身反応をはじめに紹介し，途中から，賢者の木が回復のストーリーを語るという筋書きである。

Ⅵ　喪失の心理教育——喪の作業

　子どもが事件や事故で死亡した後に，学校に入る緊急支援チームが，トラウマの視点のみをもって支援にあたると，結果として二次被害を与えることがある。Poland & McCormick（1998）は，ある事件で生徒が亡くなったとき，その学校長が手向けられた花束をすぐに片付けてしまったことで，生徒たちの喪の作業が行えなくなったと述べている。

　人が亡くなったときは，嘆き悲しみ，亡くなった人を心の中に生かしていく喪の作業が大切になる。アルバムを作る，文集を作る，花を手向ける，そのような活動を通して，悲しみを心に収めていき，心の中に亡くなった人を生かしていくのである。

　机に飾られた花を見て，子どもたちが涙がとまらずに，つらくて授業を進めることができないときに，すぐに，花を見えないところに置くことはよくない。「涙がいっぱいあふれるね。いっしょに遊んだり，勉強したのに，もう，一緒に遊べないね。つらいね」と言いながら，亡くなった人を偲ぶアルバム作りや文集作りに，授業の時間をあて，思い切り涙を流すことこそ，遺された人々にとっての必要な体験

であろう。

　筆者は，喪失後の緊急支援に入るときには，必ず，一冊の本（Palmer P, 1994）を携えていく。その本には，喪の作業がわかりやすい言葉で書かれている。

文　献

Foa E, Hembree E, Rothbaum B (2007) Prolonged Exposure Therapy for PTSD Emotional Processing of Traumatic Experiences Therapist Guide. Oxford University Press.
Palmer P (1994) "I wish I could hold your hand..." A Child's Guide to Grief and Loss. Impact Publishers.（仁科幸子訳（1998）泣こう．径書房．）
Poland S, McCormick JS (1998) Coping with Crisis : Lessons Learned. Sopris West.
冨永良喜（2002）学校への危機介入とストレスマネジメント教育．大正大学カウンセリング研究所紀要 25；15-24.
冨永良喜, 小澤康司（2005）「心のケア」とストレスマネジメント．新潟市医師会報 406；1-5.
冨永良喜（2006）災害・事件後の心のケアとストレスマネジメント．学校精神保健研究 48；106-112.

第1章 総論——トラウマとPTSD

第5節

トラウマティック・ストレスマネジメント

冨永良喜

Key Words：ストレスマネジメント，トラウマケア，災害

　心のケアとトラウマケアの理論と方法として，ストレスマネジメントが科学的モデルとして有効だと考えられる。小澤（2003）は，海外で災害や事件があるたびに，日本人学校の児童生徒と保護者の心のケアに従事してきた。そして，ストレスマネジメントを心のケアの理論として位置づけた（小澤, 2004）。日常的なストレスからトラウマや喪失といった出来事に対しての心身反応とそれに対する望ましい対処の知識が含まれているからである。

I　ストレスマネジメントとは

　ストレスマネジメントとは，自らのストレスを適切に管理することである。竹中（1998）は，ストレスマネジメントの段階を，第1段階「ストレスとは何かを知る」，第2段階「自分のストレスを調べる」，第3段階「望ましいストレス対処法を身につける」とし，山中・冨永（2000）は，さらに，第4段階「望ましいストレス対処法を活用する」を加えた。
　第1段階の「ストレスとは何かを知る」は，ストレスに関する心理教育である。いつもと異なる出来事に遭遇すると，心身の変化が生じるが，効果的な対処の仕方があることを伝える。第2段階の「自分のストレスを調べる」は，心と身体のアンケートや気分調査票を実施することで，自分のストレスを知ることができる。筆者らは，心理教育を伴ったアンケート調査を提案している（本書第1章第7節）。第3段階の「望ましいストレス対処法を身につける」では，さまざまな心理療法からヒントを得て，集団で活用でき，安全な技法として工夫されたものを提案する。例

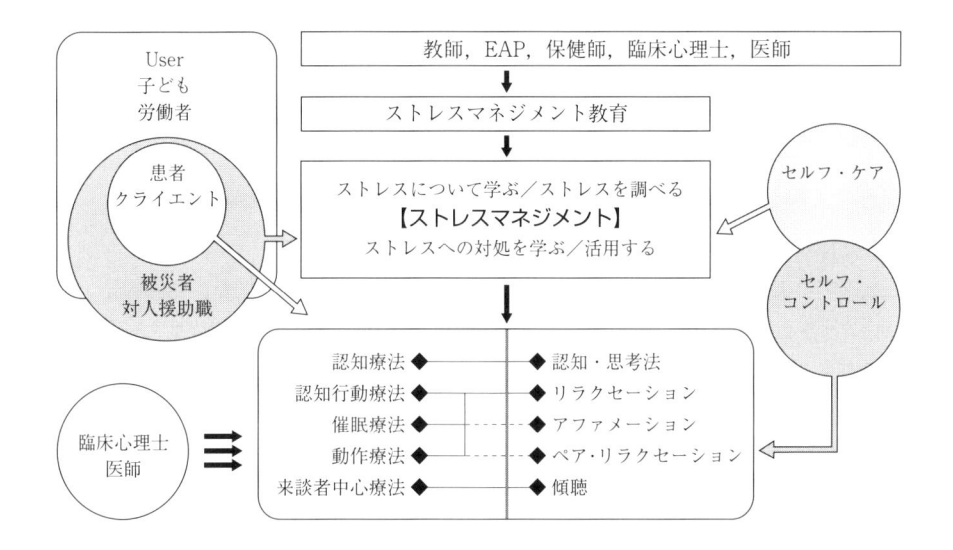

図1 ストレスマネジメントとストレスマネジメント教育——その対象と指導者（2001年　日本ストレスマネジメント学会発表・冨永）

えば，催眠療法からはアファメーションが，行動療法や催眠療法からはリラクセーションが，動作療法からはペア・リラクセーション（山中・冨永，2000）が，また来談者中心療法からは傾聴のワークといった具合である。

ストレスマネジメント教育とは，ユーザーにストレスマネジメント行動を指導する行為を指す。ストレスマネジメント教育を実施する者は，ストレスマネジメントを学んだ地域の対人援助職者である（図1参照）。ストレスマネジメント教育は，全ての人を対象とし，予防的な取り組みに重点が置かれる。そのため，ストレス障害になっている人へのストレスマネジメント教育の役割は，早期発見と医療機関につなぐことである。

このストレスマネジメントの4段階は，トラウマティック・ストレスにも適用できる。

II　トラウマティック・ストレスマネジメント（トラウマケア）

次に日常的なストレッサー（試験・試合・ケンカなど）ではなく，命を脅かす出来事によるトラウマへのストレスマネジメントについて述べたい。

Flannery（1989）は，「無力感をもつトラウマ被害者に，ストレス対処法を教えることは，回避行動や社会的孤立感・抑鬱感を減少させ，トラウマの衝撃を弱めることができる」と述べている。また，Vermilyea（2000）は，トラウマからの回復とは，回避・解離といったトラウマ反応をリラクセーションやイメージや芸術表現など望ましい対処に置きかえることであるとしている。このようにストレスマネジメントは，日常のストレスの自己管理のみならず，トラウマティック・ストレスへの有効性が指摘されてきた。

　わが国においては，Takenaka（1996）が，1995年の阪神淡路大震災後の子どもの心のケアとして，被災3カ月後に，教師を対象にはじめてストレスマネジメントのワークショップを行った。震災にともなう子どものトラウマを直接取り上げずに，「イライラすることはどんなこと？」と日常のストレッサーに気づかせ，ストレス反応の理解へとつなげた。そして，呼吸法や漸進性弛緩法などの望ましいストレス対処法を行った。服部・山田（1999）は，阪神淡路大震災後の子どものストレスとストレスマネジメント教育について報告している。

　なお，Mitchell & Everly（2001）は，緊急事態ストレスマネジメント（Critical Incident Stress Management）を提唱している。しかし，そのプログラムの中核は，ディブリーフィングであるため，本論で述べる災害後のストレスマネジメント教育とは異なる立場である。

Ⅲ　台風災害後のストレスマネジメントの実際

　2004年10月の台風23号豪雨災害は，豊岡市・洲本市などで冠水など多くの被害をだした。当該市教育委員会の企画で，1週間後に教師研修会が実施され，1カ月後に災害後の心と身体のアンケートと保護者研修会が実施された。アンケートと教師の日常の観察から，個別的ケアを要する児童をリストアップし，保護者の了解を得て，スクールカウンセラーによる個別相談が実施された。また，災害後に，落ち着かなくなったクラスを対象に，ストレスマネジメント授業を担任と共同で実施した。

　兵庫県で事件・災害が生じた時は，教育分野は，スクールアドバイザーを中心に危機対応チームが編成され，当該地域のスクールカウンセラーと連携を図ることになっている。台風23号被害では，高橋哲を中心に，学校におけるケア体制が組まれた。

　被害が広域にわたったことから，被災地のスクールカウンセラーのメーリングリ

表1　災害後の子どもへの心のケアの活動

①教育委員会への心のケアの必要性の説明（災害から数日後）。
②当該教育委員会主催の教師向け心のケア研修会の開催（災害から1週間後）。
③被災地の地域の保護者への心のケア研修会の開催（災害から1カ月後，夜間に開催）。
④心とからだのストレスアンケート（災害から1カ月後）。
⑤スクールカウンセラーによる被災校へのカウンセリング活動（災害直後から数カ月）。

表2　ストレスマネジメント・プログラムの概要

1）心理教育（15分）
2）今の気分チェック（3分）
3）体験ワーク
 　a）眠るための漸進性弛緩法（8分）
 　b）がんばり方と気持ちの切り換え（7分）
 　c）絆のワーク（9分）
4）今の気分チェックと感想（3分）

ストを立ち上げ，個人情報を流さない工夫をしながら，各地での活動状況を共有した。

表1は，台風23号豪雨災害後の心のケアの活動の流れを記載している。筆者も，ある小学校に緊急支援として活動した。その学校は，家庭の1/3が床上浸水の被害を受けていたが，近親者・児童の死亡者や負傷者はいなかった。訪校すると，アンケートと教師による個別観察によってマンツーマンのカウンセリングのスケジュールが組まれていた。1人約20分で，1日10名ほどが予定されていた。

担当の教師や管理職と話し合い，とりわけ落ち着かないクラスにストレスマネジメント授業を提案して実施した。

1）対象のクラス

災害後特に落ち着かなくなった小学校4年生・5年生のクラスで，筆者らが実施した。

2）ストレスマネジメント・プログラム

表2に45分授業の概要を記載した。授業は，担任とスクールカウンセラーの筆者によって行われた。児童には，椅子だけで，半円になって坐ってもらった。

①**心理教育**：授業は，「この時間は，ストレスについて勉強します」とはじめた。まず，緊張した表情絵を見てもらい，「どんな時に緊張した顔になりますか？」と日常のストレッサーについて尋ねた。次に「緊張した時には，どんな工夫をします

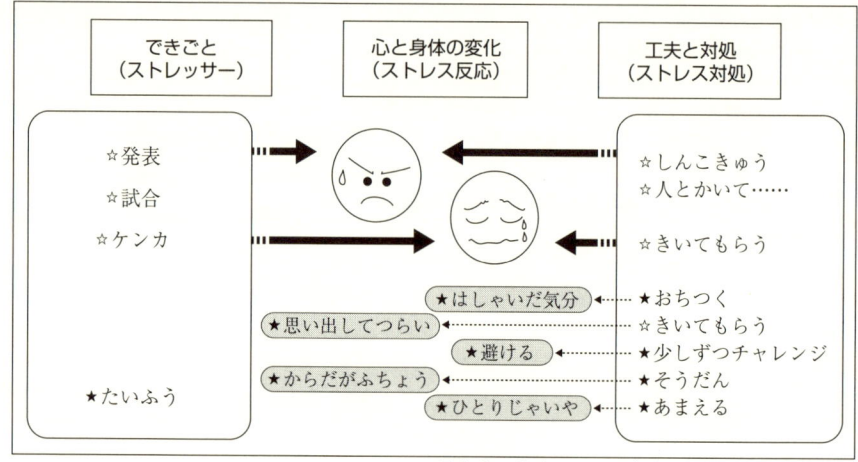

▼【黒板】

```
┌─────────────────────────────────────────────────────────┐
│   できごと          心と身体の変化        工夫と対処      │
│  （ストレッサー）   （ストレス反応）    （ストレス対処）  │
│                                                         │
│   ☆発表              😠            ☆しんこきゅう        │
│   ☆試合                            ☆人とかいて……       │
│   ☆ケンカ            😟            ☆きいてもらう        │
│                                                         │
│              ★はしゃいだ気分 ← ★おちつく               │
│              ★思い出してつらい   ☆きいてもらう         │
│                      ★避ける  ← ★少しずつチャレンジ   │
│              ★からだがふちょう   ★そうだん             │
│   ★たいふう         ★ひとりじゃいや ← ★あまえる      │
└─────────────────────────────────────────────────────────┘
                    ☆＝子どもの発言  ★＝事前に用意して貼っておく
```

図2　台風災害後のストレスマネジメント授業の板書例

か？」とストレス対処について整理した。いつもと違う出来事があった時には，人はさまざまな工夫をして乗りこえることができることを伝えた。次に，1カ月前の台風という出来事を取り上げた。命に関わる出来事なので，いつもと違う心と身体の変化（ストレス反応）が生じることがあることを伝え，その反応である侵入・回避マヒ・過覚醒を子どもにわかりやすい言葉で伝えた。また，日常のストレスと同様，それらの反応に対しても対処できることを強調し，「落ち着くこと」と「話を聴いてもらう」ことが大切であると伝えた（図2参照）。

②今の気分チェック：「きんちょうしている」「いらいらしている」「こわい」「つかれている」「しゅうちゅうできない」「げんきいっぱい」といった12項目について4件法で，「今の気分」を評定してもらった（体験ワークの前後に実施）。

③体験ワーク：望ましい対処として漸進性弛緩法・イメージ動作法・絆のワークを行った。

1）**眠るための漸進性弛緩法**：心が興奮・緊張しているときは身体も興奮・緊張しているので，身体の緊張を弛めることがリラックスできる方法であることを伝え，背伸びと漸進性弛緩法を行った。

2）**肩のイメージ動作法（がんばり方と気持ちの切り換え）**：大変なときは，がんばることが大切であることを伝え，長続きするがんばり方を練習した。また，がんばった後は休み，気持を切りかえることが大切なことを伝えて，がんばる姿勢と休む姿勢を行った。

3）絆のワーク：災害後全国からかけつけてくれたボランティアの話をして，大変な出来事を乗りこえるためには，励まし合い，助け合うことが大切なことを伝えた。同性同士ペアになって応援する人・応援してもらう人の体験を行った。

3）実践結果

　小学4年生のあるクラスでの取り組みを報告する。台風被害後2週間ほどは，極めて落ち着いた状況だったとのことであった。しかし，3週間目頃から，保健室へ来室する児童が増え，また，クラスが落ち着かなくなり，授業に集中できないといった変化が顕著になってきた。その時期に，市教育委員会は，心と身体のストレスアンケートを実施し，児童の状況を把握するとともに，スクールカウンセラーによる個別相談の実施・教員研修会の実施を決めた。筆者が，個別相談に臨時のスクールカウンセラーとして訪問したのは，被災1カ月後であった。

　図3は，被災後とりわけ落ち着かなくなったクラスのストレスマネジメント授業の効果を気分得点から見たものである。12項目という項目数の少ない尺度のため，感想欄の記述とあわせて，効果の検討というよりも，児童の授業に対する受けとめ方の参考資料として位置づけている。体験ワーク前で19点と高い得点を示した児童は，次の日に，個別相談が予定されていた。その個別面接で，台風以来，ずっと怖い夢を見ていたのが，はじめて楽しい夢を見たと報告した。被害は床下でもなか

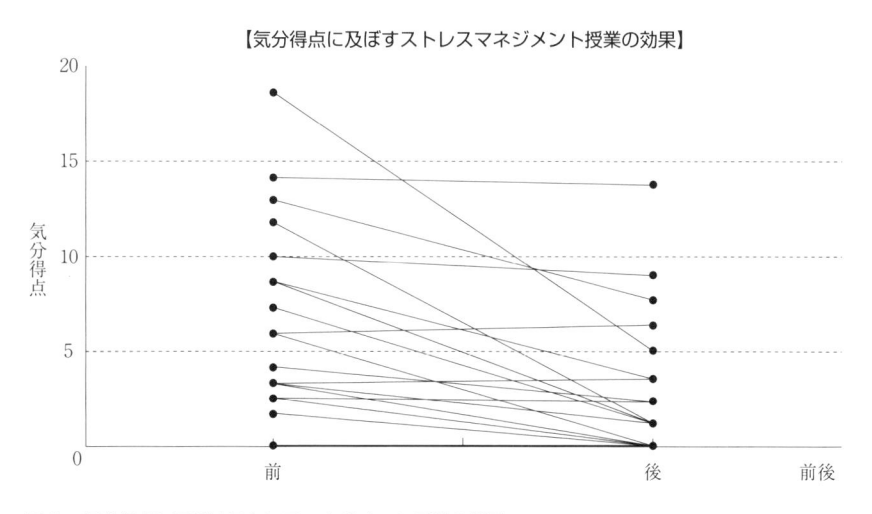

図3　気分得点に及ぼすストレスマネジメント授業の効果

ったが，目前まで水が迫ってきた怖さを語った。

　担任教師の授業と個別相談の感想は，「台風のことは触れてはいけないという雰囲気になっていた。あの授業から，そういう雰囲気はなくなったし，昼休みなどを見つけて，子どもの話を聞くようにした。色んなことを話してくれるようになった」ということであった。

　それぞれの子どもの被災状況が異なり，台風については「話してはいけない」という雰囲気になっていた。また，雨の音などに，怖くなってしまう自分は弱い自分と思っていた子どももいた。このように自分の心身の変化に対して，誤った受けとめ方をしたり，感情を押し込めてしまうことは，行動化や身体化を引き起こす。ストレスマネジメント授業による心のケアは，クラスという集団に対して，災害や事件後にさまざまに変化する心身反応を適切に理解し対応する方法を提案できる点で有効だと考えられる。

文　　献

Flannery RB (1989) From victims to survivor : Treatment learned helplessness by stress management. In : van der Kolk BA (Ed.) Psychological Trauma. American Psychiatric Press.（飛鳥井望・前田正治・元村直靖訳（2004）サイコロジカル・トラウマ．金剛出版．）
服部祥子，山田冨美雄（1999）阪神・淡路大震災と子どもの心身．名古屋大学出版会．
Mitchell JT & Everly GS (2001) Critical Incident Stress Debriefing. Chevron Publishing Corporation.（高橋祥友訳（2002）緊急事態ストレス・PTSD対応マニュアル．金剛出版．）
小澤康司（2003）在外教育施設安全対策資料——こころのケア編．文部科学省初等中等教育局国際教育課．
小澤康司（2004）海外日本人学校への被害を受けた子どもたちの支援活動．臨床心理学 4-6 ; 743-747.
Takenaka K (1996) Stress management education for children after disasters : An application to the Hanshin Earthquake in Japan. Proceeding of the International Conference on Stress Management Education ; 59-66.
竹中晃二（1998）子どものためのストレスマネジメント教育．北大路書房．
Vermilyea EG (2000) Growing beyond Survival. A Self-help Toolkit for Managing Traumatic Stress. The Sidran Press.
山中寛・冨永良喜（2000）動作とイメージによるストレスマネジメント教育・基礎編．北大路書房．

第6節

ストレスマネジメント技法

冨永良喜

Key Words：イメージ呼吸法，簡易漸進性弛緩法，自律訓練法

I　ストレス対処法について

　ストレスへの対処には，問題焦点型対処と情動焦点型対処がある（Lazarus RS & Folkman S, 1984）。子どもにはわかりやすく「問題に立ち向かう対処」と「気持ちについての対処」と言うとよいだろう。試験・試合の前に，子どもたちが「イライラする」というとき，「イライラ（ストレス反応）を一番和らげる方法は，練習する，勉強することです。いくら呼吸法を一生懸命やってもその時だけです」と伝えるとよい。それは問題に立ち向かう対処である。勉強せずに練習せずに，呼吸法ばかりやってもストレス反応は一時的にしか下がらない。テレビなどのメディアで，ストレス解消法というと，気持ちについての対処ばかりが強調されるが，それは間違いである。しかし，勉強や練習だけをして，気持ちについての望ましい対処を身につけていないと，実力が発揮できずに悔しい思いをする。だから，両者のバランスが重要なのである。

　心のケアが，情動焦点型対処に重点が置かれているのに対して，防災教育や防犯教育は，災害・事件に対する問題焦点型対処である。災害時の避難行動においても，「落ち着いて」行動することが求められる。このように，防災教育・防犯教育と心のケアの両輪が大切なのである。

第1章 総論——トラウマとPTSD

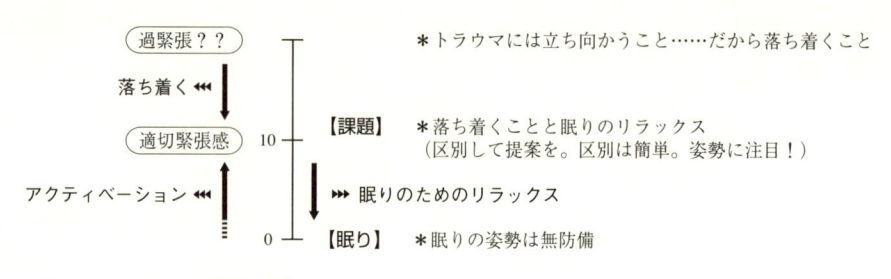

図1 リラックスと適切緊張感

（図中テキスト）
- 過緊張？？
- 落ち着く
- 適切緊張感　10
- アクティベーション
- 0
- 【課題】
- 【眠り】
- ＊トラウマには立ち向かうこと……だから落ち着くこと
- ＊落ち着くことと眠りのリラックス（区別して提案を。区別は簡単。姿勢に注目！）
- 眠りのためのリラックス
- ＊眠りの姿勢は無防備

Ⅱ　リラックスと適切緊張感

1）リラックスとは

　なにか物や他者の力を使ってリラックスすることを，他律リラックスという。薬物やアルコールやマッサージやアロマが，それにあたる。一方，自分の努力で行うリラックスを自己リラックスという。背伸び，ストレッチ，漸進性弛緩法，動作法，呼吸法，自律訓練法などがそれにあたる。いずれも望ましいストレス対処であるが，自己リラックス法を身につけておくと，自分の心身を，いつでもどこでも簡単にリラックス状態にもっていける。

　また，自己リラックス法は，動作による方法とイメージによる方法に分類される。動作による方法としては，背伸び，ストレッチ，漸進性弛緩法，動作法がある。一方，イメージによる方法は，自律訓練法，安心のイメージ法などがある（山中・冨永，2000）。

2）眠りのためのリラックス法と落ち着くためのリラックス法

　緊張ゼロの状態がいつでも良いとはかぎらない。トラウマとなる出来事を経験したときには，その出来事に立ち向かうために，ある程度の緊張感が必要である。がんばることは必要な体験である。しかし，それが適切ながんばり方でないと，心身がバーンアウトしてしまう。リラックスには，眠りのためのリラックスと，落ち着くために余分な力を抜くリラックスの2つがある。すべていつでも力を抜くことを求めるのではなく，「眠れないときは，こういったことをしましょう！」と提案することが必要である。

　例えば，地震後に眠れないという被災者の訴えをよく聴いてみると，「ぐっすり眠り込んでいて余震が来たときに，そのままつぶされてしまうのではないかと不安

なんです」という人が多い。そういった方の訴えを十分に聴かずに、「漸進性弛緩法をやってみましょう！」と提案しても、不安は解消しないだろう。そのような不安がわかったら、「漸進性弛緩法で十分にリラックスできると、そのままぐっすり眠りに入れます。そして、『もし余震が起こったら、からだが感じて、パッと目が覚めます』と自分に暗示を唱えると、大丈夫です」と伝える。ないしは、「ぐっすり眠っていても、余震でからだがパッと反応して目が覚めるといいですよね」という。望ましいイメージをもってもらうだけで、眠り方が変わるのである。

Ⅲ　ストレスマネジメント技法

1）眠りのためのリラックス法
①イメージ呼吸法
　呼吸法には3つのコツがあります。
　1つ目は、息を吸うのが緊張、吐くがリラックスです。ですから落ち着きたい、リラックスしたいときは、吐く息を吸う息よりも長めにします。1, 2, 3で吸って、4でとめて、5, 6, 7, 8, 9, 10, それぐらいゆっくりと吐いていきます。
　2つ目は、腹式呼吸です。お腹まで空気を届けて、お腹から空気を吐き出します。息を吐くとお腹がしぼんで、息を吸うとお腹がふくらむ、そんな呼吸が腹式呼吸です。
　3つ目は、イメージやメッセージを使います。吐く息とともに、イライラや身体の疲れが身体の外にでていくと思ってみて下さい。
　それでは、ゆったりとした姿勢をしてみて下さい。
　いま、おふとんの上に横たわっているとしましょう。でも、目がさえてなかなか眠れない。いつの間にか、考え事をしていた。そんなときにやってみましょう。
　まず、頭から足指までずっと気持ちを身体に向けていきましょう。額、ほほ、あご、首、両肩、胸、背中、両腕、腰、両もも、両ふくらはぎ、両足指などです。もし違和感があるところは少し動かしてもいいでしょう。座り方を少し変えても良いでしょう。
　それではお腹に注意を向けて下さい。息を吸うとお腹がどうなるのか、息を吐くとお腹がどうなるのかちょっと観察してみます。
　お腹に片手か両手を置いてみるとお腹の感じがはっきりわかります。
　自分のペースでいいので、一度、息をゆっくり全部吐いてみましょう。吐ききったら、自然に大きく息を吸い込みます。いっぱい吸い込んだらお腹がふくらみます。そしたら、ちょっととめて、そして口をすぼめて、ふーっとゆっくり細く長く吐い

ていきます。
　吐く息とともに，身体の疲れやイライラが身体の外に出て行く感じがするといいですよ。
　自分のペースでいいので2〜3回大きな呼吸をしたら，また自然な呼吸に戻してみて下さい。
　自然な呼吸でも，吐く息とともに肩の力がぬけて，身体が楽になる感じ，身体が温かくなる感じがするとそれがリラックスです。
　自分のペースで，ゆっくり息を吐いてみましょう。息を吐ききったら，大きく，自然に，息を吸い込みます。少しとめて，ゆっくり細く長く息を吐いていきましょう。吐く息とともに，身体の力が抜けていく感じになります。

②簡易漸進性弛緩法――生理学者ジェイコブソンが開発したリラックス法
　両手首をまげます。
　両足首をまげます。ほかはリラックスです。
　両手首に力を入れたまま，両足首の力を抜きます。
　両手首の力も抜きます。

　両手首をまげます。両足首もまげます。次に，肩を開いて背中にも力を入れます。
　両手，両足は力を入れたまま，肩・背中の力を抜きます。
　両手首に力を入れたまま，両足首の力を抜きます。
　両手首の力も抜きます。

　両手首をまげます。両足首もまげます。肩・背中にも力を入れます。腰・お尻に力を入れます。
　両手，両足，肩・背中は力を入れたまま，腰・お尻の力を抜きます。
　背中・肩の力を抜きます。
　両足首の力を抜きます。
　両手首の力も抜きます。

　両手首をまげます。両足首もまげます。肩・背中にも力を入れます。腰・お尻に力を入れます。最後に，顔に力を入れます。奥歯をかみしめて目をぎゅっとつぶります。これで，身体全部に力が入っています。
　両手，両足，肩・背中，腰・お尻は力をいれたまま，顔の力を抜きます。

両手首，両足首，背中・肩に力を入れたまま，腰・お尻の力を抜きます。
背中・肩の力を抜きます。
両足首の力を抜きます。
両手首の力も抜きます。

全部の力が抜けました。ここからもっと力が抜けていきます。まだ，足に力が入っていたなー，とか，身体のすみずみまで気持ちを向けることで，さらに，力が抜けていきます。それを，じっくり，味わいましょう。

③すっきり動作（終了覚醒動作）
いま，ベットに横たわっていて，このまま眠りに入るときは，漸進性弛緩法や呼吸法をしてリラックスすると，そのまま眠りについてもいいでしょう。しかし，つぎに，なにかしなければならない時は，このまま目を開けるとぼんやりして，なにかやる気がでないっていうことがあります。それで「すっきり動作」（終了覚醒動作）を必ずしましょう！
リラックスした状態から，気持ちをはっきりさせるために，両手をグーパーグーパーします。次に，肘をまげて伸ばして，脚も伸ばせたら伸ばしましょう。「さあ！　もう一つがんばるぞ！」って自分にメッセージを送りながら，背伸びをしましょう！　はっきりと目を開けましょう。

2) 活動のためのイメージ動作法──長つづきするがんばり方
動作法（成瀬，2000）は，東洋の禅や西洋の漸進性弛緩法などを統合したわが国オリジナルな方法です。活動をするときは，適切な緊張感をもって，活動をし，休息するときは，安全を確認し，休息します。
「なにかやろうという時は，すっと背を伸ばした姿勢をしますね。そして，勉強やスポーツをした後は，楽な姿勢，もたれた姿勢かな。がんばるときはがんばる。休むときは休むといった気持ちの切り替えが大切ですね」
「真っ直ぐな姿勢をします。
がんばるときは，身体に力を入れますね。スポーツでも勉強でも同じです。
それで，仕事・勉強やスポーツをがんばっているイメージを浮かべながら，肩に力を入れていきましょう。
肩を上げていって（開いていって）力を入れてみましょう。
力を入れてみると，しんどかったり，きつかったりしますね。

がんばっているときは，少しつらいものです。

でも，肩以外に，思わず力が入り過ぎていませんか？　顔はスマイルですよ。

もっと高く上がるかなとメッセージを送ってみて下さい。

そして，ストン（ゆっくりと）力を抜いていきます。まだ，真っ直ぐな姿勢です。一仕事終えたような感じです。まだ，肩に余韻が残っているかもしれません。ふっと肩に力が入っていた自分に気づくことができるかもしれません。

そして，背もたれにもたれ，休息の姿勢をとりましょう。

こんななかで，『よくやった！』と自分にプラスのメッセージを送ってみましょう」

3）絆のワーク[注]

大変なことがあったときは，人と人の絆がなによりの力になります。人からの励ましやプラスのメッセージはやる気を引き出します。

二人一組になりましょう（同性同士が原則）。

前の人は，最近元気がありません。ちょっとつらいことがあったんです。後ろの人は，励ます人です。

前の人は元気がないので，どんな姿勢をしているでしょうか。そうですね。元気がないときは，頭が垂れて，背中が丸まっているかもしれませんね。

後ろの人は，「つらかったね。でもまたいっしょに遊ぼう！　勉強しよう！」と気持ちを込めて，前の人の肩に，しっかりとやさしく，手を置きましょう。

あったかい気持ちを，手にこめて，しっかりとやさしく肩に手を置きましょう。

前の人は，「あ，肩があったかい。一人じゃない！」って思うかもしれません。それで，大きく息を吸って吐いてみることにしました。後ろの人は，前の人が大きく息を吸ってゆっくり吐いていくのが，肩から感じられて，はっきりわかりますよね。

吐く息とともに，身体の疲れやつらい気持ちが身体の外にでていくかもしれません。

前の人は，少し元気がでてきました。それで，背中を伸ばして，ちょっとがんばってみることにしました。前の人は，肩を少し上げたり開いたりしてみませんか。それで少しがんばってみます。

後ろの人は，前の人ががんばっているのがよく感じられますよね。

注）絆のワークは，動作法ではない。ただし，後半の肩に力を入れてがんばる動作は，動作法をヒントに考案した。

そして,「はい力を抜いて」,「あんなにつらいことがあったのに, 少しがんばれた！」前の人はそう思うかもしれません。後ろの人は,「良かったな」と思って, 少しずつ, 1mmずつですよ。手をゆっくりと離していきましょう。

手が離れていっても, いつまでも応援してもらっている感じが, 身体に残るかもしれません。

後ろの人は, 前の人に,「がんばったね」と声をかけてあげてください。

はい, どんな感じだったか, ひと言感想を話し合ってください。

はい, ちょっと感想をいって, 交替しましょう。

4）イメージとメッセージによるストレスマネジメント

メッセージやイメージの力はとても大きいことがわかっています。

言葉と食べ物は似ています。「おいしい物」を食べると心もからだも元気がでてきます。同じように,「よくやってるね」「すごいね」といった「おいしいことば」をもらうと元気がでてきます。反対に, 腐った物を食べるとお腹が痛くなったり, 吐いたり, 下痢をしたり, 悪い物を身体から出そうとします。同じように,「腐った言葉」ってありますよね。腐った言葉をもらうと, 元気がなくなったり, お腹や頭が痛くなったりします。言葉と食べ物はとてもよく似ています。

でも, 決定的な違いがあります。それは, 食べ物は自分の手で選ぶことができるけど, 言葉は耳や目から入ってきて, 目を閉じても, 耳をふさいでも, もう身体の中に入ってしまっていますよね。それだけ, 言葉は大切なんです。

遭難して奇跡的に救出された人は,「家族との暖かなイメージを思い浮かべた」と報告されています。

金メダルをとった田村亮子選手は「最高でも金最低でも金」と自分にメッセージを送りました。

困難に立ち向かうときは, 肩の力をぬいて, プラスのメッセージを送って下さい。

①プラスのメッセージ

わたしは, 健康とエネルギーにみちあふれています。／わたしは, 大切な存在です。／わたしは, 思いやりがあります。／わたしは, ありのままの自分が好きです。／わたしは, 自分を愛することができます。／などである。

②自律訓練法──シュルツが開発した自己催眠法

339度（1日3度, 1度につき3回, 1回は1～2分以内）。1回の終わりには必ず「終了覚醒動作」を行う。

0．安静感　「気持ちが落ち着いています」
1．重感　「右腕が重たい」「左腕が重たい」「両腕が重たい」
　　　　「右脚が重たい」「左脚が重たい」「両腕・両脚が重たい」
2．温感　「右腕が温かい」「左腕が温かい」「両腕が温かい」
　　　　「右脚が温かい」「左脚が温かい」「両腕・両脚が温かい」
3．心臓調整　「心臓が静かに規則正しくうっている」
4．呼吸調整　「らくに呼吸している」
5．腹部温感　「胃のあたりが温かい」
6．額の冷感　「額が涼しい」

各公式に対して，感じが出てきたら，次の公式を付け加える。

両腕両脚の重感がすっと出てくるようになると，温感の公式を付け加えていく。「気持ちが落ち着いています。両腕が重たい。両脚が重たい。両腕両脚が重たい。右腕が温かい。気持ちが落ち着いています。右腕が温かい」といったように，すすめる。

さらに，温感がすっと出てくるようになると，「気持ちが落ち着いています。両腕両脚が重たい。両腕が温かい。両脚が温かい。両腕両脚が温かい。両腕両脚が重くて温かい。気持ちが落ち着いています。心臓が静かに規則正しくうっている」と，すすめる。

ストレスマネジメント技法は，災害・事件・事故の内容や時期を吟味して提案しなければならない。殺人未逮捕事件では，「リラックスしましょう！」という提案は危険である。そういった状況では，「安全な場所ではリラックス。用心しないといけない場所では落ち着いて」というメッセージが適切であろう。眠りのためのリラックス法と活動のためのイメージ動作法がそれぞれのメッセージに対応するストレスマネジメント技法である。時期と文脈を誤って，ストレスマネジメント技法を提案することは，被害者・被災者に不安や二次被害を与える危険性があることを十分に知っておく必要がある。

文　献

Lazarus RS & Folkman S (1984) Stress, Appraisal, and Coping. Springer Publishing.（本宮寛，春木豊，織田正美訳（1991）ストレスの心理学—認知的評価と対処の研究．実務教育出版．）
成瀬悟策（2000）動作療法．誠信書房．
山中寛，冨永良喜（2000）動作とイメージによるストレスマネジメント教育・基礎編．北大路書房．

第7節

ストレスアンケートと心理教育のためのリーフレット

冨永良喜

Key Words：PTSR-EDS，心と身体のストレスアンケート，トラウマ反応チェックリスト

I 心のケアのためのストレスアンケート

　災害・事件・事故によるトラウマ反応を測定するためのスクリーニングテストとしては，22項目からなる IES-r（Impact of Event Scale-revised；Weiss & Marmar, 1997）が代表的である。一方，子どもを対象とした尺度としては，20項目からなる CPTS-RI（Frederick C, Pynoos R, & Nader K, 1992；小西・田中, 1995）がある。しかし，これらは，PTSD や ASD の再体験・過覚醒・回避マヒの3大症状で構成されており，身体反応や抑うつの項目が含まれていない。また，うつや PTSD の発生持続因子と考えられている自責感などの否定的認知の項目も含まれていない。

　災害後の心のケアにおいては，自らのストレス反応やトラウマ反応を知り，有効な対処を知る心理教育が重要である。しかし，IES-r などは，正確なスクリーニングに力点を置くため前後の項目が干渉しないように，各因子の項目をランダムに配置している。このことは，心理テストとしては望ましくても，アンケートを心理教育に生かすことはむつかしい。

　そこで，IES-r や CPTS-RI を参考にしながらも，心理教育のためのスクリーニングテストとして開発したものが，「心理教育のための外傷後ストレス反応尺度（PTSR-EDS）」である。

　また，保護者からみた子どものストレスアンケートも，心理教育のメッセージを加えて配布する。教師からみた子どものトラウマアンケートは，個別の心のケアに活用するだけでなく，心のケアの教員配置やスクールカウンセラー配置のための貴重なデータともなる。この節では，3つのアンケートを紹介し，それに伴う心理教

育のリーフレットも紹介したい。ただし，災害・事件・事故の内容によっては，このアンケートをそのまま活用するのではなく，項目を追加修正し，活用してほしい。ただし，あまり大幅な項目内容の変更は望ましくないし，回答方法の変更（例えば，「ひじょうにはい，かなりはい，すこしはい，いいえ」の4件法を，「はい・いいえ」の2件法に変えたり，「あてはまる項目だけに○をしてください」）は決して行ってはならない。2件法は，トラウマ反応を量的に把握できないので望ましくない。また，「あてはまる項目だけにチェック」では，項目を見落としたのか，「いいえ」なのかがわからないからである。

II　心理教育のための外傷後ストレス反応尺度（PTSR-EDS）

1）尺度項目の構成

　トラウマ反応について3大症状の過覚醒・再体験・回避麻痺について6項目ずつ，次に否定的認知4項目（無力感・孤立感・自責感・不信感），そして，生活に支障が起こる4項目，その出来事による特定回避行動（ツナミであれば，「海をみることができない」，列車事故であれば，「電車に乗ることができない」など）を1項目，そして，肯定的な質問を2項目で構成している。

　次に，PTSDのA基準に対応する簡便な質問として，被害の程度とその時の恐怖感について尋ねている。

　なお，被害の程度と恐怖感についての設問は，災害や事件・事故の内容，集団によっては，削除した方がよい場合がある。この設問は，出来事そのものを想起させるからである。

2）アンケート実施上の注意

　また，アンケートの実施の教示で，「やりたくない人はやらなくていいこと，テストではないこと，途中でやめてもいいこと」を徹底して伝える。できれば，ストレスについての仕組みを導入で話して，当然な反応であることと，望ましい対処があることを伝えて，このアンケートを実施するとよい。アンケートの実施直後に，眠るためのリラックス法や絆のワークを取り入れると，アンケートによる二次被害を防ぐことができる。

　また，実施する教師には，事前に，アンケートをすることで，泣き出すなどの強い反応を示す子どもがいることを伝える。また，アンケートで強い反応がみられる子どもは，日常生活の中でその出来事と関連する刺激に出会ったときに，同じ反応

を示している可能性が高い。あわてずに回復する良い機会だととらえて，スクールカウンセラーなどの個別ケアにつなげる。

3）個別配慮を要する子どもの抽出——カットオフポイントを設けない

　IES-r は，カットオフポイントが 24 点であり，それ以上が，PTSD の可能性が高いといわれている。しかし，PTSR-EDS は，カットオフポイントを設けていない。それは，このアンケートの結果だけで，個別ケアを要する子どもを特定することが危険だからである。教師による日常の観察も含めて，総合的に判断することが必要である。

4）実施の時期

　災害では，被災規模にもよるが，ライフラインが復旧し学校が再開されて 1 週間〜2 週間して，実施するとよい。学校再開時は，災害後の心のケアのメッセージを担任が送る必要があるが，すぐにアンケート調査を実施するのはふさわしくない。直後は，混乱期であり，ほとんどすべての人にさまざまな反応が起きている方が自然である。しかし，あまり時が過ぎていくと，回避反応が強くなり，災害について話題にすること自体に拒否反応が生じるので，実施のタイミングを逃さないようにしたい。実施時期については，災害直後，ないしは，事前に，教育委員会と話し合っておく必要がある。

　友だちの命を奪われた事件では，その知らせを聞いた次の日に，心と身体のストレスアンケートを実施するのは，不適切である。身近な友の死の知らせを聞いて，心身の変化が起きるのが当然だからである。直後は，友の死を悼み，お手紙や故人を偲ぶ絵を手向けることに全力をあげたい。まず，保護者に心のケアのリーフレットを送付し，5 日〜1 週間後以内に，保護者のための心のケア研修会を実施し，その翌日には，保護者からみた子どもの心と身体のストレスアンケートを，全保護者に送付したい。子どもは，保護者の適切なかかわりで回復する。そして，保護者に心のケアの正しいメッセージが浸透した頃（10 日後から 2 週間以内）に，子どもにアンケートを実施し，教師やスクールカウンセラーによる 3 分から 5 分の個別面談を実施する。

5）台風 23 号豪雨災害後の PTSR-EDS 得点

　表 1 は，台風災害後のある地域の小学 4 年〜中学 3 年 839 名の PTSR-EDS の結果である。この結果を見ると，「被害がなかった」に○をしている子どもの中にも，

表1　台風災害後のある地域の小学4年〜中学3年のPTSR-EDSの結果

得点／被害	非常にあった	かなりあった	少しあった	なかった	合計（人数）	％
0	5	8	45	106	164	19.5
1〜4	9	36	101	201	347	41.4
5〜9	16	15	56	111	198	23.6
10〜14	6	9	19	24	58	6.9
15〜19	4	5	10	15	34	4.1
20〜24	5	2	9	3	19	2.3
25〜29	1	1	2	2	6	0.7
30〜34	2	2	2	3	9	1.1
35〜39	1	0	1	1	3	0.4
40〜	0	1	0	0	1	0.1
平均	10.5	6.8	5.4	4.3	839	
標準偏差	8.8	8.2	6.5	5.2		

反応を訴えているものがいるし、「非常にあった」に〇をしている子どもの中にも、27項目にすべて「いいえ」とチェックしているものが5名いることがわかる。もちろん、反応を強く訴えている子どもは、教師やスクールカウンセラーによる個別相談を提案したい。しかし、「非常に被害があった」にもかかわらず、すべての項目に「いいえ」と回答している子どもは、このアンケートに回答することを拒否しているかもしれない。回避反応としてとらえて、日常のきめ細かい教師や保護者による観察が求められるであろう。

特に、スクールカウンセラーとの個別相談の実施にあたっては、本人はもちろん保護者の了承が必要である。担任教師は、得点0で非常に被害があった子どもの保護者に、「先日のアンケートでは、反応を訴えてはいないんですが、大変な被害があったのですから、スクールカウンセラーに20分ほど相談を受けてみてはいかがでしょうか？」と促すとよいだろう。

また、表1をみると、15点以上が全体の8.5％であることもわかる。災害ごとに、反応の分布も異なるだろうし、一つの参考資料として活用し、教師と保護者による日常の観察を重視して、個別相談の提案を行いたい。アンケートは、個別相談でのストレスやトラウマの心理教育として活用するためのものとして捉える方がよいだろう。

また、「カウンセリング」に対して、「心の病がある人が受けるもの」という間違

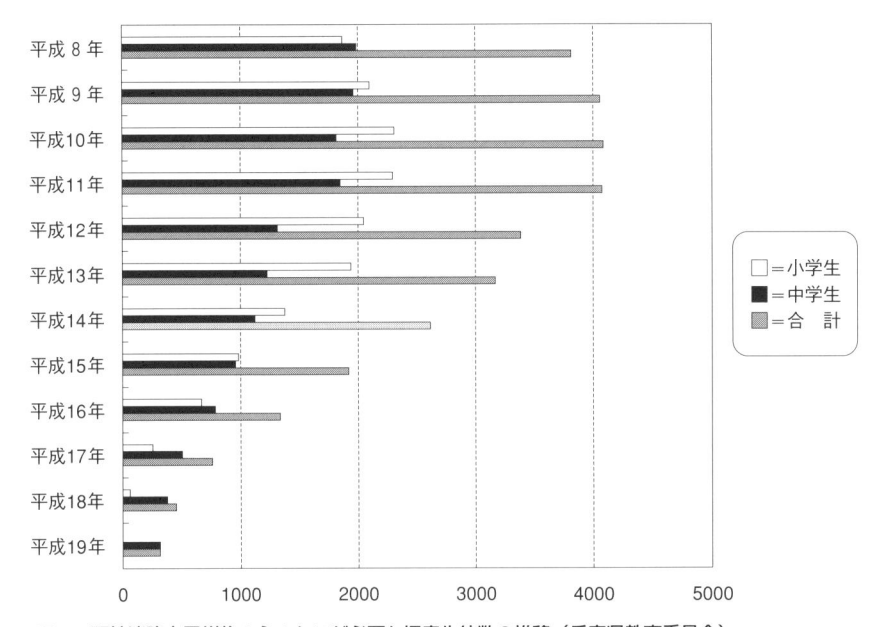

図1　阪神淡路大震災後の心のケアが必要な児童生徒数の推移（兵庫県教育委員会）

った認識をしている保護者も多いので，「大変な出来事があるといろんなストレスが起こり，そのことの説明だけでも聞いていると，たとえ反応が強くあらわれてもうまく対応できると思います」と，望ましいストレス対処の面談であることを強調すると良いだろう。

Ⅲ　保護者からみた子どもの心と身体のストレスアンケート

子どものトラウマ反応は，保護者の適切なかかわりで，収束する。一方で，不適切なかかわりは，トラウマ反応を持続させる。そのため，心理教育のメッセージを，必ず添付して，アンケートを実施する。心理教育のメッセージは，災害・事件・事故の内容に応じて，また，友だちの死を伴う場合は，喪失反応の項目（「死について尋ねてくる」など）を加えて実施する。

Ⅳ　教師による子どものトラウマ反応チェックリスト

このアンケートは，阪神淡路大震災後，個別配慮を要する児童生徒を抽出するた

めに，作成された．このアンケート結果と教師保護者の子どもの観察報告から，兵庫県教育委員会は，個別に配慮を要する児童生徒数を毎年報告していった．このデータは，震災復興担当教諭（心のケア担当教諭）の加配を申請する根拠となった．このように，アンケート結果は，個別のケアに活用されるだけでなく，災害後の教育施策を展開する際にも貴重な資料となる．

文　献

Frederick C, Pynoos R & Nader K (1992) Children PTS Reaction Index (CPTS-RI). Greca AM, Verberg EM, Silverman WK, Vogel AL & Prinstein MJ (1992) Helping Children Prepare for Professionals Working with Elementary school children. BellSouth Foundation.（小西聖子・田中幸之編訳 (1995) 災害に遭った子どもたち―小学校教師のためのマニュアル．朝日新聞厚生事業団．）

服部祥子, 山田冨美雄 (1999) 阪神・淡路大震災と子どもの心身．名古屋大学出版会．

Weiss DS & Marmar CR (1997) The Impact of Event Scale : Revised. In : Wilson JP & Keane TM (Eds) : Assessing Psychological Trauma and PTSD.Guilford Press, New York, pp.399-411.

1 心理教育のための外傷後ストレス反応尺度
　（PTSR-EDS：Post Traumatic Stress Reactions for PsychoEducation Scale）

こころとからだのストレス・アンケート

　　　　　　　　　　　　　　　　　　　　　　　年　　　　月　　　　日

なまえ _____　　　　男　・　女

　これから質問することは，大きなストレスを経験したあとで，だれにでもおこるこころやからだのことです。このアンケートは，スクールカウンセラーや保健室の先生，担任の先生などがみて，あなたのこころとからだの健康のために使います。あてはまるところに○をしてください。

　　（　　　　）の被害で，この1週間のあいだに，どれくらいこころとからだに変わったことがありましたか？　あてはまるところに○をしてください。

　　　　　　　　　　　　　　　　　　　　ひじょうに　　かなり　　すこし
1　心配でおちつかない　　　　　　　　　はい　・　はい　・　はい　・　いいえ
2　むしゃくしゃしたり，いらいらしたり，かっとしたりするようになった
　　　　　　　　　　　　　　　　　　　　はい　・　はい　・　はい　・　いいえ
3　眠れなかったり，とちゅうで目がさめたりする　はい　・　はい　・　はい　・　いいえ
4　ちょっとした音にもびくっとする　　　はい　・　はい　・　はい　・　いいえ
5　なにかしようとしても，集中できない　はい　・　はい　・　はい　・　いいえ
6　気もちが，たかぶったり，はしゃいだりしている　はい　・　はい　・　はい　・　いいえ

7　そのことの夢や，こわい夢をみる　　　はい　・　はい　・　はい　・　いいえ
8　ふいにその時のことを思い出す　　　　はい　・　はい　・　はい　・　いいえ

9　またあんなことがおこりそうで心配だ　はい　・　はい　・　はい　・　いいえ
10　その時のことが頭からはなれない　　　はい　・　はい　・　はい　・　いいえ
11　考えるつもりはないのに，その時のことを考えてしまう
　　　　　　　　　　　　　　　　　　　　はい　・　はい　・　はい　・　いいえ
12　その時のことを思い出すと，どきどきしたり，苦しくなったりする
　　　　　　　　　　　　　　　　　　　　はい　・　はい　・　はい　・　いいえ

13　ときどきぼーっとしてしまう（なにも感じられなくなる）
　　　　　　　　　　　　　　　　　　　　はい　・　はい　・　はい　・　いいえ

14 その時のことについて，よく思い出せない	はい	・ はい	・ はい	・ いいえ
15 そのことについては，話さないようにしている	はい	・ はい	・ はい	・ いいえ
16 そのことを思い出させるものや人，場所をさける				
	はい	・ はい	・ はい	・ いいえ
17 楽しいことが楽しいと思えなくなった	はい	・ はい	・ はい	・ いいえ
18 だれとも話したくない	はい	・ はい	・ はい	・ いいえ

---

19 どんなにがんばっても意味がないと思う　　はい ・ はい ・ はい ・ いいえ
20 ひとりぼっちになったと思う　　　　　　　はい ・ はい ・ はい ・ いいえ
21 自分のせいで悪いことがおこったと思う　　はい ・ はい ・ はい ・ いいえ
22 だれも人は信用できないと思う　　　　　　はい ・ はい ・ はい ・ いいえ

---

23 自分の気持ちを話せる人がいない　　　　　はい ・ はい ・ はい ・ いいえ
24 こわくて，ひとりでいられない　　　　　　はい ・ はい ・ はい ・ いいえ
25 頭やおなかなどが痛かったり，からだのぐあいが悪い
　　　　　　　　　　　　　　　　　　　　　はい ・ はい ・ はい ・ いいえ
26 学校に来るのがきつい（学校がたのしくない）はい ・ はい ・ はい ・ いいえ
27 特定恐怖回避行動 例（雨の日がこわい）　　はい ・ はい ・ はい ・ いいえ
　　　　　　　　　　　　　　　　　　　　　（3）　　（2）　　（1）　　（0）

（事件・事故の場合特定回避項目は，とくに重要。列車事故であれば，「電車に乗れない」）

28＊ ひとのつながりが大切だと思う　　　　　はい ・ はい ・ はい ・ いいえ
29＊ たいへんなこと つらいことがあってものりこえられると思う
　　　　　　　　　　　　　　　　　　　　　はい ・ はい ・ はい ・ いいえ

　　＊（状況に応じて，28，29を入れる）

（　　　）の被害は，
　　　1 なかった　　2 少しあった　　3 かなりあった　　4 非常にあった
被害にあったとき，
　　　1 こわくなかった　2 少しこわかった　3 かなりこわかった　4 非常にこわかった

今のきもちを書いてください。絵でもいいですよ。

```
┌─────────────────────────────────────────┐
│                                         │
│                                         │
└─────────────────────────────────────────┘
```

2 保護者からみた子どもの心と身体のストレスアンケート
（Post Traumatic Stress Reactions for child by a foster : PTSR-c-f）

お子さんの「こころと身体のアンケート」　　年　月　日
○○教育委員会・○○県臨床心理士会災害心のケアチーム

> ひとは強い恐怖の体験や強いストレスにさらされると、心と身体にいろいろな反応が生じます。それは、異常事態での自然な反応です。
> ショックなことがあると、子どもたちは、ことばで言えない時は、行動であらわすことがあります。今の子どもたちの心と身体・行動について把握し、スクールカウンセラーや担任・養教が、今後の心のケアに役立てたいと思います。ご協力頂ければ、幸いです。
> 1．保護者の方がご記入下さい。
> 2．かならず、氏名をご記入ください。
> 3．お配りした封筒にいれて、　　月　　日までに、担任まで提出下さい。

（　）年（　）組　名前（　　　　　）　男・女

この1週間のお子さんのようすをお聞かせ下さい。
あてはまる数字に○をつけてください。すべての質問にお答え下さい

	いいえ	少しはい	かなりはい	非常にはい
1　いらいらして怒りっぽくなっている	0	1	2	3
2　物音がするとどきっとしたり、すぐにびくっとする	0	1	2	3
3　非常に警戒して用心深くなっている	0	1	2	3
4　勉強や遊びに集中できないようだ	0	1	2	3
5　はしゃいだり、気分が高まっている	0	1	2	3

　　はしゃいでしまうことに、自分を責めてしまうことがあります。
　　「こんなときは気持ちがハイになるものだよ」と伝えてあげてください。
　　背伸び、ストレッチ、息をふっーと大きく吐くなど、落ち着く方法を教えてあげてください。

6　よく眠れないようだ 　（寝つきが悪かったり途中で目をさましたり）	0	1	2	3
7　こわい夢を見たり、うなされたり、夜中に突然起きて叫んだりしている	0	1	2	3
8　ショックなことに結びつくような内容の遊びをしている	0	1	2	3
9　ショックなことを繰り返し話す	0	1	2	3
10　その出来事を連想させること（例えば、雨が降る、TVで災害のニュースをみるなど）があると、気持ちが不安定になったり、身体の不調を訴えたりする。	0	1	2	3

　　夜中に叫んだりすれば、やさしく抱きしめてあげながら「こわかったね。でももうだいじょうぶだよ」と言ってあげて下さい。朝になると、そのことを覚えていないことがあります。
　　災害・事件遊びをすることがあります。怖い気持ちを遊びで表現しています。危険な遊びでなければ、遊びを止めずに、見守るか、いっしょに遊ぶか、「こわかったね」と声をかけてあげてください。
　　怖かったことを話しはじめたときは、落ち着いて聞いてあげて下さい。信頼できる人に話すことで、受け入れがたいショックを心におさめていくことができます。何度も同じことを話すことがあります。話すうちに、話し方が少しずつ落ち着いていきます。

11　ぼーっとしていることがある	0	1	2	3
12　その出来事に関係することの話をしたり、聞いたりすることをいやがる	0	1	2	3
13　その出来事を思い出させる場所などをいやがったり避ける	0	1	2	3

第1章 総論──トラウマとPTSD

14 楽しいと思ったり，おもしろいなと思うことが少なくなった	0	1	2	3
15 無口になり話すことをいやがる	0	1	2	3

強いストレスにあうと，心を感じなくして，対処することがあります。そんな時は，本来のよい趣味（スポーツ・音楽・料理など）をいっしょにするのもよいでしょう。少しほっとできたら，怖かったことを話し出すことがあります。

16 甘えたり，小さい頃にもどったようなふるまいをする	0	1	2	3
17 小さい頃していた癖（夜尿やつめかみなど）がふたたびはじまった	0	1	2	3
18 ひとりでいることをこわがる	0	1	2	3
19 親から離れられない	0	1	2	3
20 トイレやお風呂に，ひとりで行けない	0	1	2	3

叱らないで，安心がもどってくるまで，いっしょに寄り添ってあげてください。大変なことがあった後の甘えは，安心を求めている表現です。

---

21 お腹や頭が痛くなるなど身体の調子を悪くしている	0	1	2	3
22 もともとの病気（喘息やアトピーなど）が悪化している	0	1	2	3
23 「しんどい・つかれた」ようすである	0	1	2	3
24 食欲がない	0	1	2	3

身体をケアすることは，心をケアすることになります。お医者さんにも，みてもらいましょう。

---

25 「こんなことがあるんだから，どんなにがんばって仕方ない」と，勉強などに無気力になっている	0	1	2	3
26 「だれもわかってくれない」と言ったり，ひとりぼっちだと思っている	0	1	2	3
27 自分を責めたり，悪い人間だと思ったりしている	0	1	2	3
28 「人が信じられない」と言ったり，思っている	0	1	2	3
29 登校をいやがる	0	1	2	3

「こんなことがあるんだから，いくらがんばってもいっしょだ」とか「じぶんはだめだ」とか「だれも信用できない」などマイナスの考えが大きくなることもあります。「つらい体験を，人生に，いかすことができるんだよ」とプラスの考えに変えていくことができると伝えて下さい。

---

30 人と人のつながりや絆が大切なことを感じているようだ	0	1	2	3
31 これをきっかけに，生きることの大切さや困難なことを乗りこえる力が培われてきたと思う	0	1	2	3

・そのほかこまったこと，気になることがあればお書き下さい

・子どもさんのことや，ご自身のことでスクールカウンセラーに相談の希望がありますか？　ある・ない

3 教師による子どものトラウマ反応チェックリスト

(Child Trauma Reaction Checklist by Class Room Teacher；CTRC-Te、阪神淡路大震災後に兵庫県教育委員会が個別のケアを要する児童を抽出する際に参考にしたアンケート)

　人は、つらいことを経験すると、心とからだがさまざまに変化します。それは、自然なことです。子どもがそういったことを経験すると、言葉で表現できずに、行動で表現しようとします。表現としての行動を、クラス担任やスクールカウンセラーや養護教諭などが理解することは、子どもがトラウマから回復するために役立ちます。

　　　　子どもの名前 _____　年齢 _____　男・女

1．災害（　　　）による被害は？
　　　　　　0全くない　1少しあった　2かなりあった　3非常にあった
　　　　□子どもが直接災害を経験した
　　　　□子どもの親（母・父）が亡くなった
　　　　□子どもの親以外の家族が亡くなった
　　　　□子どもの家が全壊した
　　　　□その他の被害（　　　　　　）

2．いまの生活ストレスは
　　　　□仮設住宅に居住　□食料問題がある　□家族が病気である　□その他（　　　）

3．以下に示す様子や行動や症状について、あてはまる所に○をして下さい。

A　情緒・行動反応	とても	少し	
1　いらいらしやすくちょっとしたことで怒る	□はい	□はい	□いいえ
2　学校に行くのをいやがる	□はい	□はい	□いいえ
3　遊び仲間や友だちをさける	□はい	□はい	□いいえ
4　風呂、トイレ、部屋などの戸を開けたままでないと怖がる	□はい	□はい	□いいえ
5　ひとつのことをずっと続けていられない	□はい	□はい	□いいえ
6　物を壊したり、投げたりする	□はい	□はい	□いいえ
7　趣味やレクリエーションに興味を失う	□はい	□はい	□いいえ
8　感情がうつ的（激しい落ち込み）となり、悲しくなったり涙もろくなったりする	□はい	□はい	□いいえ
9　親や先生などに反発したり抵抗したりする	□はい	□はい	□いいえ

10 嘘をついたり,盗みや薬物乱用等の行動をする　　□はい　□はい　□いいえ
11 震災について繰り返し話したり,関連した遊びをする　□はい　□はい　□いいえ

B　身体反応について
12 頭痛や腹痛を訴える　　　　　　　　　　　　　　□はい　□はい　□いいえ
13 食欲不振や吐き気を訴える　　　　　　　　　　　□はい　□はい　□いいえ
14 寝つきが悪かったり,何度も目が覚めたりする　　□はい　□はい　□いいえ
15 眠くて寝てばかりという状態がよくある　　　　　□はい　□はい　□いいえ
16 チック(顔や肩・首などが急激にピクピクと繰り返す動き)や聴力が低下している
　　　　　　　　　　　　　　　　　　　　　　　　□はい　□はい　□いいえ
17 便秘や下痢を起こす　　　　　　　　　　　　　　□はい　□はい　□いいえ
18 皮膚や目をかゆがったり,こすったりする　　　　□はい　□はい　□いいえ

C　退行行動などについて
19 注意力が無くなり,勉強・遊びに身が入らない　　□はい　□はい　□いいえ
20 手伝いなどそれまでできていたことができなくなった　□はい　□はい　□いいえ
21 ちょっとしたことでめそめそしたり,泣いたりする　□はい　□はい　□いいえ
22 すでに止めていた「くせ」を又やりだした　　　　□はい　□はい　□いいえ
23 こわい夢を見たり,寝ているときに突然飛び起きて泣いたりする
　　　　　　　　　　　　　　　　　　　　　　　　□はい　□はい　□いいえ
24 大人に抱きついたり,膝に乗ったりなど,身体接触を求めてくる
　　　　　　　　　　　　　　　　　　　　　　　　□はい　□はい　□いいえ

4．総合的教育アセスメント
　　本児は,個別に特別な配慮を必要としますか？　　□はい　□はい　□いいえ

5．本児の心理的行動的な問題などを記載して下さい。

- 6 -

4　喪失後の心理教育チェックリスト
（Loss Traumatic Stress Psychoeducation Checklist ; LTSPC）

大変悲しいことがあったとき

つらい，悲しい，恐いことをけいけんすると，こころだけでなく，からだや行動にも変化がでることがあります。こころの変化は，恐いといったことだけでなく，自分の気持ちが感じられない，こころが冷たくなって，本当のことと思えないということもあります。また，反対に，気持ちが高ぶったりすることもあります。

<u>こころと身体がいつもとちがうようになることがあります</u>
あなたにあてはまるものがあれば，数字に○をしましょう。

1　心配でおちつかない
2　むしゃくしゃしたりイライラする
3　眠れなかったり，とちゅうで目がさめる
4　なにかしようとしても集中できない
9　ときどきぼーっとしてしまう
10　そのことを思い出させるものや
　　人や場所をさける
11　楽しいことが楽しいと思えない
12　だれとも話したくない
17　どんなにがんばっても意味がない
18　ひとりぼっちになったと思う
19　自分のせいで悪いことが起こったと思う
20　だれも人は信用できないと思う

5　そのことの夢やこわい夢をみる
6　またあんなことが起こりそうで心配だ
7　そのことが頭からはなれない
8　そのことを思い出すとどきどきしたり苦しくなる
13　そのことが本当にあったことと思えない
14　悲しいはずなのに涙がでない
15　はげしい怒りがわいてくる
16　悲しくて涙がとまらない
21　こわくてひとりでいられない
22　頭やおなかが痛かったり，からだのぐあいがわるい
23　食よくがない
24　学校へいくのがきつい

```
いまの気もちや思うことを書いてください


```

→　だれでにでも起こる「こころと身体」の変化なのです

<u>そんなときどうすればいい？</u>

○お祈りをするといいよ

○こころが落ち着くことをするといいよ
　　静かに本を読む，落ち着く音楽をきく，深呼吸をする，肩のリラックス法をする

○信頼できる人に話をきいてもらうといいよ
　　つらいことを話すと，気持ちが楽になることがあるよ

　　ひとりじゃないって思うよ　　　　　○おもいやりが大切だよ
　　　　　　　　　　　　　　　　　　　　あなたの思いやりをともだちに！
　　ひとに話すって，すごい力があるんだよ　家族や先生に！

○たのしいことを思い出すといいよ　　○がんばるときはがんばり，
　　　　　　　　　　　　　　　　　　　やすむときはやすむといいよ

5 被害にあわれたみなさんへ（小学高学年以上用）

　災害ストレスは，あの時の怖さばかりか，復興までのさまざまなストレスをもたらします。強いストレスによって，いつもと異なる心と身体の反応や，行動がみられることがあります。それは，子どもにも大人にもみられます。また，否定的な考えが強くなることもあります。
　心と身体・行動におこりやすい反応を知ることで，それに対処することができます。

1　あの時の怖さによる心と身体の反応

　　　□ねつかれない　　　　　□興奮している　　　　□はしゃいだ気分だ
　　　□勉強に集中できない　　□イライラする　　　　□ちょっとしたことにびっくりする

　大変なことに立ちかかおうと，身体が戦闘態勢をとり，緊張して身構えます。
　もう，安全であれば，安心のメッセージを送ってあげましょう。
　深呼吸，肩に力をいれて力をぬくなど，落ち着くことを工夫しましょう。
　がんばることは，すばらしいことです。でも，がんばった後は，力をぬいて休むといった気持ちの切りかえが大切です。
　がんばり方も，適切ながんばり方，身構え方を工夫しましょう。

　　　□災害遊びをする　　　　　　□あの時のことを突然思い出す　　□繰り返し話す
　　　□災害を連想させる出来事（雨が降ったり）があると，不安定になる
　　　□夜中に飛び起きて叫んだりする　　□怖い夢や悪い夢をみる

　怖かったことを，身体の外にだそうとします。
　災害遊びは，不謹慎に思えるかもしれませんが，子どもなりに気持ちを表現し，乗りこえようとしています。落ち着いて，かかわりましょう。

　　　□思い出すようなことをさける　　□よく思い出せない
　　　□ぼーっとしてしまう　　　　　　□心がしんどい　　　　□悲しい

　あまりに怖い出来事にであうと，心をマヒさせて，乗りこえようとします。
　本来の好きなこと（TVゲーム以外の身体を動かす遊びや趣味など）をいっしょにするといいでしょう。

　　　□ひとりでねむれない　　　　　□ひとりでトイレに行けない
　　　□ひとりになるのが怖い

　怖いことがあると今までひとりでできていたことができなくなることがあります。
　叱らないで，安心がもどってくるまで，いっしょに寄り添ってあげてください。
　大変なことがあった後の甘えは，安心を求めている表現です。

　　　□頭がおもたい　　　□お腹のちょうしがよくない　　　□からだがしんどい

　身体をケアすることは，心をケアすることにつながります。あまりストレスのせいにしないで，保健室の先生に相談したり，お医者さんに診てもらうなどしましょう。

- 8 -

※ これらは、だれにでにでも起こる「こころと身体」の反応だということを知りましょう

※ 災害直後は、だいじょうぶだったのに、どうして、いまごろになって？
→ 直後は興奮状態で全力をあげてがんばろうとします。ライフラインや生活が少し戻ってきた頃に、身体の訴えや災害遊びなどがみられるようになることがあります。

2　災害後の日常の変化によるストレス

災害は、住居環境など、生活を変化させます。大変な後片づけなどで、心も身体も疲れてしまいます。そのために、イライラしたり、怒りっぽくなったりします。そのことも当然な反応であることを受けとめて、少しでも、落ち着く工夫をしましょう。

3　災害ストレスによる否定的考え（マイナス思考）への対処

　　□どんなにがんばってもむだ　　□だれもたすけてくれない　　□ひとは信用できない
　　□自分があのとき……していれば
　　□自分は被害に遭わなくてもうしわけない

などの考えが浮かんでくることがあります。

「プラスの考えに変えていくことができるんだよ」
「つらい体験を、人生に、いかすことができるんだよ」
「人とひとの絆の大切さ・思いやりの大切さはかけがいのない宝だよ」

つらいことを乗りこえるための3つの大切なこと「安心ーきずなー表現」

（友だちが亡くなったとき）
○お祈りする

○こころが落ち着くことをするといいよ
　静かに本を読む、落ち着く音楽をきく、深呼吸をする、肩のリラックス法をする

○信頼できる人に話をきいてもらうといいよ
　つらいことを話すと、気持ちが楽になることがあるよ
　相談することは、解決に向けて動き出していることだよ。

○おもいやりが大切だよ
　あなたの思いやりをともだちに！　ひとに話すって、すごい力があるんだよ
○たのしいことを思い出すといいよ
○がんばるときはがんばり、やすむときはやすむといいよ
○ねむる・たべる・まなぶ・あそぶ　といったことが大切だよ

これらは、おとなにもすべてあてはまることです。
おとなが落ち着くために、いろいろな場で、気持ちを共有したり、励まし合ったり、リラックス法を身につけるといいでしょう。

-9-

6 ストレス・ケア通信 (高校生・保護者・教師用)

1 災害によるストレス反応と対処

　ひとは、ストレスとなる出来事があると、心と身体に変化が生じます。それをストレス反応といいます。それは、心と身体がもっている自然な仕組みです。その出来事が命を脅かすものであれば、ストレス反応も通常の反応とは違った反応がみられることがあります。
　しかし、ひとはストレスに対処する力をもっています。

　　　災害ストレス（ストレッサー）……命にかかわる出来事
　　　　①そのときの恐怖（トラウマ体験）
　　　　②大切な人、大切なものを失う（喪失体験）
　　　　③生活ストレス（現状回復の遅れ・被災証明など）

　　　　※　**いつもと違った出来事があったのだから、心も身体も変化して当然！**
　　　　　　困難な出来事を乗りこえようと、心も身体もがんばっている！
　　　※　災害ストレスにはおおきな個人差があります。だからこそ、お互いに思いやる心を！

ストレス反応	対処	
・興奮して寝つかれない ・イライラする　**過覚醒** ・気持ちがハイになる	落ち着くこと リラックス法	・ふーっとゆっくり息をはいてみましょう
・ふいに思い出す ・悪夢　　**侵入（再体験）** ・また起こるのではと心配	傾聴＋落ち着く （話を聴いてもらう）	・肩に力をいれて、ゆっくりぬいてみましょう ・しっかり話を聴いてもらいます
・よく思い出せない ・感情が感じられない　**マヒ回避** ・話したくない	よい趣味をする 避けている場所・人 に挑戦する	・心から楽しいことをします ・元気がわいてきたら挑戦します
・肩がこる・腰が痛い ・頭痛・腹痛　　**身体反応** ・もともとの病気の悪化	ゆるめる・ほぐす 医療へ	・肩をもんでもらいましょう ・無理をしないでお医者さんに
・ひとりがこわい ・ひとりでできない　**退行**	甘える	・ショックの時の甘えは安心感を取り戻そうとする表現です
・TVゲームばかりする （大人：お酒・ギャンブル・衝動買い）	セルフコントロール	・気持を切りかえましょう
・どんなにがんばってもおなじ（無力感） ・ひとりぼっち（孤立感）**マイナス思考** ・自分が悪かったから（自責感）	建設的・ 肯定的思考 プラス思考	・つねに前向きな考えが大切です ・自分にプラスメッセージのつぶやきを

2 喪失からの回復

① 否認　：　そんなはずはない
　　↓
② 怒り　：　なぜ自分にそんなことが起こるのか！
　　↓
③ 現実の受けとめ　　　　　　　　　　　　　←　泣く　　　命の喪失には
　　　喪の仕事　：　失った対象を心の中に生かす　　　寄り添う　　・追悼式
④ 受け入れ　：　心の中の対象とともに生きてゆこう　　　　　　　・アルバム文集
　　　　　　　　　　　　　　　　　　　　　　　　　　　　　　　・花を手向ける

- 10 -

3 心が傷つく言葉
　・早く忘れなさい　　　　　　　・もっとひどい被害にあった人がいるのだから
　・まだそんなこといっているの　・泣かないでがんばるの

4 相談とソーシャルサポート
　災害から私たちが得たことは，人と人のあたたかな絆です。
　ひとりで抱え込まないで，相談することは，問題に立ち向かう勇気があるということです。
　カウンセラーはリラックス法・気持の切りかえ方・傾聴などを知っている専門家です。

5 日常のストレス
　人生の中で，ストレスは，とても身近にあるものです。仕事のストレスや人間関係のストレスがあります。そのストレスにも工夫や対処をしています。

```
┌─────────────────────┐      ┌─────────────────────────────┐
│ 出来事（ストレッサー）│  →   │ 心と身体の変化（ストレス反応）│
│ 仕事／人間関係／災害 │      │ 心……ゆううつ，イライラ        │
│                     │      │ 身体…疲れた，ドキドキ，肩こり │
└─────────────────────┘      └─────────────────────────────┘
            ↑
┌──────────────────────────────────────────────────────────┐
│          ストレスへの工夫と対処（ストレス対処）            │
│ ◎問題に立ち向かう対処（試験ストレス→勉強，試合ストレス→練習，│
│   人間関係→落ち着いて主張）                               │
│ ・気持についての対処                                      │
│   ○問題に立ち向かうため気持を整える（セルフメッセージ，    │
│     落ち着く練習，呼吸法）                                │
│   ○問題から離れて望ましい体験（趣味・スポーツ・リラックスetc│
│     ……ストレス解消法）                                   │
│   △やりすぎるとよくない（ギャンブル・アルコール・衝動買い・ │
│     TVゲーム）                                           │
│   ×やってはいけない（暴力……身体的暴力・言葉の暴力）      │
└──────────────────────────────────────────────────────────┘
```

※問題に立ち向かう対処は，ストレス反応を減少させます。

※問題に立ち向かうには，エネルギーが必要です。打ちのめされたとき，つらいことがあったあとは，問題に立ち向かう気力さえ小さくなります。そこで，好きなこと・スポーツや趣味でエネルギーを蓄えるのです。それがストレス解消法です。

※ストレスをなくすのではなく，ストレスとどう向き合い，乗りこえていくかがポイントです。

[トラウマの反応]
過覚醒……困難な出来事に立ち向かうために，生理的な興奮水準を高めて，身体を緊張させて対処しようとします。これに対しては，落ち着くこと，呼吸法や落ち着くメッセージをつぶやくと効果的です。

侵入……少しほっとできたころに，こわかったことをふいに思い出します。それは，受け入れがたい出来事を，少しずつ心の中でかみくだいている証（あかし）と考えてみてください。そんなときは，話を聞いてくれる人に話をしたり，楽しいことを考えるのもいいでしょう。少しずつ，小さくなっていきます。思いだしても，あまり気持ちが動揺しないように，なれる時がきます。

マヒ……あまりに強いストレスにであうと，心を感じなくすることで，現実の今から，切り離して，対処しようとします。こんなにつらいことにあっているのに，涙もでない自分は，なんて冷たいのだろうと思ってしまうことがありますが，それも，とても自然な心の反応なのです。だから，自分を責めなくていいんですよ。ただ，「忘れよう，忘れよう」とすると，そこに大きなエネルギーを使います。それで，自分のペースで，少しずつ消化し，自分の人生の中に，織り込んでいくことができます。

マイナス思考……あまりに強いストレスにであうと，どうしても，否定的（マイナス）思考がふくらむことがあります。しかし，人は，つらい経験をバネにして，芸術を生んだり，人の役に立つ人間になる力にすることができます。阪神大震災のときも，倒れない家を造る建築士や，命にかかわる仕事につきたいといった前向きな力に変えていった人たちがいました。
　人は，マイナス思考をエネルギーにして，プラス思考に変えることができます。

7 アンケート実施の教示；担任の先生から

①こころとからだのストレスアンケート（PTSR-EDS）実施時の教示

　　「私たちの心や身体は強いストレスを受けたあとで，いろいろな変化が起こることがあります。それは，だれにでも起きることで，自然なことです。でも，不安な気持ちや身体の緊張がずっと続くと，勉強に集中できなかったり，楽しく遊べなかったりします。」

　　「これから質問することは，つらいことを経験したあとでおこる心や身体のことです。あてはまるところに〇をしてください。このアンケートは，スクールカウンセラーや保健室の先生，担任の先生などがみて，あなたの心と身体の健康のために使います。大事なアンケートですから，となりの人のアンケートをみてはいけません。」

　「これは，テストではありません。」
　「アンケートをする気になれない時は，無理をしないでください。」　　⎤ 強制しないことを徹底して
　　　　　　　　　　　　　　　　　　　　　　　　　　　　　　　　　　⎦ 下さい
　「白紙でだしてもかまいません。また，途中でやめてもかまいません。」
　「はじめに，名前を書いて下さい。男女にも〇をして，学校名，年と組，出席番号も書いて下さい。」

※途中で，悲しくなり，思い出して，気持ちが不安定になる子どもがいれば，保健室で休ませるなどの対応をしてください。このアンケートでそういった反応がでること自体が，個別的なケアをすすめていかなければならない子どもさんです。日常の中には，思い出させる刺激はさまざまあり，むしろ，この機会を，気持ちを整理するチャンスととらえて下さい。

※直接の重篤な被害（家族の喪失など）を経験した生徒がいれば，アンケートを実施することを個別に相談（保健室で休む，やらない，個別でやる，集団でもかまわない）してください。

　「はい，すこし，この１～２週間をふりかえってください。心と身体はどうだったかと，１０秒ほど，目を閉じてもいいですし，静かに，振り返って下さい（１０秒ほどで）。」
　（目を閉じられない子は，不安が高い子，安全をおびやかされている子です。無理に，目を閉じさせないでください。もし，となりの子とおしゃべりをしていたら，「だいじなアンケートですから，おしゃべりをやめて，集中しましょう」と教示してください。）

はい，目を開けて……

　１　「心配でおちつかない」，非常にそうだったら大きな「はい」，かなりそうだったらちゅうぐらいの「はい」，すこし心配で落ち着かなかったら，小さい「はい」，そんなことなかったよと言う人は，「いいえ」に〇をしてください。
　２　「むしゃくしゃしたり，いらいらしたり，かっとするようになった」，ひじょうにそうだったら大きいはい，かなりそうだったらちゅうぐらいのはい，少しそうだったら小さいはい，そんなことなかったら，いいえ
　３　眠れなかったり，途中で目が覚めた。どれかに〇をしてね。
あと，ゆっくりひとつずつ読み上げて下さい。

■今の気持ちは？（この災害（事件・事故）について思うことを書いて下さい）
　　自由記述に書かれていることで，色んなことがわかりますので，ぜひ，書く時間をとってく

- 12 -

ださい。項目の読み上げがおわったら，「それでは，いまの気持ちについて何でもいいので，ひとことでもいいので書いて下さい。スクールカウンセラーの先生や先生（担任）になにか質問があればここに書いて下さい。絵をかいてもいいですよ。」3〜5分時間をとってください。

② 「被害にあったとき」「ストレス・ケア通信」による心理教育の教示例
　プリント「被害にあったとき」「ストレス・ケア通信」を，その災害・年齢に応じて文言を修正して，配布して，次のメッセージを読み上げて下さい。

　「命にかかわる出来事にであうと，ひとは主に6つの心と身体の変化が生じることがあるといわれています。そのことを知り，有効な対処法を身につけておくことは，自分の心と身体の変化（ストレス反応）に対して，落ち着いて処することにつながります。
（集団で，個別で，子どもの反応に出会ったとき，折々に，子どもたちに，静かに，落ち着いて，語りかけて，話し合ってください。どんな小さな子どもも，大切なことを大人が話している時は，しっかり，耳を傾けてくれます。一見，聞いてないように思えても。（　　）は，反応に該当する専門的な用語です。子どもたちには，伝える必要はありません。）

　ひとはつよいストレスを経験すると，こころと身体にいろんな変化がでます。
　これからお話する「心と身体の6つの変化」は，とても自然な，だれでも起こる自然な変化なのです。
　時間がたつにつれ，少しずつ，その変化が小さくなっていきます。でも，ながく続くと，勉強に集中できなかったり，楽しく遊べなかったりします。それで，そんなときどうしたらいいか，お話しします。
　ひとつは，気持ちが，はしゃぐ，興奮する，たかぶる，緊張する，といった変化があります（過覚醒）。それは，力をいれて大変なことに立ち向かおうとしているのです。
　こんな時に，はしゃいだ気持ちになる自分は，なんて冷たいんだろうかって思うこともあります。
　でも，こんなことがあったら，気持ちがたかぶるものなんです。
　そんなとき，気持ちをしずめること，落ち着くこと，リラックスすることです。例えば，息をゆっくりはいてみると少し気持ちが落ち着くかもしれません。肩に一度，力をいれて，ふわーっと力をぬくと，気持ちが落ち着くかもしれません。人間は，自分で興奮や緊張を和らげる力をもっています。（リラックス法）

　2つめは，思い出したくないのに，急に思い出すといった変化です。夜，眠っていて，夢の中で思い出すこともあれば，起きているときに，ふと思いだして怖くなったり悲しくなったりすることがあります。また，子どもは，恐いことを，遊びで，繰り返し表すことがあります。（阪神淡路大震災では，避難所などで，断層ごっこ，地震ごっこなどを，子どもたちは遊びでやっていました。）（侵入）
　そんな時，一人でいると怖いですが，誰かといると安心できます。つらいことを思いだしたときは，安心できるひとに抱きしめてもらったり，いっしょにいるといいでしょう。すると，「いまは，安心なんだ」っていうことが，わかるかもしれません。それから，人に話すこともいいかもしれません。
　「こんな夢をみてこわかった！」って。しっかり，話を聞いてくれるひとに，話すと，気持ちが，楽になることがあります。　（受容・傾聴）

- 13 -

3つめは，そのことについて，話したくない，よく思い出せない，自分の気持ちが感じられないといった変化です。気持ちがマヒしてしまって，悲しいのに涙もでないということがあります。これも，なんて自分は冷たいんだろうって思ってしまうかもしれません。でも，これも，当然な反応なのです。(マヒ・回避)

そんな時は，楽しいことをしましょう。楽しいことも，テレビゲームとかではなく，身体を使った遊びがいいでしょう。好きな音楽を聞いたり，好きな本を読んだりもいいかもしれません。もともともっているあなたの趣味を楽しんだり，友だちと楽しいことをするのもいいでしょう。(潜在的な良い体験)

4つめは，ひとりでトイレに行けない，ひとりでお風呂に入れない，ひとりで外に出られない，ということがあります。今まで，ひとりで，できていたのに。どうしてだろうって思うかもしれません。(退行)

でも，ひとりでできなくてもこんなときは，あたりまえ，って思うことです。安心できる人がそばにいると「だいじょうぶだ」っていう気持ちになれます。あなたは，「あんしん・ほっとする気もち」を取りもどそうと工夫しているんですよ。大変なことがあったときは，おとなの人に甘えていいんですよ。

そして，安心な気持ちがふくらんできたら，今度は，ひとりで，トイレにいくことをちょうせんしてみてください。きっと「だいじょうぶだ！」っていう気持ちがふくらむと思います。

5つめは，おなかが痛くなったり，頭がいたくなったり，もともとの持病が悪くなったりすることがあります。(身体反応)

そんな時は，保健室の先生に相談したり，お医者さんにみてもらってください。がまんしないで，相談したらいいんです。

最後，6つめです。こんな出来事があったために，どんなにがんばっても仕方ないとか，よいことはなにもないといったように考えてしまったり，自分はちっとも悪くないのに，自分を責めてしまうこともあります。悪いように考えてしまうのです(中学生以上は，「否定的な考え，マイナス思考になってしまうのです」といってください)。(否定的認知：無力感，自責感，孤立無援感など)

そんな時は，この大変なことから，いろんなことを学ぶこともできると考えてみてください。ひととひとのつながりが，とっても大切なことを学んでいるかもしれません。また，つらい体験を，未来のよい社会をつくる力にすることができるかもしれません。

阪神淡路大震災では，「倒れない家を作るんだ」と建築士をめざしたり，命を救う仕事をしたいとか，それから，とても努力した人がたくさんいました。ひとは，悪い考え方をよい考え方に変えることができるんです。

第 2 章

自然災害とトラウマ

第 1 節

阪神淡路大震災と心のケア

八木 修司

Key Words : 大災害，ASD（急性ストレス障害），PTSD（心的外傷後ストレス障害），喪の作業，アウトリーチ

I　はじめに

　心のケアの専門家（精神科医や臨床心理士等）は，以前から「自分の存在を脅かすような恐ろしい体験をして，その精神的ストレスからさまざまな問題を抱え込む人達」と密接にかかわってきた。大規模な災害や事故が起こらなくとも，最愛の家族の死や突然のリストラなどによって深く傷つき，情緒的な問題を起こして助けを求めてくる人達の数は多い。心のケアの専門家が家族や関係者と協力してその人達の心を癒し，過去を乗り越えて未来に希望がもてるように援助していくことこそ重要な使命であるといえる。

　しかし，阪神淡路大震災は，心のケアの専門家であるわれわれを質量ともに圧倒した。多くの精神科医や臨床心理士などが被災し，一体，われわれに何ができるのかという焦りと不安があったことは隠せない。それでも，こういう誰もが体験したわけではなかった難事であるからこそ，何とか結束して頑張ろうという思いがあった。

　震災から12年（被災して亡くなられた方は十三回忌）を経て，われわれがどのように取り組んできたかについて，振り返って報告したい。

　当時，筆者は情緒障害児短期治療施設（不登校・児童虐待など，子どもの心の支援に取り組む児童福祉施設――以下「学園」と略す）に勤務していた。個人体験を中心に述べるために，子ども達の心のケアが中心になることをお許し願いたい。

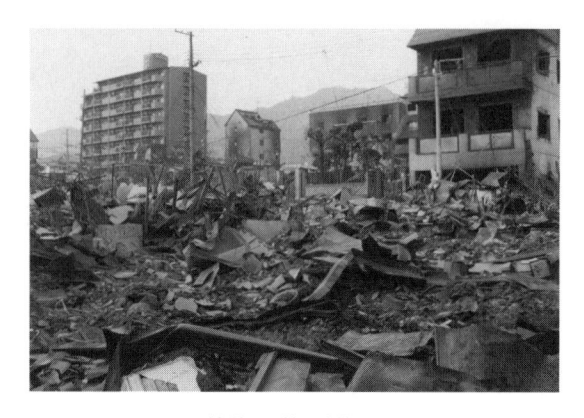

図1　被災した神戸市灘区六甲町

Ⅱ　大地震直後の状況と心のケア活動

1）当日の状況

　平成7（1995）年1月17日午前5時46分，筆者は明石市（神戸市の西に位置する市）の自宅で眠っていた。ドーンという激しい縦揺れで目覚めた。これまで経験したことがない烈震がわれわれ家族4人（夫婦，長男小2，長女幼稚園年長）を襲った。「お父さん，怖いよう」「お母さん！」と泣き叫ぶ子ども達，妻も「これー何よー」を繰り返す。私も動転してしまい，何が起こっているのか分からない数十秒間が続いた。私が家族に言えたことは，「大丈夫」「大丈夫」と二言だけ，何しろ立つことすらできなかった。大揺れが止まった後，枕元近くのテレビのスイッチを押した（点いたのが幸運だったのは，後で分かった）。しばらくのテストパターンの後に，アナウンサーが蒼白な顔で「阪神地区で大きい揺れを感じました」と話し，状況を伝え始めた。テレビ画面に関西地区の地図が写り，神戸と淡路島に震度6マークがつけられた。側にいた子ども達は泣きやんでいたが震えていた。子ども達は近所に住む妻の両親に託し，われわれ夫婦（妻は小学校教諭）は出勤した。
　普段，自宅から学園まで自家用車で数十分の通勤である。日頃は意識しない道のりが随分長く感じられた。筆者を含め，何とか出勤できた職員は数名だった。まず，職員も学園の子ども達もお互いの顔を見合わせることでほっとした。その後，地震直後の状況を話し合うことで安心を深めていった（皆，早口だった）。
　この日は連休明けの月曜日だったので入所児童は大半帰宅していた。学園にいた子ども達（10名）は無事だったが，神戸市や阪神間に在住している子ども達や職

員の安否が気にかかる。電話確認を試みるが、不通のため不安が高まる（現在のように携帯電話は普及していなかった）。テレビにて地震後の状況は把握できた。長田区の大火災、阪神高速道路の倒壊、繁華街の三宮の巨大ビルも倒壊、地獄絵が現実として映し出される。死者は数十人からすぐ数百人になっていった。この現実を受けとめるのは、本当に途轍もなく辛いことであった。

　学園の子ども達や職員の安否確認は大変であったが（公衆電話を利用すると比較的通話が可能であった）、夜までかかって何とか全員の無事を確認できた。生命は無事だったが、大変な体験をした人も多い。なかでも、A心理士は九死に一生を得た。彼は東灘区のマンション3階に住んでいたが、1階は押しつぶされてしまい、その階の方は全員亡くなられた。彼は着の身着のままで小学校に避難したとのこと。

　学園にいた子ども達は、家族を心配していた。特に、連絡の取れないBさん（中3、父子家庭）は痛々しかった。他の子も同情してくれたので、何とか平静を保ってくれていた。夜勤者に家族への電話を続けることを依頼した。

　筆者は何時頃に帰宅したのだろうか、いつもより早かったのではないだろうかと思う。強い緊張があったので、それほど疲れを感じなかった。筆者と妻は職場の状況、子ども達は近所の様子を話し合った（各々、早口で興奮していた）。その夜、われわれ家族は、着替えずに川の字になって寝た。それでも、なかなか寝つくことができなかった。

2）1月18日から約1週間後

　Bさんにも父親から電話連絡が入る。ともかく父親が無事だったことを知り、Bさんは安心していた。それでも、Bさんをはじめ学園に残った子ども達は阪神間に自宅があるために帰宅が難しかった。JR東海道本線はおろか、阪急、阪神電車などの私鉄も神戸地区で不通、国道2号線などの主要幹線道路も寸断されてしまっていたので、比較的被害の少なかった兵庫県北部地方を通り、三田市や宝塚市から南下して阪神間に至るルートで帰宅することになった。7～8時間かかる行程であるが、職員も付添い帰宅させた。何しろ、一刻も早く子どもを家族と再会させてやりたかったからである。

　震災後、数日して兵庫県の北部地方から電話相談があった。内容は不登校の相談である。兵庫県であっても、震度2～3ですんだ地域もあり、ショックの程度も烈震地とは異なる。電話を受けたのは筆者であるが、「こんな非常時に」というのが正直な心情であった。何とか、冷静に学園の事情を説明し、半月後に電話してもらうことにした。筆者自身も地震後の数週間は物事の判断や気持ちの切替えが難しく、

興奮したり落ち込んだりと感情も不安定であった。

3）不登校児童らの体験

地震当日，学園にいなかった子ども達からも連絡が入った。大震災の受け止め方はさまざまであるが，彼らにとっても未曾有の体験であったことは間違いない。以下，数名の子ども達の体験を記したい。

①C君（震災時，中学1年生）——**父親の死を乗り越えて**

C君と家族は被害の激しかった神戸市で被災した。自宅のマンションが半壊したため，近くの学校に避難した。父親は末期癌で入院しており，その病院も被害があったために家族の不安は高まった。母親から筆者に連絡があり，C君が不安定であること，妹も疲労していることが伝えられた。大変な状況はすぐにわかったので，この家族に学園の家族居室を利用してもらうことにした。しかし，C君は避難所と学園の環境のギャップに苦しみ，精神的に不安定になることも多かった。これは当たり前で，避難所では喧騒状態，それが学園に来ると何もなかったかのように皆が過ごしているために，環境の変化に敏感なC君には負担になったのである。「僕はこんな所でゆっくりしていていいのか」などと焦ることも多かったので，その度に話し合い，心の安定を図るため友達のいる避難所にも行かせた。

2月には父親が亡くなり，葬儀には筆者も参列した。C君はパニックにも陥らず長男として立派に父親を見送った。父親の死後，家族の問題は一層大変だったことは確かであり，引き続き学園を利用してもらった。C君は，真面目な性格であるため，無理をすると強迫行為に及んだり，イライラして家族に暴言も発したりした。難事を乗り越えるのは大変であるから，そのことを受容してのカウンセリングを継続した。また，母親や妹にも職員で援助を続けた。これまで数年間の治療関係があり，その点でC君や家族と筆者は信頼関係ができていたと思える。そのため，何とか非常時期は乗り越えることができた。3月には家族全員が自宅に戻って生活を始めた。

②D君（震災時，中学3年生）——**家庭に引きこもる**

D君は阪神間の西宮市で被災した。自宅は半壊，D君は家庭に引きこもるようになった。もともと母親との結びつきが強かったのが（母子家庭である），震災後に顕著になった。担当のA心理士が家庭訪問した。D君はとりわけ何をするでもなく自室に閉じこもっていた。被災したA心理士にはD君の不安が手にとるように分かっ

た。したがって，無理を押しての帰園は促さなかった。むしろ，「こういう大変な時期であるから，母親や祖母（認知症）を支えて，自宅で過ごすことに意味がある」と伝えた。すなわち，D君の引きこもりをポジティブに意味づけしたのである。

その後，D君は家庭において徐々に動き出せるようになった。水汲みに始まり，自宅の補修をするなど，家族のなかで唯一の男性として活躍し，母親もD君の行動を大いに評価した。D君が帰園したのは家庭訪問の約1カ月後であった。職員は，D君に家族の柱として頑張ったことを労った。D君にとっての震災体験は，母親との精神的な分離の作業になったと思われる。

以上，2人の子ども達の体験を述べたが，この他にも，忘れがたい体験をした子ども達が大勢いる。また，学園のOBで震災後に心理的に不安定になり（なかには，一時的な健忘症になった人もいる），電話相談や外来で対応することもあった。

学園を利用している子ども達は心理的に過敏である。地震での動揺は激しかったし，非常に辛い経験が多かったと思える。しかし，必ずしもマイナス面ばかりではなく，この体験を経て強くなり，自らを考える糧にした部分もあることを付け加えたい。

Ⅲ　子ども達への心のケアに関する取り組み

1）子ども達の心のケア対策集について

大人でさえ打ちのめされるような大震災に見舞われた子ども達のために，何かしなければ，何かできるはずだという思いは学園の全職員が共有していた。1月下旬，来園者もとだえ閑散とした学園で，被害の少なかった職員が中心となって，各地から集めた心のケアに関する資料の読みあわせを始めた。さまざまな資料から，国内では子どものPTSD（心的外傷後ストレス障害）に関する調査報告や考察は非常に少ないということが分かった。このような事情から，地元の関係者が協力してできることとして，具体的で読みやすい子ども達の心のケアの手引きの作成を決めた。タイトルは『阪神大震災：小さな心を守って——笑顔を取り戻すために』とした（八木，1995）。

医療機関や教育機関，思いつく限り協力依頼できる精神科医や臨床心理士に連絡をとって原稿の執筆を依頼した。何しろ，混乱期の作業であったために，関係機関と事前の打合せを行う余裕もなく作業に取りかかった。冊子の作成は時間との戦いになった。当時はインターネットが普及しておらず，ファックスで送付されてきた

原稿を職員が手分けしてワープロで清書し，挿絵もレイアウトも何もかも手作りだった。原稿を印刷所に持ち込んだのが2月末。B5版50ページ，1ページ毎に一問一答の形式をとった。22名の執筆者全員が被災地在住，なかには自宅や勤務先が全壊して避難所生活を経験された人もいた。巻末には相談可能な病院・福祉相談機関など44カ所のリストも載せた。

　内容については紙面の関係もあり全ては掲載できないが，要点を列記すると，次の通りである。

①子どもは大人以上に災害の正体が理解できず，不安や恐怖を強める。
②子どもは自分一人で行動できない，対処できないので，無力感を持ちやすい。
③子どもは大人と比べても，自分が受けた心の傷を表現するのが難しいため今は何でもないように見えても，心の傷が無意識の底に残ることがあり，うまく表現させる配慮が必要である。
④子どもには自分中心の世界観があり，悪いことが起こると「自分がいけないから，こういうことになった」と考える傾向がある。震災後，親が子どもの行動を叱ったり責めたりすると，子どもは自虐的になる。したがって，「あなたは悪くない」と納得させてやることが必要である。
⑤震災後には，赤ちゃん返り，夜泣き，おねしょ，駄々をこねる等，親を困らせる行動もあるが，これは一時的なこと（ASD；急性ストレス障害）で誰でも起こると考えて，「一緒にいるから大丈夫」などと伝えて，繰り返し安心させる。
⑥子どもを支えるのには，親だけに期待するのは難しい。学校や地域や専門機関が支えることが大切である。

　3月下旬，この冊子は学校や医療機関，公的機関を通じて配付された。初版3,000部ははじめ早いペースで，春が巡ってきてからもコンスタントに送りだされていった。

2）災害時における心のケア――アウトリーチの必要性

　現場では震災後1カ月もすると，関東をはじめ他の様々な地域からボランティア医師や臨床心理士が続々と救援に集まった。地元である兵庫県臨床心理士会でも対策本部が設置され，救助者の意気込みは高まっていった。

　震災直後からの臨床心理士による支援活動は，おおむね次の4段階に分けられる。

①第1ステージ：大阪・京都・奈良の臨床心理士会によるホットライン開設の段階（震災直後より約1カ月間。地元兵庫県ではライフラインの復旧が遅れ，開設できる状況ではなかった）。

②第2ステージ：自ら被災している兵庫県臨床心理士会の若手・中堅会員による被災地巡回相談などの支援活動の段階。8拠点（①川西，宝塚，②西宮，③芦屋，④神戸市東灘区，⑤神戸市灘区，⑥神戸市長田区，⑦神戸市須磨区，⑧淡路島）で約4,200人の被災者に心のケアを実施（震災後1週間から約半年間実施）。
③第3ステージ：1995年2月21日，兵庫県臨床心理士会のホットラインを武庫川女子大学に開設し，中期的な援助活動を実施した段階（2月から5月まで電話相談を行い，260名の被災者の相談を実施）。
④第4ステージ：神戸市中央区に兵庫県臨床心理士会「阪神・淡路大震災こころの相談センター」を開設し，電話と直接面談による相談を長期的に実施した段階（1995年5月15日より1996年3月末まで）。

　こうした臨床心理士や精神科医をはじめ，さまざまな心のケアに携わる人達の地道な活動が兵庫県政を動かし，「兵庫県立こころのケアセンター」が開設され，現在では震災のみならず他の天災や人災によって生じた心の傷（トラウマ）の支援活動をおこなっている。
　震災直後は支援活動をしていて，被災の中心部は生活の立て直しが優先されることが多く，心のケアを申し出ても現地での反応は鈍いようだった。心のケアのパラダイム・チェンジが必要であった。これまで，多くの臨床心理士がインドアでのマンツーマンの対応を中心にしていたが，実際には，避難所や学校に積極的に訪れて被災者と膝をつき合わせて話し，必要に応じて生活支援もおこなうといったアウトリーチ（訪問支援）が何よりも効果的だった。

3）震災における心のケア——中・長期の支援

　大災害では住民や援助者が強く連帯感を持って難事を乗り越える時期があり，災害ハネムーン期とも呼ばれる。阪神淡路大震災においては，約半年ぐらい続いただろうか。マスコミも外部支援機関も次第に撤退してきた時，本当の心の危機が住民を襲ったと言えよう。それを支援するのが地元の臨床心理士や精神科医，関係機関の役割であった。
　筆者は関係者とともに，被害者（児）支援のため「ハートネットワークセンター」を設立した（震災の約半年後）。さまざまな活動のなかで，子ども達の心の支援をおこなうため，仮設住宅に学習と遊びの塾を開いた（六甲アイランド仮設住宅）。会場である仮設住宅内の「ふれあいセンター」では子ども達の笑い声が広がった。外遊びをしていると震災の影響か，アルコール依存症となった高齢者に怒鳴られることも度々あった。活動は2年半の長期に渡った。その間，家庭の不安定から不登校になる子や虐待を受ける子もいて，関係機関（教育，福祉など）とも連携を図り

つつ支援をおこなった。最後の家族が仮設住宅から恒久住宅に移り活動を終結した。

このように，兵庫県では公的機関や民間ボランティアを含め，さまざまな復興活動が中・長期に渡っておこなわれた。本格的な災害時の心のケア活動も阪神・淡路大震災以降からであると思われる。

冒頭に述べたように阪神淡路大震災から12年を迎える。被災者はさまざまな取り組みでの「喪の作業」によって癒やされつつあるが，震災の傷跡の記憶は決して風化されないと思う。

Ⅳ　おわりに

天災は防ぎようがなく，自然の前では人間も無力な存在である。われわれは阪神淡路大震災を体験して，本当にそう感じざるをえなかった。しかし，一方で負けるものか，頑張ろうという生きるためのエネルギーを実感したとも言える。こういう誰しも体験したことのない難事であったからこそ，本当に人と人とが支え合うことの大切さを経験したと思える。阪神淡路大震災は未曾有の大災害であったが，被災者への心の支援活動は以降の国内や諸外国の災害支援の礎になったのではないかと考える。

追記：本稿は『情緒障害児短期治療施設研究紀要・第7号』（1996）に掲載された「阪神・淡路大震災後の取り組み」（八木修司・長谷川弘子）の一部を転載したが，大幅に加筆・修正したものである（事例については加工して，プライバシーの保護を図った）。また，図（写真）については，神戸市震災資料室の『阪神・淡路大震災の記録』の写真を掲載した。

文　献

デビット・ロモ（1995）ハンドブック災害と心のケア（水澤都加佐監訳）．アスク・ヒューマン・ケア．
兵庫県臨床心理士会編（1997）災害と心の癒し―兵庫県臨床心理士たちの大震災．ナカニシヤ出版．
武庫川女子大学発達臨床心理学研究所編（2005）阪神・淡路大震災から10年―被災者支援記録集．
清水將之（2006）災害の心理．創元社．
八木修司，長谷川弘子ほか（1995）阪神大震災：小さな心を守って―笑顔を取り戻すために．兵庫県立清水が丘学園．
八木修司，長谷川弘子（1996）阪神・淡路大震災後の取り組み．情緒障害児短期治療施設研究紀要 7；80-88．
八木修司，久松睦典ほか（1998）ふれあい神戸「わいわい塾」．ハートネットワーク 4；19-22．

第 2 節

新潟県中越大震災後の
臨床動作法を活用した子どもの心のケア

織田島純子,吉澤美弥子,大原　薫

Key Words：臨床動作法,心のケア,災害

I　はじめに

　新潟県内では,平成16（2004）年に豪雨水害（7月13日）,次いで中越大震災（10月23日）という2つの大規模な自然災害に見舞われた。筆者らは,これらの自然災害の発生後,教育領域での2つの支援に臨床動作法を用いた。まず県義務教育課（以下,県教育委員会）では,豪雨水害発生直後,教職員対象に「児童生徒の心のケアについての教員研修会」を開催し,臨床心理士を講師として派遣した。さらに中越大震災においては,文部科学省による「スクールカウンセラー緊急派遣による心のケア」事業として児童生徒の個別面接が実施され,平成17（2005）年度以降は県の事業として継続している。

　自然災害後の心のケアとして臨床動作法が有効であることには,阪神・淡路大震災後の冨永・三好・清水・中野（1997）をはじめ幾つかの指摘がある。教員研修会では机上研修だけでなく臨床動作法体験を組み合わせることが有効かつ好評であった。児童生徒を対象とした心のケアの個別面接は,件数が多く時間が限られた状況であったが,臨床動作法を活用することで効果的な援助ができたと考えている。これらの支援の実際について記述し,災害時の心のケアの方法として臨床動作法の有効性について考察したい。

Ⅱ 「児童生徒の心のケアについての教員研修会」で臨床動作法活用に至った経緯

　教育現場では，災害発生直後より児童生徒の安全確認，状況把握の仕事が開始されたが，同時に各学校体育館は災害発生当日から避難所として地域に設営が開始された。したがって児童生徒の心のケアにかかわる教職員自身も被災者であるにもかかわらず，自身の被災はさておき職務遂行に追われ，心身疲労困憊しているのが実情であった（新潟県養護教諭研究協議会編, 2005）。

　7月13日の水害時，県教育委員会は「児童生徒の心のケアについての教員研修会」を，被災地域を4会場に分けて設営し，筆者（織田島）はそのうちの最終会場を担当した。県教育委員会からは，心理教育の講義を1時間，質疑応答を1時間で合計2時間の研修会という要請であった。すでに講義を終えた友人から，参加された先生方は，真夏の猛暑の中で連日，泥だし作業等に明け暮れており，首にタオルを巻いて居眠りが目立つ状況で，質問はなく30分も早めに終了になったと聞いた。また参加者の中には，研修会自体がストレスだという声もあった。すなわち，教職員も被災し疲労困憊している状況で，心のケアの知識の伝達（心理教育）のみを行うことは無理があると考えられた。

　そこで，筆者は被災者である教職員自身のセルフケアが肝要であると考え，心理教育の講義は最小限とし，臨床動作法によるセルフケア体験を提供することで教職員自身も元気を取り戻し，そして児童生徒の心のケアに臨床動作法体験が還元されることを期待した。

　実際，臨床動作法になると会場は活気づき，参加者それぞれが自分自身にじっくりと向き合い，互いの気づきや変化をペアの相手と共有しつつセルフケアに取り組んだ。心とからだが元気づいたことは一目瞭然であった。質問も活発に出されたが，制限時間で打ち切らざるを得なかった。

　その後の中越大震災時の県教育委員会による「児童生徒の心のケアについての教員研修会」では，心理教育の講義と新たに臨床動作法が組み込まれた。そのため，筆者は地震直後に開催された新潟県臨床心理士会（以後，県臨士会）の緊急会議において，急遽，県の臨床心理士対象に教員研修会用の臨床動作法を講習することになった。教員研修会講師を依頼された臨床心理士は，研修会で習得した臨床動作法をもって中越地域と東頸城地域16会場の研修会に臨んだ。

　それぞれの会場に参加された教職員の口コミで，その後高齢者の多いある中山間地の被災地の健康祭りに，またN市の母子保健推進員の研修会に，やはり被災が大

きかったT市の支援スタッフのセルフケア研修会に，大きな被災のあったO市の職員のメンタルヘルス研修会等々に臨床動作法の要請があり，今後も要請がいろいろ出てきそうな気配であった。

III 「児童生徒の心のケアについての教員研修会」における臨床動作法の活用

　中越大震災発生後早々に，県臨士会の学校臨床コーディネーターより教員研修会に臨床動作法を入れたいのでその資料を早急に作ることを依頼された。そして数日後の県臨士会緊急会議で，臨床心理士が教員研修会の講師として派遣されたときに，教員に教えられる臨床動作法を講習して欲しいという要請をうけた。

　県教育委員会は，水害時と異なり中越大震災時においては，心理教育30分，臨床動作法30分，質疑応答1時間という研修会を企画した。心理教育の講義担当と臨床動作法講習担当に役割分担して臨床心理士2名ずつが派遣された。筆者は，S市とN市の2会場を担当した。

　各学校から教頭と養護教諭の2名が参加し，翌日学校の全職員に研修会内容を伝達講習することが義務づけられていた。会場は，数10名から100名を越える参加者数となるため，体育館で長テーブルと椅子での研修となった。事前にテーブルをゆったり離して動きやすいように設営していただいた。

　動作課題は，水害時とほぼ同様だったが，腰弛めと腰立ては椅子座位で行い，そしてその形で軸つくりを行った。その結果，心理教育の講義でも居眠りはあまり見受けられず，さらに臨床動作法になると一変して会場が活気づき，積極的に課題に取り組み，和気藹々と互いに気づきを表明し，共有しながら研修が進んだ。笑顔が広がり，和やかな空気で終了となった。

　教員研修会での臨床動作法は好評であったというフィードバックが折々に寄せられた。

IV 中越大震災における「心のケア」（個別面接）での臨床動作法の活用

　文部科学省による児童生徒の心のケア（個別面接）は，平成16（2004）年11月に第1回，12月に第2回，平成17（2005）年2月に第3回，3月に第4回，そして平成17年度からは県教育委員会に引き継がれ，5月に第5回，7月に第6回，10月に第7回，平成18（2006）年1月に第8回が実施された。なお，平成18年，

19（2007）年と引き続き継続されている。

1）対象と経過

当初数回は，こころの健康調査票でチェックが多く，担任や保護者も心配があるケース，保護者からの面接希望があったケース等々から抽出された児童生徒が対象となった。

個別面接の結果，今後の支援の「要」と「不要」に分けられた。「要」は医療や専門機関に繋げる必要があるケース，次に今回の面接の結果を保護者と学校で共有して支援を続けながら，次回のスクールカウンセラー（以後SC）による個別面接が必要と判断されたケースなどである。

回を重ねるにつれ健康度の高い児童生徒の地震によるストレス反応は，次第に収束していった。しかし，地震によって発生した問題というよりも，本来抱えていた親子関係や家族の深い問題が顕在化してきたと考えられるケースが次第に多くでてきた。個別面接は1日で10～20名近いケースとなり，毎回，過密でハードなスケジュールをこなさなくてはならなかった。

また第3回以降は，保護者の面接希望が多くなってきた。また，回を重ねるにつれ，問題の根が深い，いわゆる重いケースが目立ってきた。

2）個別面接での動作課題

①あぐら坐位での上体弛め（坐位前屈）
　真ん中で弛め→左右の脚に重心移動して弛め→もう一度真ん中で弛める。
②軸づくり
　①で十分リラックス感を味わった後，微緊張で上体を真っ直ぐに起こして腰にのせ，「自体軸」をつくる。
③軸の確認と共有
　〈今，腰の上にお腹，その上に胸，その上に首そして頭ときれいにしっかりのって，あなたのからだの軸ができました。これから私があなたの肩を両手で押してみますので，この姿勢を維持して軸がしっかりできたか確かめてみてください〉と伝えてから，相手の両肩をお尻の真ん中方向にむけてそっと押していきながら，軸を確かめる。
　軸ができた場合は，〈大丈夫ですね，押してもびくともしませんね。じゃあ，そーっと私の手を離していきますので，注目してください〉〈そーっと，離します〉といいながら手を肩から離していく。〈どんな感じですか？〉と問う。軸が不安定な場合，2，3回やり直してなんとかしっかり感が体験される場合と，面接者の脛を子どもの背にそえた形での援助でしっかり感が体験される場合があるが，いずれにしても達成した体験として終了できるようにする。
④立位重心移動と踏みしめ

3）事例

中越大震災後平成16（2004）年11月の第1回個別ケアから平成17（2005）年10月の第7回まで，例えば筆者個人は，通算18日，延べ21校，児童生徒と保護者の延べ人数は201名（保護者の人数は，第6回以前はカウントされなかったため，実際はさらに20数名の保護者面接があった）担当した。

個別面接にあがってきたケースの中で，目立った3つのタイプについて以下に概述する。

A 小さな大人（「いい子」）を演じてきたタイプ

第1回から第3回位までのケアでは，いわゆる「いい子」が地震という恐怖体験を契機に仮性適応が破綻して，退行など種々の症状や問題を呈していたタイプが，圧倒的に多く目立った。このタイプの多くは，実に事細かに大人向けの話ができるが，甘えがいけないこととして認識して抑えていたり，あるいは抑圧していることが推測された。

①Aタイプで，リラクセーション体験後に軸をつくり，確認動作で「うわー，気持ちいい！」「なんか楽！」などと心地よい体験やしっかり感を言語表明できるケースでは，個別面接での体験が生活体験に反映されると予測され，個別面接でのケアは終了とした。こういったケースは，顔に赤みが差し，目が輝き，表情がいきいき活気づき，笑顔が広がって終わりとなった。

②臨床動作法後，表情は活気づいて笑顔が広がるが，体験をことばにできにくいケースも多い。〈笑顔が広がったからリラックスできましたか？〉「うん！」と元気に応答があったり，軸ができた姿勢を評価しながら〈なんかしっかりしたかんじもしますか？〉「する！」といったやりとりが共有できるケースは，個別面接でのケアは不要と判断し，学校と家庭で自己主張，自己表明を促しながら子どもの声を聞き取り，自己表明を評価しサポートすること，そして家庭では特に甘えなどのスキンシップや情緒的交流を大切にするようコンサルテーションした。

B 発達上の問題が疑われるタイプ

①リラクセーション課題で注意集中，持続が不良ないし困難なケース（例：「自体」に集中して弛める動作の最中に手で畳をいじっていたり，あらぬ方向に視線が泳いでいる風であったりするケースである）。

②また左右の脚に重心移動して弛める動作や，軸づくりでの微緊張で上体を起こす動作において，奇妙な動かし方や不器用さが目立つケースがあった。

③立位課題では，立位の姿勢そのものが不安定でぎこちなく，まして重心移動や踏みしめは，コントロール不良が目立つケースがあった。

課題に取り組む努力や過程を評価サポートし，それぞれの動作援助で達成的体験として終了した。

①〜③，そしてアイ・コンタクト不良や課題理解不良，指示が入らないなどがある場合，学校情報をも考慮して，発達の問題が予測されるとして専門機関を活用する意義を，学校にコンサルテーションし，また保護者支援に留意した。

C 地震とは直接関係はないが，潜在的な問題が顕在化してきたタイプ

「心のケア」第4回頃からようやく担当校がある程度固定されてきたため，同じSCによる児童生徒への継続支援ができるようになった。しかし，回を重ねるにつれ間隔の開いた1，2回の面接では支援に限界がある重いケースが目立ってきた。

例えば，ネグレクト，虐待，親子関係または家族病理の深い問題が窺えるケースなどには，専門機関に繋いで継続的な連携支援が必要なケースや，さらには地域資源も活用する必要のあるケースなども多くなってきた。しかし，地域の専門機関はどこも満杯状態でアポイントが取れても2，3カ月待ちの状況であった。

したがって，積極的に専門機関につなげるほどではないとか，専門機関を利用したほうが妥当と考えられても保護者がつれていかないでいるケースなどは，児童生徒本人に次回面接を希望するかどうかを委ねた。そうしたケースは，必ず次回も面接を希望し楽しみにしている様子であると学校から報告を受けた。いずれにしても，積極的に臨床動作法に取り組み，「リラックスした！」と笑顔が広がる。面接でのやりとりや学校や家での様子を聴くと，セッション体験が生活体験につながっていることが窺えた。同時に，児童生徒にとっては，日々の学校による声掛けや見守りによる支援も大きな支えとなっていることも実感した。

V 考　察

1）「児童生徒の心のケアについての教員研修会」における臨床動作法の活用について
①今回の教員研修会を通して得られた災害時特有の心理的問題や援助対象に関する課題

自然災害は，予期せぬ受け止めがたい出来事である。児童生徒の心のケアにかかわる教員自身も被災者であることを十分考慮した研修会でなければ意味がない。つまり教職員自身が参加して，教員としても被災者としても有益であったという研修

会にすることが肝要である。
　研修会での臨床動作法の活用は、災害後の「心のケア」としてセルフケアの研修と体験が同時にできるという一石二鳥の効果を得られることになった。

②教員研修会における心のケアの目標
　災害後の「心のケア」は、人間が本来有する困難な状況を乗り越える回復力を引き出すことが重要である（冨永・小澤, 2005）。つまりセルフケアの支援が目標となる。
　そして、心のケアには、「医療による心のケア」「臨床心理による心のケア」そして「教育による心のケア」があるが（冨永, 2005）、この研修会は、教育によるかかわりを通して子ども達の回復を支援するための研修会であった。臨床動作法の研修体験は、まさに身をもって知るセルフケアの体験であり、災害後の心のケアの目標そのものであったと考えられる。
　同様に災害ストレスに遭遇したときの心身の反応と望ましい対処の仕方を学ぶ「心理教育」は、心のケアには不可欠であろう。

③教員研修会における臨床動作法の効用
　①被災時の緊急研修会では、教員自身が不安や緊張、種々のストレスを抱えて参加しているという状況がある。知的な机上研修だけではストレス一杯の状況で知識が入らなかったり、頭ではわかっても、ストレスを抱えた心とからだは変化しないことが予測される。知識だけでは回復力を引き出すことに限界があるだろう。
　臨床動作法は、「動作」を手立てにこころにアプローチするため、トラウマティック・ストレスからの回復に大切なリラックス感や安心感が実感でき、さらに現実感やより前向きな気持ちなども体験されることでセルフケアできるという効用が指摘されるだろう。
　②臨床動作法体験によって、被災者としての自分が元気づく実感が得られるとともに、自分のセルフケアの手立てを得ることができる。それは教師として、いきいきと児童生徒にかかわることに繋がり、同時に児童生徒支援の手立ても得られるといった意義も指摘される。
　③また教員研修の場合は、立場上や職業柄、話すことが弱音を吐くことと捉えられやすく、言語的なカウンセリングに抵抗が生じやすい。
　実際、中越大震災後、教職員向けの個別相談事業も実施されたが、利用者は極めて少なかった。にもかかわらず、教員研修会での臨床動作法が好評であったことは、

臨床動作法が教職員にとって利用しやすい支援であることを示しているだろう。

２）「児童生徒の心のケア」（個別面接）における臨床動作法の活用について
①事例を通して得られた災害時特有の心理的問題や援助対象に関する課題
　「臨床心理による心のケア」（冨永，2005）として，個別面接と，それに基づいた学校や保護者へのコンサルテーションを行った。
　筆者らは限られた時間に大勢の児童生徒の面接を行い，学校へのフィードバックとコンサルテーションをやらなくてはならなかった。そこで簡潔な心理教育を行い，睡眠と食事をチェックしたあと，臨床動作法で見立てとケアを同時進行的に行って対応した。臨床動作法にはブリーフセラピーとしての側面がある（成瀬，2003）ので，災害支援において適用しやすいといえるだろう。
　臨床動作法と同時に，全般に多くのケースにおいて「甘え」に抑制がかかっていることが窺えて，〈今のリラックスを家でする今みたいに元気になれるし，もうひとつ，心配だったり，怖かったりしたら甘えん坊さんすると元気が出ます。お母さんにも話して沢山甘えん坊さんするといいですよ〉と伝えると，どの子も顔がゆるみ，〈お母さんにいえますか？〉の質問にはほとんど嬉しそうに頷いた。こうした心理教育も欠かせない。
　今後の課題として，急性ストレス反応の収束とともに，根深い潜在的問題が顕在化してきたケースや，被災による生活の変化に伴う問題発生など，「心のケア」事業での対応に限界があるケースについてのきめ細かな検討と対応が必要となる。

②児童生徒の個別面接における心のケアの目標
　個別面接での心のケアの目標は，臨床動作法によるセッション体験（成瀬，2000）が，生活体験（成瀬，2000）に繋げられることを目的とした。
　冨永・三好・中野（1995）は，「阪神淡路大震災の後の心理的な傷をおった人たちのための臨床動作法の経験から，安心感という体験が心理治療において重要である」と述べている。当初は被災による種々のストレスを抱えたケースが上がってくるため，まず「坐位前屈」動作でのリラクセーション課題でじっくりとリラックス感や安心感を味わうことを意図した。その後，微緊張で上体を自分でコントロールしながら起こして腰にしっかりとのせる「軸づくり」動作で，自己統制感，そして「軸の確認」動作で自己確実感や達成感，しっかり感，再度リラックス感，そして前向きな気持ちなど体験できることを目標に援助した。立位の課題では，現実検討力や現実感，自己統制感や達成感が体験されるよう援助した。

臨床動作法の中心的な課題は、軸を立てて、適切な緊張感を保ちながら、余分な力を抜く体験である。この臨床動作法の課題が、漸進性弛緩法や自律訓練法などのリラクセーション体験を引き起こすことを目的とした課題と異なる点を指摘しておかなければならない。災害は、その時の恐怖体験だけでなく、その後のさまざまな生活ストレスをもたらす。破損した家屋の片づけや避難所や仮設住宅での生活である。それらの活動を行うとき、からだの力を抜いてしまっては行えない。そのため、適切な緊張感を育成する軸づくりを中心にした動作課題が好評だったと考えられる。

〈動作課題とチェック点〉
課題遂行にあたって、次のような問題が見られたケースに留意した。
イ．坐位前屈でのリラクセーション
　・あぐら坐がつくりにくい
　・首、肩、背、腰の緊張が目立つ
　・リラクセーションに集中困難
　・左右への重心移動動作ができにくい（動作での不器用さが目立つ）
ロ．軸づくり
　・上体をうまく起こしにくい
　・自体軸が不安定
　※ロでのチェックで軸が不安定な場合、背をブロックした援助での自体軸感で終了とするか、あるいは、胸、背、腰の各部位をそれぞれ弛めて軸をつくって終わりとする
ハ．軸の確認
　肩に両手をおいて、お尻の真ん中方向へ押していく。崩れないで大丈夫な感じを確認してから、そーっと手の力を抜きながら上方向に手を離していく。そして今の感じを問う
ニ．立位重心移動と踏みしめ
　・ぐらぐらして真っ直ぐに立てない
　・姿勢に偏りがみられる
　・重心移動のコントロール不良
　・踏みしめが不安定で困難

〈判定〉
・イからハの課題終了後、〈気分はどうですか？〉と聞いたときに、生き生きとした表情や姿勢で、「わーっ、気持ちがいい！」とか「楽ー！」「すっきりした！」「大丈夫な感じ」など、リラックス感や「自体軸感」（成瀬, 2000）を言葉で表明できるケースは、セッション体験が生活体験に繋げられると予測されるため、良しとした。
・言葉の表明が不十分であっても、「顔やからだがその感じを語っている」（冨永・中野・三好, 1995）ケースも良しとするが、この場合、学校や保護者に児童生徒の気持ちを表明できるよう支援していくことを助言した。
・「見立てとケア」で課題達成不良、課題の理解困難、指示が入らないなどのケースは何らかの発達の問題や、深いこころの問題が推測されるため、次回も「要支援」とした。とく

に他情報でも発達障害の可能性が大きい場合は，専門機関を積極的に活用して保護者と学校が連携して支援していく方向をコンサルテーションした．

③児童生徒の個別面接における臨床動作法の効用

①災害時に生じやすいトラウマ性記憶は，身体性記憶であり言語化しづらいことおよび意識化に危険を伴う場合がある．この点で臨床動作法は安全かつ有効な方法である．

②児童生徒は，内省および言語化能力が発達途上でもあり，もともと言語的なカウンセリングだけでは限界がある．臨床動作法は，「動作（心理過程）」（成瀬, 1995）を手立てとしているので，取り組んでいる本人は「自動感」（成瀬, 2000）が体験され，また本人はもとより援助者も本人の変化を実感しやすいためである．

③個別面接において，自分が自分に向き合い，取り組み働きかける，つまり自分で自分を何とかしていくセルフケアとしての体験であり，その手立てが得られる体験でもあるなども臨床動作法の効用と考えられる．

④個別面接では見立てとケアが同時進行的にできて，短時間でやれることと即効性があることも臨床動作法の効用として大きいだろう．

⑤個別面接では，それぞれの動作課題に取り組むことで体験される「リラックス感」や「安心感」や「自己確実感」などの心的体験過程を援助することと，自らが自らに働きかけている「主動感」（成瀬, 2000）などが体験される援助が大切であろう．

⑥こうした臨床動作法による支援によって，今の状況に立ち向かう意欲やこれからの希望につながる体験としても有効であったと思われる．

文　献

成瀬悟策（1995）臨床動作学基礎．学苑社．
成瀬悟策（2000）動作療法．誠信書房．
成瀬悟策（2003）環太平洋ブリーフセラピー会議．
新潟県養護教員研究協議会編（2005）緊急報告・新潟県中越大震災に学ぶ―養護教諭としての取り組みを振り返って．
冨永良喜，三好敏之，中野弘治（1995）からだは語る・からだに語る／阪神淡路大震災―動作法による被災者の心のケア実践報告．In：リハビリテーション心理学研究21；57-95．
冨永良喜，三好敏之，清水郁郎，中野弘治（1997）臨床動作法による被災者の心のケア．In：兵庫県臨床心理士会編，災害と心の癒し．ナカニシヤ出版, 114-128．
冨永良喜（2005）災害・事件後の心のケアのあり方 part II（平成16年度・兵庫教育大学学長裁量経費研究報告書）．
冨永良喜，小澤康司（2005）「心のケア」とストレスマネジメント．新潟市医師会報第406号；5-9．

第 3 章

犯罪被害とトラウマ

第1節

犯罪被害者等基本法と犯罪被害者支援

本多　修

Key Words：犯罪被害者の権利，付帯私訴，公訴代理人，犯罪被害者等基本計画

　この節では，犯罪被害者に現状を語ってもらうことから始め，犯罪被害者等基本法の成立に犯罪被害者自身が大きな役割を果たしたことを述べる。国民すべてが犯罪被害者になる可能性があるという共通認識が生まれ，犯罪被害者支援は，今日の国民的課題になってきている。

I　犯罪被害者の現状

1）全国犯罪被害者の会（あすの会）と岡村勲さん

　日本に生活する私たちの大半は，自分や家族が犯罪被害を受け，犯罪被害者遺族になるとは少しも思っていないであろう。自分自身が犯罪者にならないという確信と同様に，被害者にもならないと思っているのかもしれない。犯罪者にならないという確信がいくら強くても，犯罪被害者になる可能性が少なくなるというわけではない。なんら関係もない加害者から突然の被害を受けた衝撃は，想像を絶するものであろう。

　岡村勲さんは，弁護士として38年間活躍し日本弁護士連合会の副会長を務めたひとである。その岡村さんが弁護士活動のなかでまったく理不尽な逆恨みにあい，ある日突然に妻を殺害されるという犯罪被害に遭われた。弁護士としてある企業の代理人を勤めて，企業を恐喝する男の要求に応じなかった。その男が岡村さんを逆恨みして，なんら関係もない奥さんを刺し殺したのである。被害者遺族となって，初めて被害者が置かれている悲惨な状況を体験することになった。これまで弁護士として活躍してきた裁判所のなかで，被害者の人権がまったく無視されているとい

う現実にぶちあたった。なぜ被害者がこのような目に遭わなければならないのか。犯罪によって被った心の傷はいうまでもなく，なぜ医療費や経済的な損失までもすべて被害者が負担しなければならないのか。

　こうした問題は，これまでまったくなおざりにされてきた。刑事裁判は，加害者の権利を保証していても，被害者の権利はまったく無視している。被害者になって初めて体験する苦しみのなかから，犯罪被害者と犯罪被害者遺族が手を取り合う全国犯罪被害者の会（通称「あすの会」）が「犯罪被害者の権利と被害回復制度の確立」を求めて2000年1月23日に設立されたのである。

　『犯罪被害者の声が聞こえますか』（東，2006）には，犯罪被害者等基本法ができるまでの闘いが活写されている。岡村さんは次のように述べている。

> 「やっぱり，人間というものはですね，その立場にならないと分からないものだな，ということを痛切に感じています。私たち弁護士は，加害者の代理人として，被害者と補償交渉をすることもあったわけですよ。また，被害者の代理人として加害者に賠償請求することもあったんです。被害者は絶えず隣にいたんです。にもかかわらず，自分が被害者になるまで，被害者の中に入っていなかったんですね。もう，これは非常なショックでした。38年間も弁護士をやりながら，被害者のことがさっぱり分からない。それでいったん中に入りますと，本当に地獄のような声が聞こえてくるんです。すさまじい声が聞こえてくる。だから，この届かなかった声，出せなかった声をね，みんなが出して，被害者が安心して生きていける国をつくらなきゃいけない。被害者の権利を守ってくれる司法制度を作らなければいけない。そう思って会を始めたんです」

　被害の当事者自身が，マスコミを動かし国民を動かし，やがて国を動かして，犯罪被害者等基本法が2004年12月1日に成立することになってゆく。それは犯罪被害者が出遭った地獄の苦しみを互いに支えあい，社会に広く訴えて支援の輪を広げてゆく過程であった。

2）犯罪被害者が受ける被害と苦しみ
①全身の9割に火傷を負わされた岡本真寿美さんの場合

　今現在の真寿美さんは，体調の許す限り被害者支援の集会に出て自分の体験を語ることをされている。ひょうご被害者支援センター主催の会で語られたのを拝聴する機会を得たが，ここではNHKの東さんが長崎まで出かけ，2日間にわたって聞いた上記の著書（東, 2006）の内容から引用する。

　事件は，真寿美さんがOLとして働いていた22歳のときに起きた。真寿美さんの会社の同僚の女性Aに交際を求めていた男が，真寿美さんがAさんと男性のBさんの3人で飲みに出かけた翌日に職場に乗り込んできて，真寿美さんの腕をつかみ，

いきなり車に連れ込み走り出した。「昨夜はAとBとどこで飲んでいた。Bはどこに住んでいるか教えろ」と叫ぶ。真寿美さんはBさんの住所など知らなかった。加害者が車を止めて，真寿美さんに4リットルものガソリンをぶっかけ，ライターで火をつけ，真寿美さんの体が燃え上がった。いくら体を地面にこすり付けても火は消えず，「もう駄目，死ぬ」と思った。パトカーや救急車が来て，救急車で病院に運ばれるが，加害者は「大丈夫か，大丈夫か」と言って，罪を逃れようとしていた。病院に着いて「先生助けて」と叫んだが，その後意識がなくなった。病院に駆けつけた両親は，丸焦げになった娘に出会うのである。「1週間もてばよいほうです。覚悟はしてください」と医師に告げられた。加害者とその母親は，「一生かけて償う」と土下座したが，入院手続きのための保証人の署名は，頑として拒否し，弁護士に依頼して賠償責任がないという手紙まで送ってきた。

真寿美さんは，全身の人工皮膚移植を繰り返してかろうじて一命を取り留めた。全身20カ所の点滴が続き，1カ月たってようやく鼻腔栄養の管が抜かれた。病院の医師や看護スタッフの懸命の治療と励ましには感謝している。ところがその同じ病院の医事課からの医療費負担についての凄まじい攻撃にさらされることになる。最初200万円台だった請求額は，退院後465万円になっていた。入院中に両親が行政機関を走り回った2カ月後ようやく生活保護が認められたが，退院後に両親と同居すると生活保護が認められず毎月100万円を越す医療費の請求があった。結局隣村の祖母と同居することでようやく認められた。真寿美さんは，全身を襲い続けるかゆみと痛みに耐えなければならないし，全身の消毒をするために毎日隣村まで母親に通ってきてもらわなければならない。さらに，事件から3年ぐらいは，ガソリンのにおいをかぐだけで事件のことがよみがえり，パニック状態に陥ったり，両親との会話に事件のことがでてくるだけで恐怖が全身を襲い，何時間も部屋の隅にうずくまり動けなくなる。こうしたすさまじいPTSDの症状に苦しみ続けた。

「次に同じような被害者が生まれたときに，私のような思いをしなくてすむように，たとえ被害に遭っても，ちゃんと手続きがスムーズにいって，保護が認められて，裁判のことが教えてもらえて，医療とかも安心して受けられるよう，制度をなんとかしてくださいっていろんな人に言っているんです。でも，全然聞いてもらえません。それが，はがゆいです」と全身の皮膚の痛みに耐えながら訴え続けている。

②息子を 10 人の非行グループに殺された高松由美子さんの場合

　高松由美子さんの長男の聡至さんは，中学時代には非行グループとの付き合いがあった。両親は連日，深夜まで走り回って聡至さんがグループから抜けられるよう懸命の努力を重ねた。その結果，聡至さんは立ち直り，親の農業を継ぐ決意を固めた。少年グループとの付き合いも断り，全寮制の農業高校に進学し元気に高校生活を始めた。

　高校 1 年の夏休みに，自宅に帰っていた聡至さんを，少年グループの数人が「バイクにガソリンを入れるためのポンプを持ってきてほしい」と嘘を言って近くの神社に呼び出した。そこでまったく知らない者も含めて 10 人の少年から集団リンチを受けて殺害された。高松さんは民事訴訟をすることで初めて少年審判の記録を見ることができたが，そこには聡至さんへのリンチのすさまじさが書かれていた。聡至さんは，パイプで殴られ，一旦はグループを振り切り懸命に家のそばまで逃げた。しかし少年たちは追いかけて神社に連れ戻しさらに暴行を加え，倒れた身体の上をバイクで轢いたりもした。翌朝，聡至さんは，意識不明の状態で発見された。

　高松さんは次のように語っている。「病院に駆け付けた私は，60 箇所以上ある傷を見て恐怖を感じ，私自身も身体が震えていました。どんな思いで，殴られ，蹴られ，相手が 10 人という人数で，一人痛みに耐えていた事だろうか。10 倍の恐怖があったろうに……。もっともっと学生生活を楽しめたはず。親として『絶対にこんな姿にした者に対し一生許せない』という気持ちと，いいしれない怒りが込み上げてくる自分を抑えることは出来ませんでした。手を合わせた時，息子に誓いました。『聡至が，非行から更生した努力を，お母さんは，生きた証は必ずしてあげる』と。この言葉を支えに今も変わらず心に刻んでいます」（ひょうご被害者支援センター，2006）

　事件の真相を知らせてほしいと警察に行ったときに「相手が少年だけなので，少年法があるため，何も教えることはできません」と言われ目の前が真っ白になった，と述べている。高松さん夫婦は，加害者 10 名の正確な名前を把握することさえできなかったのである。少年事件は，民事裁判を起こさなければ，何も知ることができない。なぜ息子が殺されなければならなかったのか，息子にも非があったのか。加害者の心の奥底を知り，審判の内容などどんな小さなことでも知りたい。殺された子どもが話せない分，自分たちが聞いてやるしかない。そう強く思って民事裁判を起こした。加害者の少年たちは，1 年もすると少年院から出てきた。小さな町で，買い物に行っても頻繁に顔を合わせる。少年たちは，高松さんに会っても謝ることもない。次第に大きくなる少年を見るたびに，悔しさと悲しさで血が逆流する思いだった。

2000年の3月に民事裁判を起こして審判記録を手に入れすべてに目を通した。自分たちの悲痛な気持ちや聞き糺したいと思っていることを，加害少年やその親に法廷で直接にぶつけた。少年に対しては「なぜ殺すまで暴行をする必要があったのか」「なぜ暴行のあと，すぐに救急車を呼んでくれなかったのか」，親に対しては「なぜ毎晩，非行を繰り返していたのに，何の処置もとらなかったのか」，そうしたことを徹底的に問いつめたかった。全国の犯罪被害者の「付き添い傍聴」を続ける高松さんの裁判には，全国から多くの被害者が駆けつけた。少年によって肉親を殺害された多くの遺族が「保護者の監督責任」を訴え，全国で民事裁判を闘っていた。

　3年後の神戸地裁姫路支部での一審判決は，「保護者による監督責任」をいっさい認めず，「保護者による事件の予見は不可能だった」という認定だった。提訴した額のおよそ半額が認められていたが，加害少年だけにその支払いを命じていた。「損害賠償額を増やしたいから控訴するんじゃない。保護者の監督責任を認めてほしいから」という理由で，損害賠償の請求額を半分以下の一審判決が認めた額と同じにして，大阪高裁に控訴した。1年後の高裁の判決では，高松さん夫妻の全面勝利だった。判決文には「保護者は子供を放置していれば，こうした事件が起きることも予見できた」「保護者らは，身を挺してでも非行を阻止することが考えられたのに，事実上の放任状態にあった」と断じられていた。

　「私たち夫婦にとっては，結果だけでなく，加害者を実際に法廷に呼び出し，自分たちで質問ができたことも大きかったです。民事裁判という公的な場で，息子聡至の名誉を守れた，あの子にはなんの非もなかったことを記録として残せたことが，この裁判の大きな意義でした。それを可能にしてくれた，裁判所や弁護士の人たちに心から感謝しています」と高松さんは述べている。

③暴力団員からの集団リンチで息子を殺された浦中まさ子さんの場合

　浦中さんの場合も悲惨な被害である。『神戸大学院生リンチ殺人事件』（黒木，2006）に詳しく書かれているが，前掲の東の著書（東，2006）も参考にしてまとめる。

　大学院の研究会を終えて深夜に友人と自宅に帰ってきた息子の浦中邦彰さんが，団地マンション棟の玄関で出会った男にいきなり殴りつけられた。邦彰さんが押し返し，友達と二人で抑え込んでいたら，屈強な男達が次々と出てきて一方的に殴る蹴るの暴行を加えた。その男は暴力団の組長で，妻と電話で口論の後，愛人の部屋から出てきたところであった。愛人が携帯電話で次々と組員を呼び出したのである。8人がかりで，邦彰さんと友人への殴る蹴るの暴行が始まった。邦彰さんは携帯で

110番をし，近所の人も110番をした。通報を受けた神戸西署は，現場のすぐ近く60メートルのところにある交番には連絡しなかった。仮眠中という理由である。団地のすぐ近くの交番ではない遠く離れたところからパトカーが何台もきた。警察官が到着するのに17分もかかった。18人の警察官が現場に到着したとき，血だらけの友人はパトカーに飛び込んでなんとか保護された。友人は邦彰さんが車に拉致された可能性があることを「もう一人の友人がやられて，近くにいるはず」と言ったのに，警察は詳しく捜すこともせず。結果として，わずか十数メートルの場所に止まっている組員の車の後部座席に押し込められていた邦彰さんを発見することをしなかった。組員が警察官に対して，「逃げはしない。あとで出頭するから引きあげてくれ」と言うのに従って，警察官は引きあげたのである。警察官が引きあげたあと，トランクの中の浦中さんを山中に連れ出し，さらに殴る蹴るの暴行を始めた。邦彰さんが意識を失うと工事現場の風呂水に体を押し込み，目を覚まさせ，再び暴行を繰り返した。明け方，暴力団員は邦彰さんを川に投げ捨て，邦彰さんは息を引き取った。浦中まき子さんは，母一人子一人の家族であり，優秀な一人息子を突然の集団暴行で殺害され一人になった。浦中さんは以前から人口透析のために病院通いを欠かせない身体でもあった。

　ひょうご被害者支援センターの理事でもある高松由美子さんは，兵庫県警被害者対策室から浦中さんを紹介してもらった。かけがえのない息子を奪われた母親同士として浦中さんを支援したいと考えた。センターの理事である6人の弁護士も無償でまき子さんの支援に乗り出すことを決断した。浦中さんにとっては，直接リンチ殺害を犯した暴力団も，それを途中で阻止して邦彰さんの命を救えたのにしなかった警察も加害者である。誰にも頼ることのできない浦中さんを支え，ひょうご被害者支援センターに所属する弁護士と高松さん，ボランティアの支援員そして犯罪被害者が裁判傍聴支援をおこなった。まさ子さんに刑事裁判の内容や手続きを克明に伝えた。弁護士は「犯罪被害者保護二法」を活用して裁判記録のコピーを申請した。刑事裁判は，地裁では主犯の暴力団組長に懲役20年，他の7名には懲役10年から14年の判決が下された。一部の控訴があったが，大阪高裁は主犯についての検察被告双方の控訴を棄却し，主犯の内縁の妻にも3年の実刑判決とした。刑事裁判では，警察が事件でどのような働きをしたかは検討されない。被害者が加害者を訴えたり，問い糾すこともできない。

　浦中まさ子さんは，実行犯の暴力団員と兵庫県警を管理運営する兵庫県を相手に，総額1億3,739万9,491円の損害賠償を求める民事訴訟を起こし原告となった。この裁判の原告代理人として闘うことを任されたのは30代前半の3人の若手弁護士

だった。いずれもひょうご被害者支援センターの理事である。国や地方公共団体の過失責任を追及する民事訴訟は，国家賠償訴訟と言われ，ほとんど勝訴することが難しいのである。3人の30代前半の弁護士は，綿密に訴状を書き，準備書面を作成し，警察官の証言の矛盾やウソを一つひとつていねいに暴いていった。提訴以来約1年8カ月にわたる民事訴訟の判決が2004年の12月22日に言い渡された。被告兵庫県は原告に対して9,736万6,153円，被告ら（加害者暴力団員）にも同額の9,736万6,153円を連帯して支払え，という判決になった。半年後の控訴審でも一審判決は支持され，さらに半年後の2006年1月19日最高裁は，大阪高裁の決定を支持して上告を棄却した。敗訴率100パーセントと言われる国家賠償訴訟が勝訴したのである。

　持病をかかえて一人になった浦中さんにとって，暴力団員と警察を民事裁判で訴えるなどということは思いもつかなかったことであろう。刑事裁判の傍聴さえ自分一人ではできなかったかもしれない。同じ犯罪被害者で民事裁判を闘ってきた高松由美子さんの力強い励ましと，無償の支援を申し出た弁護士達の熱意の成果であろう。

II　犯罪被害者等基本法の成立にむけて

<u>1）犯罪被害者の権利獲得への動き</u>

　すでに4名の被害者の例で見てきたように，突然の犯罪によって大きな被害を受けた被害者は，被害が発生した時点から孤立無援の状態におかれてしまう。犯罪の被害を受けた当事者を守ってくれる法律は，貧弱なものでしかなかったのである。犯罪被害者を救済する制度として「犯罪被害者等給付金制度」が1981年にできてはいた。その実際の成果を調べると，例えば1998年1年間で支給を受けた殺人事件の遺族は225人しかおらず，殺人による被害者1,388人の6分の1弱であり，一人あたりの支給額に換算すると250万円にしかならないことがわかる。一時的な見舞金であり「葬式代にもならない」金額であった。この制度の問題点は，警察が被害者にこの制度を知らせる義務がなかったこと，支給期限が事件後2年と限定されていて，期限をすぎるまで制度の存在を知らない被害者が多いということである。

　全国犯罪被害者の会は，当事者としての苦悩と権利獲得への訴えを全国規模でおこない，2000年の第2回大阪大会では，主要メディアも取材し報道するようになった。2000年5月に「犯罪被害者保護二法」ができたが，刑事裁判の中での「優先傍聴」や裁判記録の閲覧・謄写など部分的な修正であり，犯罪事件の当事者とし

ての当然の権利が認められたものではなかった。当事者としての当然の権利を保障するには、まず刑事裁判における「公訴参加」と「付帯私訴」、そして医療費と生活費を保障しなければならない。

2）ドイツ，フランスの犯罪被害者等の支援制度の調査

　全国被害者の会は、被害者の刑事裁判への参加が進んでいるヨーロッパの法律制度を研究調査し、そこから日本の司法制度を変える提案をめざした。事前の勉強会を東京で繰り返し、2002年9月現地調査に出発した。まずドイツ、ついでフランスを回る計画であった。

　ドイツでは約20年前から刑事訴訟の法廷で、被害者は証人としてではなく公訴参加人として、自分の状況や権利、利益を主張し、被告（加害者）の弁明にすぐさま反論し、検察官とは別の求刑をすることもできる。そして被害者側の弁護士も公訴代理人として反論、求刑をすることができる。ドイツのヘッセン州のヴィースバーデン地方裁判所の判事、ダクマル・クーベ裁判官が「『被害者』が、『公訴参加人』として参加することで、たいへん裁判がスムーズに進むことが多いのです。なぜなら、被害者は事件のことについて、最も深い関係をもっている当事者だからです。当事者がすべて法廷にそろうことで、裁判官は、さまざまな角度から、事件の内容をより深く知ることができます。ですから、被害者が刑事裁判に参加することは、真実の発見のためにも、とても役立つと私は確信しています」と明確に述べるのを聞くことができた。

　また、被害者の依頼で公訴代理人として活躍中のフランツ弁護士は、次のように述べている。「加害者である被告人やその弁護士は、往々にして、被害者を攻撃してきます。加害者やその弁護人の発言によって、被害者が、さらに精神的に深く傷つけられる危険が常にあります。その場合、公訴代理人が、すぐ介入して、そうした被害者を傷つけるような発言や主張を控えるように求めます。また、加害者の嘘の供述にすぐ反論することも、被害者を守るうえではとても重要なことです。公訴代理人の一番の役割は、『被害者である公訴参加人を守ること』だと、私は考えています」と明快であった。

　これらのことは、日本の刑事裁判が、被害者に証言を求める以外は一般の傍聴人と同様にあつかい、被害者の権利をまったく認めていない現状とは大きく異なっていることがわかった。ヨーロッパの実情を知れたのは運動への大きな力づけとなった。

　付帯私訴とは、被害者が刑事裁判のなかで損害賠償を請求することができる制度

のことである。日本の刑事裁判では，加害者の刑事罰が確定しても，それは被告（加害者）が国の法秩序に違反した罪への罰にすぎない。被害者に対して，犯した罪を償うことになっていない。被害者が被った膨大な被害に対して，心の底から謝罪し，医療費や生活費などの損害を賠償することが義務付けられているわけではない。被害者が，加害者の謝罪を確かめるためには，自ら損害賠償請求を求めて民事裁判を起こさなければならない。付帯私訴が制度化されると，被害者はわざわざ民事裁判を起こさなくても刑事裁判の中で明らかにされた犯罪の事実にしたがって，被った損害の賠償を請求することができる。

　フランスでは，この付帯私訴制度が浸透し，被害者が利用する率は90％になっている。警察に被害届けを提出する際に，損害賠償請求の意思を表明しておけば，その後加害者に対する刑事裁判が正式に始まった際，被害者は自動的に付帯私訴の原告人になれるようになっている。

　またフランスでは「刑事補償委員会」が設置されている。被害者の申し立てによって，補償委員会が犯罪による被害を認定した場合，被った損害額の全額を国家が補償するようになっている。ドイツでは，加害者に支払能力がなかったり加害者が捕まらなかった場合には，犯罪被害者の医療費や介護費は，全額，国によって補償される制度がある。

III　犯罪被害者等基本法の成立と犯罪被害者等基本計画

1）犯罪被害者等基本法の成立

　2004年自民党の「犯罪被害者プロジェクトチーム」の提言にそった，「犯罪被害者等基本法」が議員立法で国会に提出され，全与野党の賛成で11月18日に衆議院を通過し，12月1日に参議院で可決された。この法律は，〈犯罪被害者等のための施策に関し，基本理念を定め，並びに国，地方公共団体及び国民の責務を明らかにするとともに，犯罪被害者等のための施策の基本となる事項を定めること等により，犯罪被害者等のための施策を総合的かつ計画的に推進し，もって犯罪被害者等の権利利益の保護を図ることを目的とする〉，と第1条にうたわれている。第3条には，〈すべて犯罪被害者等は，個人の尊厳が重んじられ，その尊厳にふさわしい処遇を保障される権利を有する〉，またその3では，〈犯罪被害者が，被害を受けたときから再び平穏な生活を営むことができるようになるまでの間，必要な支援を途切れることなく受けることができるよう，講ぜられるものとする〉，と基本理念が述べられている。

さらに、第4条から第6条にわたって、〈国と地方公共団体は基本理念にのっとった施策の策定と実施の責務を有すること、国民は犯罪被害者等の名誉又は生活の平穏を害することのないよう十分配慮するとともに、施策に協力するよう努めなければならない〉、と国民の責務が述べられている。第7条にはそれぞれの機関・団体の連携協力の必要性が強調されている。

2) 犯罪被害者等基本計画

基本法の第8条には、〈政府は犯罪被害者等のための施策に関する基本計画を定めなければならない〉と明記されている。また第24条にあるとおりに内閣府に犯罪被害者等施策推進会議が設置された。その下に設けられた「検討会」に、先述の岡村氏が全国犯罪被害者の会の代表として参加した。基本法の前文には、〈国民の誰もが犯罪被害者等となる可能性が高まっている今こそ、犯罪被害者等の視点に立った施策を講じ、その権利利益の保護が図られる社会の実現に向けた新たな一歩を踏み出さなければならない〉とある。また第18条には、〈犯罪被害者等がその被害に係わる刑事に関する手続きに適切に関与することができるようにするため、……刑事に関する手続きの進捗状況等に関する情報の提供、刑事に関する手続きへの参加の機会を拡充するための制度の整備等必要な施策を講ずるものとする〉と述べられている。このことは、被害者が刑事裁判に参加する道を拓く大きな前進と言える。2007年の1月30日には、法制審議会の刑事法部会が被害者参加制度の要綱案をまとめた。法務省は刑事訴訟法などの改正案を国会に提出し、裁判員制度の導入期と相前後して施行される見通しになっている。

3) 基本計画の基本方針

基本計画には、4つの基本方針が掲げられている。①尊厳にふさわしい処遇を権利として保障すること。②個々の事情に応じて適切に行なわれること。③途切れることなく行なわれること。④国民の総意を形成しながら展開されること。特に④は、すべての国民が当事者になる可能性があり、傍観者でおれないことを示している。この国から犯罪を少なくし、犯罪被害者を少なくするために、またお互いがお互いにとって信頼に足りうる絆を築くことのできる社会をつくるためにも、犯罪被害者等基本法を実現する基本計画の実現が重要なのである。

基本計画には、内閣府を中心にすべての省庁、すべての政府機関、地方公共団体が具体的に何をなさなければならないかが事細かく掲げられている。そして具体的に検討を要する事項については、1年から3年の期限を設けてその実現を確約しよ

うとしている。さらに日本で初めて,『犯罪被害者白書』が平成18年版として平成18 (2006) 年12月に内閣府より発刊された。これは基本計画の1年次報告書でもあるが,国民のさらなる総意を形成するための具体的な啓発の書でもある。

文　献

東大作（2006）犯罪被害者の声が聞こえますか．講談社．
ひょうご被害者支援センター（2006）おもかげ．ひょうご被害者支援センター．
小西聖子（1996）犯罪被害者の心の傷．白水社．
小西聖子（1998）犯罪被害者遺族—トラウマとサポート．東京書籍．
黒木昭雄（2006）神戸大学院生リンチ殺人事件—警察はなぜ凶行を止めなかったのか．草思社．
内閣府（2006）平成18年版・犯罪被害者白書．
長井進（2004）犯罪被害者の心理と支援．ナカニシヤ出版．
酒井肇,酒井智恵,倉石哲也ほか（2004）犯罪被害者支援とは何か—附属池田小事件の遺族と支援者による共同発信．ミネルヴァ書房．
清水將之（2006）災害の心理—隣に待ち構えている災害とあなたはどう付き合うか．創元社．

第2節

被害者支援センターと心のケア

堀口節子

Key Words：被害者支援，民間支援団体，電話相談活動，直接支援活動

I はじめに

　テレビや新聞では連日のように殺人事件，傷害事件，性犯罪，児童虐待，飲酒運転などの悪質な交通事故や輸送事故などの犯罪事件・事故が報道されている。ある日突然，命を奪われたり，体を傷つけられたり，財産を奪われたり，誰もが犯罪被害者となる可能性が高まっている。人は犯罪事件・事故に巻き込まれると直接の被害だけでなく，社会的・経済的・精神的にも深刻な打撃を受ける。

　平成18年版犯罪白書の2006（平成17）年の数字によれば，生命を失った者（死者）約9,000人（殺人，強盗致死などの重大犯罪と交通による人身事故を含む），負傷者は120万人を越え，財産犯罪事件（強盗，詐欺など）の被害者は約180万人で被害総額は約2,800億円と推定されている。

　欧米を中心とする諸外国では，国連の「被害者人権宣言」（1985）を受けて多種多様な支援プログラムを提供できる民間支援機関が組織され，国家をあげて総合的な被害者対策を進めている。しかし，わが国は諸外国に比べると被害者支援対策の立ち遅れが著しく，被害者が必要な支援を受けられないまま社会から孤立しているのが現状である（全国被害者支援ネットワーク，2002）。

II 被害者支援の歩み

　1991年に開催された犯罪被害給付制度発足10周年記念シンポジウムで，ある殺人事件遺族が「事件後，私はどうして生きていけばいいのか分からず，精神的に自

分を助けてくれるものを懸命に探しましたが日本には何もありませんでした。被害者は大きな声で泣くことさえできず，じっと我慢するしかないのです。日本では，被害者を精神的に救う道が何もない。まず，被害者を精神的にサポートするシステムを作って欲しいと思います。どんな協力も惜しみませんから」と，自分の体験をもとに，日本の被害者・遺族のおかれている窮状を語り，被害者への精神的援助の必要性を強く訴えた。

　このシンポジウムをきっかけとして，1992年から犯罪被害者についての大規模な実態調査が実施された。また，同年，東京医科歯科大学難治疾患研究所に，犯罪被害者相談室が開設された。同相談室は，犯罪被害者を精神的に支援するとともに，多くの被害者の声を社会に伝え被害者支援の充実を促す役割を果たしてきた。

　1995年に起きた阪神・淡路大震災では，被害者が受ける心の傷とそれに対する社会的・経済的な支援の必要性が広く一般に訴えられてきた。その後，各地で被害者支援を目的とした民間支援団体が設立され，わが国における民間の被害者支援活動が始まった。

　1998年，8カ所の民間支援団体が集まり全国被害者支援ネットワークが設立され，その後，全国各地に設立された民間の被害者支援団体が加盟（2006年4月現在，42団体），毎年，全国犯罪被害者支援フォーラムを開催するなど活発な活動が展開されてきた。

　2004年に犯罪被害者団体，犯罪被害者支援団体などの強い要請を受けて，犯罪被害者対策の基本方針を定めた犯罪被害者等基本法が国会で成立し，2005年に施行された。基本法の制定により法律的な基礎がつくられ，国としての取り組みがスタートした。

III　犯罪被害の現状

1）被害の後に起こること

　ある日突然，犯罪被害にあうと，その直接的な被害のほかに，今まで経験したことのないような出来事が次々と派生してくる。

　被害者は，生命（命を奪われる）・身体（けがをする）・財産（金銭や物を盗まれる）に関する被害のような犯罪そのものから起こる直接的被害（一次的被害）だけでなく，被害後に生じたさまざまな問題によって心がさらに傷ついて苦しめられることがある。次のような状態を二次的被害と称している。

① 事件にあったことによる精神的ショック（長期的には PTSD）や身体の不調
② 一家の生計を維持してきた夫や父を失うこと，あるいは自らの医療費などの負担，休職，失職，転職などによる経済的困窮
③ 警察の捜査やその後の裁判における精神的，時間的，経済的な負担
④ 司法手続き（裁判など）において知識がないことから起こる不安感，疎外感
⑤ 周囲の人々の無責任なうわさ話やマスコミの取材，報道によるストレス

2）被害者の心の傷

　人が突然，衝撃的な犯罪事件・事故を経験すると，誰にでも当然起こってくる反応として中島（1999）は次のような項目をあげている。

① 怒り，憤怒　② 罪悪感，自責感　③ 恥辱感，屈辱感　④ 悲嘆，悲哀　⑤ 未来への希望がなくなる　⑥ 自信がなくなる　⑦ 他人への信頼感がなくなる

　また，冨永（2004）は，被害者は「自分が，……しておけば」といった自責感，「人は信じられない」といった不信感，「だれも助けてくれない」といった孤立無援感，「どんなにがんばっても，こんなことがあるなら……」といった無力感をもたらすと述べている。
　さらに，被害者に起こってくる特徴的な精神症状として「心的外傷後ストレス障害（PTSD）」があげられる。

Ⅳ　民間支援団体の活動（NPO 法人ひょうご被害者支援センター）

1）民間支援団体の必要性

　被害者支援とは，被害を受けた人の立ち直りを支え，必要なサポートを行うことである（宮澤・國松，2000）。そのためには，司法，警察，被害当事者，臨床心理，医療，保健福祉，民間支援団体（ボランティア）が英知を結集してサポートすることが必要である。
　被害者支援は，長期にわたり個別に行われることが多く，限られた専門家だけではなく，民間支援団体の多数のボランティアが参加することで，広い範囲の支援を柔軟に遂行することができる。また，専門家とは異なった隣人として，被害者と同等の立場で接することができる。ボランティアが実際に被害者に接することで，被害者や被害者支援についての理解を深める機会を持ち，被害者への二次的被害を防ぐことにもつながっていくことが期待される。

2）NPO法人ひょうご被害者支援センターにおける支援活動
①設立経緯
　筆者は，1995年1月に起こった阪神・淡路大震災後に設立された「こころのケアセンター」で5年間にわたり心のケアに従事した。被災直後より，中井久夫（当時，神戸大医学部教授）を理事長に，行政，精神科医，臨床心理士，保健福祉の専門家とともに支援活動を行った。

　2001年，犯罪被害者遺族が「兵庫県に被害者を支援してくれるセンターをつくって欲しい」と声をあげた。その声を受けて，弁護士や震災当事活動した専門家が集まり，兵庫県警の支援を受けて，2002年「ひょうご被害者支援センター」（理事長　中井久夫）が設立された。全国で初めて犯罪被害者遺族が役員に参加し，精神科医師，弁護士，臨床心理士，ボランティア団体役員，税理士も役員として参加している。

　当センターは，支援活動を通じて，犯罪や災害の被害者やその遺族の抱える悩みの解決および被害者の心のケアなどを支援するとともに，社会全体が被害者をサポートできる環境づくりに寄与することを目的としており，震災で学んだ智恵を生かし，被害者の視点を大切にして支援活動を行っている。

②活動内容
　現在，ひょうご被害者支援センターでは，①相談活動，②直接支援活動，③広報啓発活動，④相談員などの研修教育活動，⑤犯罪被害者遺族自助グループ支援を中心に下記のような活動を行っている。

①電話相談活動：毎週火・土曜日　午前10時〜午後4時（祝日はのぞく）
　　（研修を受けたボランティア相談員が担当している）
②面接相談活動：法律相談（弁護士）　毎月第2・4金曜日　午後1時〜4時
　　心理相談（臨床心理士）　日時は相談の上決める
③直接支援活動：裁判傍聴，付添い支援（裁判所，病院，警察等），自宅訪問，被害者グループ支援（JR福知山線脱線事故被害者支援など）など
　　情報提供（警察の捜査の流れ，司法制度など）
④広報啓発活動：シンポジウムの開催，犯罪被害者週間のイベント参加
　　街頭にてビラ配り（未解決事件の情報を求めるビラ）
　　ニュースレターの発行，ホームページの開設（http://www.supporthyogo.org/）
⑤研修教育活動：電話相談員養成，研修講座，直接支援員養成，研修講座など
　　専門家を対象にした被害者支援研修会等の企画・開催
⑥自助グループ支援：自助グループ「六甲友の会」（犯罪被害者遺族の会）支援

2002年4月より月1回例会を開催，2004年6月，犯罪被害者遺族の手記「おもかげ」発行

③活動報告
(1) 電話相談活動
電話相談活動は，司法，医療，心理，被害者支援などの専門的知識を習得する養成講座を受けたボランティア相談員が交代で電話相談を担当している。

被害者の気持ちを受け止め，安心して話してもらうことができ，問題を整理することを助けるような応答を心掛けている。今後起きる可能性がある精神的症状や身体症状をあらかじめ伝え，必要であれば関係機関への紹介などを行っている。

図1に見るように，相談受理件数は年々増加している。2005年（平成17年）は，JR福知山線脱線事故が起こり，事故の被害者からの相談が増加の一因である。

相談内容は，殺人，傷害，性被害，DV，交通事故，財産トラブルなど多岐にわたっている。表1，図2の内容別受理件数を見ると，犯罪被害者，災害・事故被害者からの相談の増加がうかがえる。2005年（平成17年）災害・事故被害者からの相談は，70件中44件がJR福知山線脱線事故被害者からの相談であった。

(2) 電話相談事例
事例1：「窃盗事件」，女性30歳代
警察署においてあったパンフレットを見て電話してきた。2カ月前に被害にあう。帰宅途中，後ろから男性にバッグを引っぱられ，男性はバッグを取ってそのまま逃げた。途中まで追いかけたが逃げられた。犯人は捕まっていない。事件後，男性が恐い。また同じことが起こるのではないかと思って恐くて，一人では外出できなくなった。現在，仕事は休んでいる。食欲もなく，眠れない。周りからは，「早く忘れて」「運が悪かっただけ」「ボーとしているから」などと言われ，ショックでくやしい。これから事件はどうなるのか，自分自身もどうしていいのか分からない。

対応：被害者の事件当時の恐怖や，犯人が逮捕されていない怒り，周りの無理解なことばによるくやしさ，事件にあってしまった恥ずかしさ，「あの時……を通らなかったら」という自責感，人（男性）への不信感，自分自身をコントロールできない無力感などをゆっくりと傾聴する。突然に被害にあえば誰にでも起こってくる反応であることを伝える。

警察の捜査の流れや事件の流れ，日常生活の安全へのアドバイス，PTSDの知識などを伝える。また，医療などの関係機関の紹介もできることも伝える。

被害者支援センターと心のケア 第2節

表1 相談内容別受理件数

	犯罪被害者 （殺人，性被害者）	災害・事故等の 被害者	精神保健相談 （被害念慮等）	消費者相談等	合計
H14年	26（％）	9（％）	34（％）	32（％）	101（％）
H15年	45（％）	7（％）	35（％）	67（％）	154（％）
H16年	93（％）	14（％）	33（％）	56（％）	196（％）
H17年	122（％）	70（％）	37（％）	48（％）	277（％）

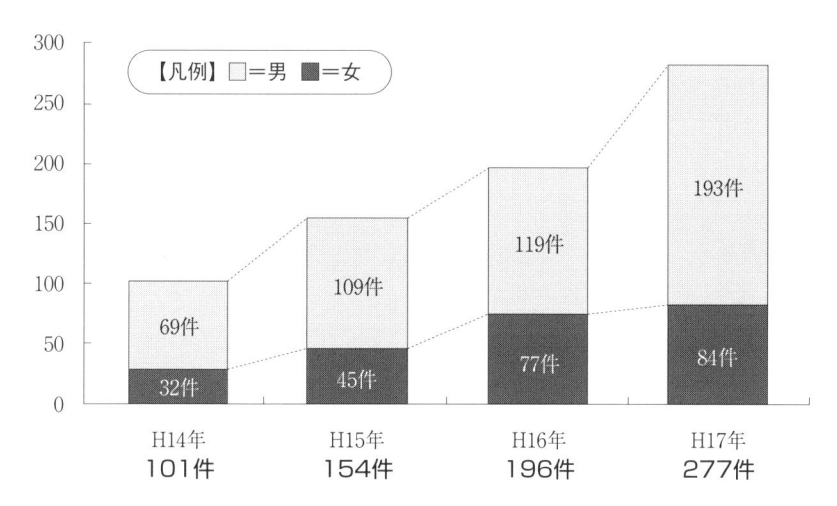

図1 電話相談受理回数

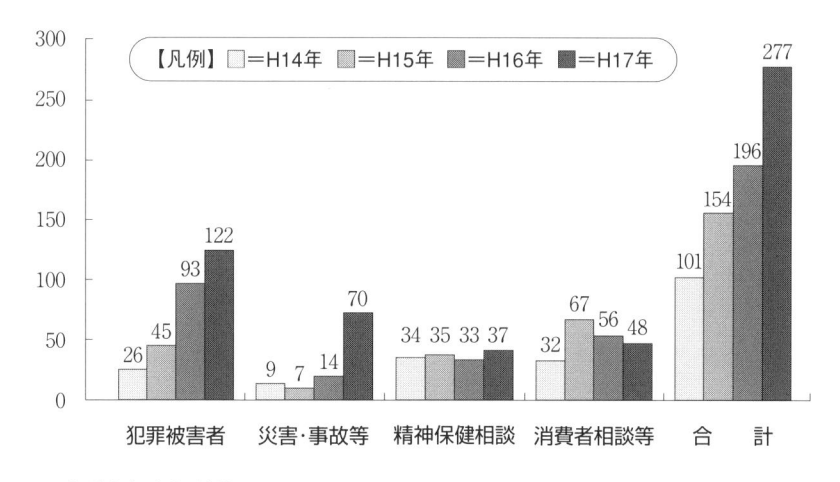

図2 相談内容別受理件数

表2 平成17年（2005年）直接支援活動件数

裁判傍聴	付き添い支援							自助グループ支援	JR事故被害者の集い支援	合計
	裁判所	病院	警察	検察庁	法律相談	遺族の集会	自宅訪問			
37	18	22	1	1	8	3	6	10	44	198

事例2：「殺人事件」，男性30歳代，インターネットで調べて架電してこられる。

2年前，弟が飲食店で知人とけんかになり殺害された。裁判で検事より懲役10年が求刑され驚いた。10年では納得がいかない。裁判はこんなものなのか，遺族は何もできないのか，誰に相談したらいいのか分からない。

対応：被害者の怒り，悔しさ，裁判や検事に対する不信感，情報がないことによる無力感，孤立感，何をしたらいいのか分からない混乱状態をゆっくりと傾聴し，問題を整理することを手伝う。その後，裁判の流れや専門の相談機関の情報を伝えると，被害者自身が相談機関を選択された。

(3) 直接支援活動

多くの支援センターは，被害者からの電話相談を待って応対する間接支援が中心である。被害者は事件直後，買い物，食事，睡眠といった日常生活が満足に送れなくなる一方で，診療を受けたり，捜査・裁判等に協力したり，各種の手続きを行うなど，次々に新しい状況への対応を迫られる。そんな時，被害者支援の知識があり，信頼できる人間がサポートすることが当事者にとって大きな支えになる。

当センターでは，2005年より被害者の依頼を受けて，被害者のもとへ出向いて支援活動を行う，直接支援活動を開始した。

2005年の支援内容は，個人への支援として，殺人事件7件，性被害事件3件，その他の事件4件（合計14件）の犯罪事件被害者へ，裁判傍聴や付き添い支援（裁判所や病院など）等の活動を行った。グループへの支援として，犯罪被害者遺族の自助グループ，JR福知山線脱線事故被害者のグループへの支援などを行った。活動件数198件，のべ活動人数319名であった（表2）。

(4) 直接支援事例

事例1：「強盗殺人事件」

被害者：女性20歳代

相談者：男性（被害者の父親）60歳代

娘が会社からの帰宅途中に殺害され，バッグに入っていた財布が盗まれた。犯人は翌日に逮捕され，もうすぐ裁判が始まる。県警被害者対策室からの紹介で電話相談を受ける。

　被害者の父親は事件の発生から今日までの状況を説明される。自分が遺体を確認した。娘は厳しい顔をしていた。あれ以来，娘の顔が浮かんで消えない。よほど無念だったのだろうと思う。くやしい，何でこんなことになったんだろう，生きる気力がない，と涙声で話される。筆者は面接相談を勧め，面接を約束する。

　面接相談時に，クライエントは食欲がない，眠れない，突然娘の顔が浮かんでくる，気力がなくなった，仕事も遊びもする気が起こらない。家に閉じこもって娘の遺影を見て泣いている。加害者が憎い，同じ目にあわせたい。加害者の家族から謝罪の一言もないと訴える。泣いたり怒ったり感情の波が大きい。筆者は，トラウマ体験を原因として生じるPTSD症状や被害者に起こって当然の症状（身体症状，対人関係の変化等）を説明する。クライエントは，抑うつ的でありPTSDの発症が疑われたので，PTSDの専門医師がいる病院を紹介する。

　「裁判が始まるとの通知がきたが，どうしていいのか分からない」と言われる。警察の捜査から裁判の流れや証人尋問，意見陳述などについて説明する。これから始まる刑事裁判のために，筆者は，弁護士を依頼することを勧める。当センターの面接相談（弁護士）と裁判所への付き添い支援を依頼される。

　直接支援活動は2名で行うことが原則であるため，支援員の調整をする。裁判当日は，裁判所ロビーで待ち合わせをして，筆者が当センター支援員を被害者に紹介する。現在，裁判中であるが，以前よりは心身ともに元気になってこられた。病院は定期的に通院している。休職中なので早く復帰したいと前向きな姿勢になってこられた。

　「裁判傍聴は長時間で疲れるが，娘の遺影を持って必ず参加する。どうして娘が殺されなければならなかったのか答えが見つかるまで見届けたい」と話された。

　継続的な電話相談・面接相談，病院の紹介，弁護士の紹介などの他に，現在も月1回程度の裁判傍聴支援を継続している。この被害者には，必要な時期に必要な専門家を紹介することができた。一緒に怒ったり，泣いたりしながら，筆者も被害者とともに裁判を戦っている気がする。

事例2：「強姦」
被害者：女性20歳代，友人がインターネットで当センターを調べ，本人が面接相談を希望される。

団地内の駐輪場に自転車を入れていたら，いきなり知らない男に抱きつかれ，そのまま強姦された。恐くて，殺されるかと思った。どうしたらいいか分からなくて友人に相談したら，警察に被害届けを出すように説得されて出してきた。今は，団地に帰るのが恐くて友人の家に泊まっている。一人では外に出られない。犯人はまだ捕まっていない。

　生きていく気力がない。友人がいなかったら自殺していた。両親は遠くにいるので連絡していない。知られたくない，と淡々と話す。

　抑うつ的で自殺念慮があり，感情麻痺などが見られたため緊急に病院受診を勧める。事前に医師と連絡を取り，筆者が病院まで付き添う。また，両親と連絡を取り，病院まで来てもらうことにした。

　本人が受診している間に両親に事情を説明する。母親はかなりのショックを受けたため，落ち着くのを待って，被害者の心理状態や接し方を助言する。病院にて投薬治療とカウンセリングを受けることになり終了する。

　後日，被害者が法廷にて証言をすることになり，裁判所への付き添いを依頼される。支援員2名を調整して被害者に事前に紹介する。また，弁護士との打ち合わせにも支援員が付き添う。裁判当日は，直前まで不安と恐怖で緊張状態だったが，支援員に支えられて無事証言を行った。加害者の前で証言をやり遂げたことで，事件の区切りとなり，回復の一歩を歩みだした。支援員がいることの意味，寄り添うことの大切さを教えてもらった事件であった。

V　おわりに

　突然に被害にあい，それまでの日常を壊された被害者を支援する者にとって一番必要なものは，われわれの中にあるいろいろな要素（一人の人間としての素養，感性など）をそのまま被害者に素直に提供することである。心の傷や抱えている問題が深い相手に対する時ほど，それは大切なことであり，常にわれわれが心に留めておかなければならないキーポイントである（村瀬, 2003）われわれ支援者が一方的に方向を示すのではなく，常に被害者のニーズを確かめながら，一人の人間として被害者と接することが大切であると思った。

　2004年に犯罪被害者等基本法が国会で成立し，わが国の被害者支援活動が大きく変わろうとしている。今，しっかりと先を見据えながら，民間支援団体の役割を果たして行きたいと思っている。

補記：事例については，それぞれを参照して仮想化したものであることを明記しておきたい．

文　　献

村瀬嘉代子（2003）総合的心理療法の考え方．金剛出版．
宮澤浩一，國松幸次（2000）犯罪被害者支援の基礎．東京法令出版．
中島聡美（1999）トラウマから回復するために．講談社．
冨永良喜（2004）被害者支援における基本的考えについて．臨床心理学 4-6；711．
全国被害者支援ネットワーク（2002）被害者支援ボランティアのための研修マニュアル．

第4章

交通事故とトラウマ

第1節

えひめ丸沈没事故から学ぶ災害予防

大上律子

Key Words：喪の作業，遺族，被害者支援，PTSD

I　はじめに

　ハワイ・ホノルル市と愛媛県立宇和島水産高等学校には，えひめ丸の碇をモチーフにした慰霊碑が建立された。毎年2月10日の同時刻にえひめ丸沈没事故慰霊祭が行われている。その慰霊祭が今年も（平成19（2007）年2月10日）開催された。日本でいう七回忌にあたる。日本から遺族全員と愛媛県や宇和島市の職員，民間人合わせて約70名が参列した。現地では，ハワイ在住の要人，民間人を合わせると総勢200人を超える参列者を迎える盛大な慰霊祭となった。筆者も慰霊祭に参列した。滞在した4日間毎日，慰霊碑のあるハワイ・オワフ島カカコを訪れると，ハワイに在住する人々が散策の足を止めて，慰霊碑前を通るたびに手を合わせて帰る姿を何度も目にした。えひめ丸沈没事故を風化させてはならないとの想いを込めて，若い学生が日々慰霊碑を美しく清掃していることを何人からも聞いた。これらのことが被害者ケアとは何か，ケアそのものを考えさせるよい機会となった。

II　事故の概要

　えひめ丸沈没事故は，平成13（2001）年2月10日午前8時45分（日本時間）にハワイ州オワフ島沖で起こった。愛媛県立宇和島水産高等学校のマグロはえ縄実習船"えひめ丸"が沈没したという事故である。原因はアメリカ合衆国原子力潜水艦「グリーンビル」が海底から緊急浮上し，衝突したことによるものであった。えひめ丸の船底には大きな亀裂が入り，数分を待たずして沈没してしまった。

実習船の乗組員は35名で，そのうち実習生4名，指導教官2名，船員3名の合計9名が犠牲者となり帰らぬ人となった。

　事故後，遺族の要望のもとで，早急に9名の行方不明者を海底から引き上げる方法が検討され，平成13（2001）年10月から11月にかけて8名の遺体が収容された。

　平成14（2002）年12月に補償交渉が終結し，えひめ丸の新船の竣工式も行われた。

　平成17（2005）年10月，アメリカ運輸安全委員会は，潜水艦での監視体制の不十分さ，乗員相互の連携の欠如が事故原因であると指摘した。つまり，えひめ丸の運行に過失は無く，乗船者は全くの被害者であることが証明されたのである。

Ⅲ　事故の危機対応

　事故の重大性から，事故当初は愛媛県に対策本部が置かれ，知事が対策本部長に着任した。2月13日に生還生徒9名が帰国するにあたり，地元保健所が中心となって対応するよう指示が下った。これにより，学校長，保健所所長，実働する学校職員，精神保健福祉係の間で，刻々と変わる状況に対応するために，綿密な協議が行われ，方策が検討された。こうして現地解決型のケアの先鞭をつける第一歩を踏み出した。

　また，心身の健康状態を把握するためにメンタルヘルス調査が行われた。補償交渉での判断資料とするためにも，PTSDなどのこころの傷への診断が必要であった。診断や指導は，外部の被害者ケアの専門家を招聘することとなった。帰還生徒は久留米大学医学部前田正治精神科医師に，帰還船員は兵庫県こころのケアセンターの加藤寛精神科医師にそれぞれ依頼された。

　筆者は平成13（2001）年5月から「帰還船員のメンタルヘルス調査」を目的とする，こころのケアセンターの加藤医師からの要請を受け，調査員として加わることになった。その後平成14（2002）年4月1日に設立された「えひめ丸ケア対策班」に編入され，解散する平成18（2006）年3月まで，帰還生徒や帰還船員や遺族の対応を行っている保健師活動のアドバイザーとして職務を遂行してきた。

　本稿は，えひめ丸事故の被害者やその家族に対し，取り組んできた相談業務の経験を通じて，今後の災害予防の参考となる考察を試みたい。

　えひめ丸ケア対策班の援助体制は，宇和島中央保健所内の保健部で図1のように組織された（大上，2003a）。遺族，帰還者への援助体制は，愛媛県宇和島中央保健所内に設置された「えひめ丸ケア対策班」を中心に展開されることになった。

　まず，保健師の活動は，遺族対応チームと帰還者対応チームに分けられ，さらに

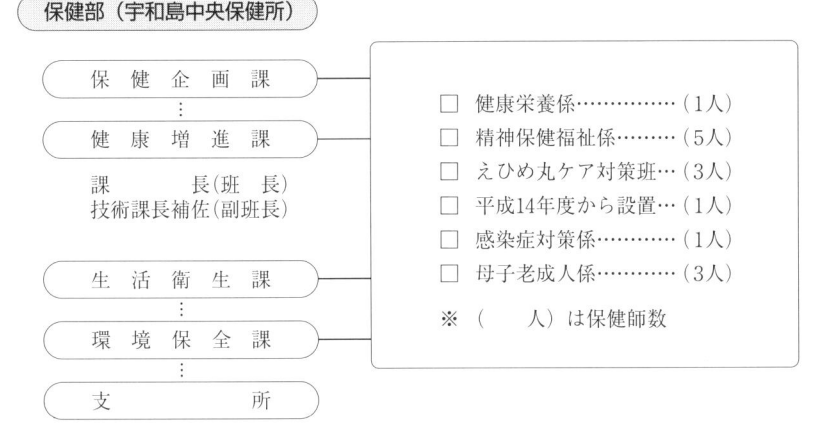

```
保健部（宇和島中央保健所）
├─ 保健企画課
│   ⋮
├─ 健康増進課
│   課　　　　長（班　長）
│   技術課長補佐（副班長）
├─ 生活衛生課
│   ⋮
├─ 環境保全課
│   ⋮
└─ 支　　　　所
```

□ 健康栄養係……………（1人）
□ 精神保健福祉係………（5人）
□ えひめ丸ケア対策班…（3人）
□ 平成14年度から設置…（1人）
□ 感染症対策係…………（1人）
□ 母子老成人係…………（3人）
※（　人）は保健師数

図1　えひめ丸対策班組織図

　帰還者対応チームは帰還生徒と帰還船員の2つのグループに分けられた。この3つのチームが遺族や帰還生徒，帰還船員の心身の健康状態や生活環境を把握することを目的に，それぞれ訪問活動を開始することになった。

　えひめ丸事故は，沈没海域がハワイ海溝であったため，引き上げは困難を極めた。加害責任がアメリカ軍の潜水艦であったことから，交渉は外交問題にまで発展していったことは，これまでの海難事故と異なるところであった。事件の特殊性もあり，被害者支援も国内だけでのケアにとどまらず，えひめ丸ケア班の保健師が，引き上げを見守る家族に付き添い，ハワイでの3回忌の記念式典に参加するなど，遺族や帰還者へのケアに同行することもあった。

Ⅳ　遺族へのサポート

　平成13（2001）年2月10日，事故が起きた状況がわからぬまま，被害者の家族は慌しく現地に赴くことになった。彼らは安否が確認されない間はずっと不安な時を過ごしていた。一方，現地に行けない大半の家族は，自宅で安否を気遣っていた。いずれの家族も大切な子どもや夫の生命を奪った現実に慄き，恐怖を目の当たりにして，絶望の淵に立たされていた。家族も被害者である。愛する家族を失うことは，どのような事故や災害であれ，家族の心は深く傷つけられるものである。えひめ丸事故は，早急な船体引き上げがかなわず，行方不明という状態が半年以上も続いたために，家族の心労は筆舌に尽くしがたいものであった。実際，事故後3カ月目の

5月に始まった補償交渉のことを,「宇和島水産高校に集められ説明を受けたが,多くの人々が大切な家族を亡くしたという現実を受容できないまま,茫然自失の状態で参加していた」とある遺族は語った。

当時,保健師は,まずケアの基本や心理教育を受講し,被害者ケアの基本を学んで家庭訪問を行っていくことを決め実行していった。訪問を行う保健師は,黙々と生活する家族の姿が痛々しく援助者として何をすることができるのだろうかと自問自答したと聞く。保健師は家族の健康に気を止めながらも,「傍からそっと見守ることしかできなかった」と語った。熱意のある志気の高い保健師集団であったがゆえに彼女らが嘆く言葉を,今でも鮮明に思い出す。

船体の引き上げ作業は平成13（2001）年10月から11月にかけて行われ,結局8名の遺体が発見され,ハワイで茶毘にふされた。1遺体のみが発見されなかったことが大変残念であった。遺骨は家族とともに日本に戻り,同年12月に入り,遺留品も遺族に返還された。それぞれの家族の思いにしたがって,しめやかな葬儀が挙行された。

葬儀が終わってからが,本当の喪の作業の始まりであった。喪の作業とはこの世から突然に消えた対象を心の中に納める作業をいう。6年経った今も,その遺留品を見ることのできない遺族が多いことを思うと,喪の作業は長い時の流れを要すると考える。

悲しみの感情は,手に触れるべきはずの愛しい人が消え去ったとき,あるいはい

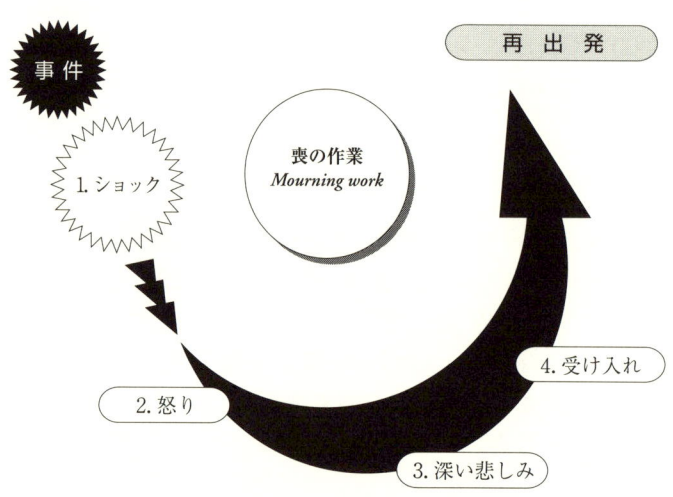

図2　こころの喪の作業の展開過程

事件
1. ショック
2. 怒り
3. 深い悲しみ
4. 受け入れ
再出発
喪の作業
Mourning work

つも側にいて，容易にわが身から離れるはずがないと信じていた人がいなくなることを実感したときに湧き上がってくる。亡くなった人が近親者であればあるほど，「もう二度と会うことができない」「この世では会うことができない」「もう抱きしめることができない」「もう触れることができない」と，哀しみや悔しさが沸々と湧きあがってきた。家族一人一人の語り口は重く，静かである。心に秘めた重い感情を押し殺すかのように話されるのを聴くことが辛かった。

　これらの事実を受け止め，心の中の記憶の一つに位置づけていく作業をしていくには，癒される空間と時間，そして回復を援助する人の力が必要である。

　一般に喪の作業は，まずショック状態が起こり，怒りが生じ，次第に深い悲しみに陥り，時間の経過とともに受け入れへと進んでいく。そのときの遺族の実際の言葉を示して，心が癒される過程を見てみる。なお，匿名性を重視したいので，筆者がこの12年の間にかかわった事件，えひめ丸沈没事故，阪神淡路大震災，兵庫県の犯罪被害，交通事故被害，明石市の花火大会の遺族の家族との面接の中で聴いたこころの叫びから喪の作業の展開過程を検討していく。

1）ショック状態から怒りの段階へ

　被害・被災者の最初のショック段階と怒りは，次の（1）～（9）の言葉となって表現されることが多かった。

（1）遺族は「あの人は私がついていないと一人ではできない人だから，きっと困っているに違いない」「一人で逝ってしまうなんて可哀そう」といい，「あの人の処へ行きたい」「あの子が呼んでいる」「私はいつ死んでもかまわない」「今死ねたら嬉しいと思う。なぜなら向こうで会えるから」と語る。家族の死と自分の生の距離感が極端に希薄になった状態を感じた。

（2）「あの子はここに居るのですか？　この祭壇から私を見ているのですか？」「私はそうは思えません」と語り，容易には死を受け入れようとはしない拒否状態，すなわち死の受け入れの拒否が見られた。

（3）「夕日を見ると今日も終わったと思い，あの子に会える日が近づいたと思える」「今の生活は，楽しくも嬉しくもない」「自分で死ぬことはいけないことだから生きているだけです」「私の人生は，すでに終わりました。残りの日々を一日ずつ減らしていくだけ，つまり野球の消化試合みたいなものです」と，将来への希望も，明日を生きる元気も喪失した状態が続いた。

（4）「お腹が空くから食べるけど，美味しいと思ったことがない」「下の子が可愛い仕草をするので，可愛いという気がするけれど，どこか醒めた目で見ている自分がいる」「あの人がいた頃のようにはもう笑えない」と感情が麻痺している言葉も出てきた。

（5）「なぜ，お骨を収めないといけないのですか」「あんな淋しいお墓に入れるなんて，で

きません」「月命日にお坊さんが来てくださるが，嬉しくありません」「お参りは義務的な気持ちです。月命日という理由だけです」「このお墓に，あの子は眠っていません」と，喪失を受け入れられない苦悩が怒りの言葉として現れることもあった。

(6)「私があの時あの学校に行けと勧めなかったら，あんな目に遭わなかったのに」「もっと，二人で過ごす時間を作るべきでした。今頃苦しんでいるのは，単なる後悔ではありません。あの子（人）の生前に十分にしてやれなかったことが多すぎて，今自分が苦しむのは当たり前だと思います」「私のこの世での報いです」「あの子はもう食べることができないのに，私は毎日お腹が空いて食べてしまうのです」と，まるで死を引き起こした原因が自分の責任であるような言葉が増える。その自責の念は，後から後から湧き出てくる人もあった。

(7)「疲れたら横になりますが，朝早く，直ぐに目が覚めます。朝なんて来なければいいのにと思い，朝が来ると，また1日が始まると思うと，とても辛い」。しかし，「私はもう笑ったりしてはいけない」「あの子は，とても苦しい死を迎えたのだから，私が元気なことは罪です」「楽しいと思うことをしてはいけない」と実生活の世界観を狭くしていき，自責の念が高くなればなるほど，人との接触をへらし，地域社会から孤立しがちになった。

(8) 怒りは，夫婦や親との間で再燃し，家族関係が悪化することもあった。お花の水替えや祭壇に手を合わせることを他の家族から指摘され，「お花の水を替えてあげようと思っているから祭壇の前に居ますが，なぜ，毎朝手を合わせないといけないのですか，まるで死を早く認めなさいと指示されているみたい」と怒りを爆発させる人もあった。

(9)「あなたは，そんなお仕事だからお参りに来るのでしょう」「手を合わせるだけのお参りは，お断りします」と援助者に直接怒りをぶつけることもあった。

2）深い悲しみの段階

怒りが治まる頃より，ひしひしと深い悲しみ（哀しみ）が訪れる。(10) 圧倒的な哀しみとの直面化が起こると解離や病的な防衛機制が出てくることもあった。落ちついて話す場合には，「朝が一番辛い。朝起きて隣にいないことを確認してしまうから」「ここにいないことを理解しなくてはいけないと思うたびに，再び深い哀しみが押し寄せてきます」「このお墓にあの人は眠っているのですね」と自らに言い聞かせるように語り，涙することが多かった。悲嘆にかかわる担当者は，家族の話を充分に傾聴していく時であると感じた。解離が起こる状態であれば，その段階で，圧倒的な情緒を落ちつかせ「今，ここ」の現実の状態を感覚の中によびもどす必要があった。

3）受け入れ段階

(11)「小さい頃の写真を見てくださいますか」「あの人は誠実な人でした」「このお菓子，子どもが好きだったものです」「あの子は，私が笑うことをとても喜んで

くれました。だからできるだけ笑って暮らさないといけないと思います」と避けていたものを取り出して見て，死を信じていないけれど，気づかなければいけないとの思いが高まり，語りながらも涙を流されることもあった。まだ哀しみにとらわれながらも，もはや混乱した情動を表すことはなくなり，事故を過去の出来事として距離が取れはじめ，亡くなった事実を受け入れはじめる。回避麻痺について気づきはじめ，面接が終わる頃には，時折笑顔も見られることもあった。

4）再出発の段階

　面接の終盤には（12）「私が元気に生きていることを望んでいるに違いないから，泣くことは止めることにしました」「夢に現れ，頑張ってといってくれました」「今はあの子が胸の中にいます」とその出来事を自らの人生の中に取り入れて，明日を生きようとする再出発の姿が見えてきた。

　多くの遺族が，三回忌を迎えた段階はまだ哀しみの淵に浸っており，七回忌を迎えて受け入れを始める段階に見えた。遺族の喪の作業は一人一人違うものだと思った。

　えひめ丸事故の遺族は全国的に広がっていたため，年1～2回の保健師による訪問相談と，希望者には専門の心理相談員が訪問，または保健所での継続相談となった。遺族のメンタルヘルス調査は事故後すぐに行えなかった。しかし，4年目から5年目にかけて希望者のみではあったが，2回のメンタル調査が行われた。被害者の一親等のみならず，三親等の家族においても健康的被害の影響が見受けられ，広範囲の親族に対する個別の健康管理が必要であることがわかった。また，調査を受けた遺族から「現実の心身の状態を知ることは辛いことだが，明日も生きる気持ちが出てきた」との言葉を聴くことができた。

　遺族の喪の作業が比較的早く進む人たちには共通点があった。それは，喪の作業に"よりそう"仲間がいることである。特に，同じ被害に遭った家族同士のつながりである家族会の存在は極めて大きかった。えひめ丸事故では，遺族を支えてきた国内外での支援者は他職種多勢であったことも，"よりそい続ける"人が多いことを示しているだろう。もちろん，えひめ丸ケア対策班の保健師が訪問相談を継続して行ってきたことも，保健所で行われた専門相談が継続し続けられたことも，その支えの一つになったと思われる。

　心の平安を取り戻すには，まだ時間がかかることを周囲の人が理解し，環境を整え，よりそい続けることが大切である。時間や空間を提供する仲間の存在があることはハワイでの七回忌の記念式典に参加して，再認識したことだが，周囲の力を保つためにも事件を風化させてはならないという思いを新たにした。

V　帰還生徒へのサポート

　事故直後の帰還生徒の精神状態は，比較的良好であった。しかし，徐々に不眠や昼夜逆転，食欲不振や過食，倦怠感，イライラ感や怒りなどの過覚醒症状が現れ始めた。学校に行けず引きこもる状態や家庭における退行現象などが現れた。

　後に帰還生徒の親へのグループ会で，次のような言葉を聴いた。「亡くなった方には申し訳ない気持ちだが，助かったという気持ちもあった。しかし，喜びは，直ぐに吹き飛ぶほど，子どもの精神的状態が悪化していったときは，再び目の前から消えてしまうのではないか，自殺をするのではないかと，親として日々生きている心地がしなかった」「息をするのにも気を使った」「最近になってやっと事故からの不安な生活状態を語れるようになった」「亡くなった友達や先生のことを思うと，わが子が無事に生還したことだけを喜べない」「一緒に乗っていた子どもの友達の親にまだ会えない。申し訳ない気がする」とある保護者は語った。これらの発言からもわかるように，生還することだけを単に喜べない状況が数年続いていた。

　ケア対策班は，当初からこの状態を把握するためにも，前述の久留米大学の前田医師の協力のもとでメンタルヘルス調査が行われた。調査によって心身の状態の正確な査定を行い，適切なケアに結びつけることが目的であった。

　帰還生徒のメンタルヘルス調査は，4回行われた。事故後2カ月目，8カ月目，14カ月目，25カ月目の時期に行われ，検査項目は以下の5項目を用い，検査は医師や臨床心理士による面接を通して行われた。同時に心理教育も実施し，生活実態の聴き取りも実施された。

（1）IES-R（改訂出来事インパクト尺度日本版）
（2）SDS（日本版自己評価式抑うつ尺度）
　　　Self-rating Depression Scale：Zung 法
（3）CAPS（日本版・心的外傷後ストレス傷害の構造化面接による評価尺度）
（4）GHQ28（精神健康調査・世界保健機構版・一般健康調査質問紙）
　　　The General Health Questionnaire
　　　精神障害のスクリーニングで，GHQ28 は簡単なスクリーニングのための短縮版である。
　（日本版 GHQ28：日本文化科学社）
（5）MINI（Mini International Neuro Psychiatric Interview 日本語版 5.0.0；精神疾患簡易構造化面接法）
　　　17種類の精神障害を短時間に簡単に診断できる構造化面接手順。パラメディカルスタッフも簡単な訓練で使用できるよう工夫されている。

表1 事故発生後の帰還生徒のPTSD発症の推移（大上律子，2003b）

調査時	調査期間	PTSD完全	PTSD不完全	回復したもの
第1次調査	事故後2カ月目	7	2	0
第2次調査	事故後8カ月目	8	1	0
第3次調査	事故後14カ月目	7	1	1
第4次調査	事故後25カ月目	1	4	4

その調査結果は，表1に示すように，事故後1年間はほとんどの生徒が，重篤な症状を呈していた。2年間は適切なケアとは何かを常に考え続けた援助であったといえる。

事故発生後2カ月目の状態は9名ともいずれもPTSD（心的外傷後ストレス障害）の症状があり，4～5月にかけて正光会宇和島病院精神科医師，久留米大学医師，精神保健センター医師，臨床心理士によって3回のPTSDについての心理教育が行われた。また，心理教育の一環として，仲間づくりを目的に，夏季キャンプが行われ，家族にも4～9月にかけて3回にわたって心理教育が行われた。第2次調査（事故後8カ月目）の状態は，引き上げの時期をきっかけに症状を悪化させた人が入院治療を受けるという状況もあったが，入院治療後の感想では，生徒も親も入院はPTSDの回復に効果的であったことを語っていた。

ハワイでの一周忌式典（平成14（2002）年2月10日）などに参加するか否かでゆれる人もいた中で，平成14（2002）年3月に9名全員が宇和島水産高校を卒業することが決まった。

そのため，事故後2年目には緊急時の医療体制や引きこもり状態への対応策として，集いの場所の確保や，より明確な訪問体勢が必要であった。

この第3次調査を踏まえて，2年目のケア体勢が組織化されていった。昼夜逆転状態にいるなど症状を残す人が多かったことから，リハビリケアとして，週1回のグループミーティングと週1回のスポーツ活動が行われた。リハビリケアは強制するものではなかったが，卒業後進路を決めかねたまま，家庭で閉じこもりがちな人にとっては，唯一，事故後の生活なども聴いてもらえ，安心して話せる場所となった。また，このリハビリケアやグループミーティングに参加するには，朝から起きる努力をしなければならず，この参加を契機に昼夜逆転からの回復が可能となっていった。回復とともに，就労意欲や車の運転免許の取得に向けての講習会への参加など，生活が次第に活発になり始めた。

平成15（2003）年のメンタル調査（事故後25カ月目）では，PTSDである人は

表2　帰還船員のメンタルヘルス調査（大上，2003b）

調査時	調査期間	PTSD 完全	PTSD 不完全	回復したもの
第1次調査	事故後4カ月目	6	5	6
第2次調査	事故後9カ月目	4	3	10
第3次調査	事故後24カ月目	0	10	12

1名で，不完全PTSD（A項目を満たすが，B～D項目に1箇所足らない状態のもの）は4名，回復した人は4名となった。格段の回復は家業の手伝い，就労継続ができる人が増えたことでも示され，平成16（2004）年4月（事故後3年2カ月目）には全員が完治したと発表された。開（2006）によれば，Posttraumatic Growth が見られたと報告された。なお，子どものトラウマ性ストレスへの示唆（B・A・ヴァン・デア・コルクほか，2001）を見れば，思春期・青年期のトラウマ性ストレスについて今後も見守りが必要だと考える。

Ⅵ　帰還船員へのサポート

えひめ丸の船員の多くは非常勤嘱託である。ハワイへの航海は年3回，その1航海あたり75日間で，それぞれの間の期間は自宅（多くは愛媛県以外）に帰省していた。しかし，えひめ丸沈没から新船の建造までは，自宅待機状態ではなく，宇和島市周辺の各県立高等学校で職員として勤務した。各学校に1～3名ずつ配置されていた。これは帰還船員の生活のための所得保障であった。この期間は約2年間あったが，それはメンタル調査をもとにした心のケアの実施期間でもあった。帰還船員へのメンタルヘルス調査は帰還生徒のものと同様のものが用いられた。その結果は表2に示した通りである。

この第1次調査で，PTSDと診断されたのは6名で，帰還船員の17名中の35％にあたり，それは非常な高率の発症であった。また，PTSD不完全と診断されたのは5名であることから，この11名に対して，心理教育などの心のケアが必要であった。例えばPTSDの特徴的な想起や再体験症状のために，トンネルに入ることができない，事故に関係するような場所に近づくことができない，関連する新聞記事やニュースを見ることができないなど精神的回避症状を示す人や，アルコール依存症や過食に陥る人や，昼夜逆転状態などで仕事に支障をきたす人への心のケアであった。

なお，第1次と第2次調査の自由陳述の中で印象的だったのは，えひめ丸の事故そのものよりも，現実の生活の辛さを語る人が多かったことである。例えば単身赴

任状態にある船員にとって，二重生活は経済的に非常に厳しく，家族等からの精神的な支えが無く，気持ちが落ち込む状態が解消されにくいという事故後の２次被害であった。特に学校職員としてのなれない生活は，心労や不満があふれ，怒りが支援者に向かうときもあった。

船員の回復過程で生徒のそれとは異なる点は，１年目を過ぎる頃から，不満を語る中に，未だにPTSD症状の残存する人に対して批判めいた言葉が表れ始めたことである。例えば，「PTSDは弱い人がなるもの」「もともとの精神的病気」「PTSDの薬を飲むと精神がおかしくなる」などの言及である。これらの非難やその人を蔑視するような流言飛語や不安解消には心理教育の必要性があると思われた。

また，えひめ丸が新しく造船されることが同年の12月に決定したので，事故後１年目からは，個別訪問と平行して，小グループにわけて心理教育を実施した。

ハーマン（1999）の「グループはその人間性をとりもどす」を手がかりに，グループの中で事故の様子，現在の生活上の苦労，将来の不安を話すことを促すことを試みたところ，次のような解決が図られた。

（1）最初の調査中に語りたくないという発言も出たが，調査終了時には事故のエピソードを順を追って話すことで，事故自体を改めて見直し，自己が置かれている悲惨な状況を客観的に認識し，自分自身の自己評価や自尊心を取り戻すことができた。
（2）同じ体験を話し合うことで，事故の苦痛が互いに共有できた。そのことが，乗組員の仲間意識の再構築と，連帯感づくりに役立った。これにより，新船には仲間と一緒に乗船しようという思いが湧いてきた。
（3）新えひめ丸が建造され，2003年4月には新船でハワイへ出航することになった。事故の状況を知らない新規採用の乗組員には，就航を前にして面接相談を行った。事故を経験しない人にとっては，経験した人に対しての対応が不安と感じており，PTSD症状に対する誤解もあったので，面接相談はそれらの不安の軽減に役立った。
（4）PTSDの理解を促すには，個別訪問での傾聴や共感から行うよりも，心理教育の一環として「異常な状況に対する正常な反応」について，グループの中で話し合い，不安な点をあきらかにし，仲間の中でPTSDの理解を深めて行く過程が必要であった。
（5）回復過程の状況説明は，帰還船員に対して行うよりも，新乗組員に対して行う方がより重要であった。

事故後１年を経過する頃には，心身ともに健康を取り戻す人が次第に増え，２年を経過した段階ではPTSDの診断を受ける人はなかった。

後に，船員が語ったところによると，学校での勤務は船員にとって適さない職場と思っていた。しかし，学校になれるにつれ，陸上での仕事も面白いところがあり，

表3　帰還生徒のメンタル調査結果より

調査時	調査時期	IES-R	SDS	CAPS
第1次調査	事故後2カ月目	51.2	51.5	80.0
第2次調査	事故後8カ月目	49.6	55.9	77.7
第3次調査	事故後14カ月目	30.9	48.6	56.9
第4次調査	事故後26カ月目	24.1	45.9	33.1

表4　帰還船員高リスク群のメンタル調査結果

調査時	調査時期	IES-R	SDS	CAPS
第1次調査	事故後4カ月目	52.6	38.6	50.4
第2次調査	事故後9カ月目	47.4	34.4	46.4
第3次調査	事故後24カ月目	33.2	11.2	19.6

表5　帰還船員低リスク群のメンタル調査結果

調査時	調査時期	ES-R	SDS	CAPS
第1次調査	事故後4カ月目	45.8	26.1	18.4
第2次調査	事故後9カ月目	43.8	13.0	15.0
第3次調査	事故後24カ月目	26.5	2.5	2.5

＊表3〜表5（大上（2003a）による）

季節の移り変わりを感じられる。そして若い高校生とのかかわりは，事故がなければ得られず，よい経験であったと回想していた。

Ⅶ　帰還生徒と帰還船員の回復状況の比較

　帰還船員の回復は帰還生徒に比べると早い回復であった。帰還生徒と帰還船員の回復状況を比較するために，IES-RとSDSとCAPSを併記して表にした。帰還生徒のメンタル調査の数値を表3に示した。帰還船員については，第1次の調査でPTSDと診断された人6名（31％）をハイリスク群として表4にした。それ以外の不完全PTSDを示すものと症状なしのものを低リスク群として表5にした。
　表3と表4の数値を見ると，帰還船員で高リスク群にいる人でも，帰還生徒よりは低値であった。事故当初から帰還生徒が受けた衝撃がいかに強く，重篤なPTSD症状であったかが判る。また，表4と表5を見ると，帰還船員の低リスク群は症状

の程度も軽いと考えられ，ほぼ1年で全員が回復していた。

　帰還生徒が帰還船員よりも回復が遅れた原因としては，彼らが若年のために，アイデンティティの確立が未完成な状態であったことおよび事故に対するレディネスが不足していたことなどがあげられる。それは生徒たちが思春期という大人の自我を確立するための自立期の最終段階であったこと，アイデンティティの確立にまだ不安定な状況下で事故に遭っていることなどがあげられる。ちなみに前田ほか(2003)は生徒たちにPTSDの発生率が極めて高く，生存罪責感が非常に強く，うつ状態やパニック障害を高頻度に発症していたのは，同高校で同じクラスに所属した友人や教諭が死亡したためであり，事故の準備性のなさからくるものであると論じている。

　帰還生徒の全員がPTSDであったことや全員の回復に3年以上を要したことに比べて，帰還船員のPTSD発症が3名に1名であり，その回復が明らかに早い過程であった。このことが示すものは，第一にマグロ操業の船員という，油断をすることのできない危険な作業を含む航海であったことを船員自身が自覚しているという災害・事故へのレディネス（準備性）を持っていたことである。第二に平均年齢が40歳を越えることから，それまでの人生経験の中で，多くのストレスや苦難との対峙があり，それぞれの経験的対処方法を身につけていたこと，社会的責任を背負って解決しようとする姿勢を持ちやすいこと，妻子からの支えを新たに感じることができたことなどがあげられる。

　帰還生徒，帰還船員で構成するそれぞれのグループ活動は，内容や方法，時期はそれぞれ異なるが，事故が原因での個々の心理的不安定感，例えば「世界観が変わる，孤立しがちな傾向に陥る」ことが少なくなり，これらの活動が精神的な立ち直りを支えたと考えられる。

Ⅷ　まとめ

　一般的には，事件や事故が起きた場合，被害者に対するケアはおおむね2つに分けられ，それは遺族対応と被害者本人（被災者）への対応である。えひめ丸事故についていえば，航海という危険と隣り合わせであるという現実を知る船員と，危険をさほど感じていない当時高校2年生であった生徒への対応は，2つに分けることでケアが効率的に個別のニーズに合わせてできたと考えられる。

　愛媛県の中央保健所が中心となってケアを実施していく過程については，平成15（2003）年3月の報告書（大上,2003a）を参照してもらうこととして，5年間と

いう長きにわたり同じ保健所がケアを継続し続けてきた意義は大きいものがあるだろう。

　PTSDからの回復，自己統御の回復は，被害者の安全確立が重要であり，それは社会側の支援が不可欠である（ハーマン，1999）つまりえひめ丸ケア対策班で援助が継続されたことによる意義は大きい。

　メンタルヘルス調査は，帰還者の心身の健康状態について，集団健診を通して継続して診ることができたという意味で重要であった。そして，悪化の兆しが見受けられれば，いち早く治療につなげる対応を採ることができ，症状の好転の兆しが見られたときには，本人の自信につながっていったようである。遺族への対応は，基本的には訪問相談であったが，メンタル調査でも示されたように，その被害者の一親等の家族はもちろんのこと，三親等の家族についても影響があり，心身一如の健康の管理には個別の対応が必要であることがわかった。

　また継続的に関わっていく過程の中で，被害者と支援者の間に，ケアを通して相互に人間関係が生じ，信頼の絆が結ばれ，心身の健康管理やその後のPTSDの予防的ケアに役立つと考えられた。

　定期的訪問面接やグループ面接，グループケアを継続的に実施していくことは，事故当時の過去を支援者とともに確認でき，被害者が現在の不安に対しての解決法を探り，未来の不安やストレスに対しての対処法を学ぶことに役立ったのではないだろうか。

　被害者や，遺族の人たちがその後の生活設計をどのように描いていかれるのか，われわれのサポートが彼ら自らの価値観，人生観を変えていくきっかけになればと心から願っている。

　また，ここで取り組んだケアに関する膨大な資料が蓄積され，さまざまな形で報告することができたことは，今後の被災者のメンタルヘルスの対策に大いに役立つ資料が揃ったことになり，私たちの努力が次の取り組みに生かされることに期待したい。

文　献

ジュディス・L・ハーマン：中井久夫訳（1999）心的外傷と回復（増補版）．みすず書房, pp.249, 340
開浩一（2006）えひめ丸沈没事故生還生徒のPosttraumatic Growth「外傷体験からの回復力を支えるもの」のシンポジウムにて．日本トラウマティックストレス学会．
前田正治，丸岡隆之，山内浩治，竹之内直人（2003）えひめ丸沈没事故と生還生徒・思春期心性と罪責感情．久留米大学医学部精神神経科学．分子精神医学 3-3；264-267．
大上律子（2003a）保健所におけるこころのケア事業に関する研究報告．愛媛県宇和島中央保健所報告書．
大上律子（2003b）第62回日本公衆衛生学会総会での発表．
B・A・ヴァン・デア・コルク，A・C・マクファーレン，L・ヴェイゼス編：西澤哲訳（2001）トラウマティック・ストレス―PTSDおよびトラウマ反応の臨床と研究のすべて．誠信書房．

# 第 2 節

JR 福知山線脱線事故と心のケア

岡嵜順子

Key Words：初期対応，支援体制，ストレスマネジメント技法

I　はじめに

　戦争・事故（人災・天災）による心の傷は，近年大きくクローズアップされ始めた。その中にあって船舶・航空機・列車など大型輸送機関の事故は，同時多発的に重度の被害者が多数生じる一方，被害者相互の関係はたまたま乗り合わせた希薄なもので，身体的外傷の回復とともに各地へ離散していく特徴をもつ。結果として持続的な心的ケアを受けにくい（前田, 2002）。

　1995年1月17日の阪神淡路大震災以来，関西地域は何度も非常事態に曝された。しかもその多くが児童・生徒を巻き込み，その柔らかな心を危機に陥れた。兵庫県臨床心理士会所属の筆者は，震災で全壊した小・中学校，神戸市須磨区連続児童殺傷事件時の近隣校，大阪教育大学附属小学校襲撃殺傷事件現場の学校で，スクールカウンセラー（以下SCと略す）として被災者のケアに当たってきた。2005年4月25日兵庫県南東部に突如発生したJR福知山線脱線事故に対しても，大きな被害を受けた高校でのケアに1年間継続的に関わった。事故の規模や広がりから考えて，筆者の体験は限られたものに過ぎないが，多くの傷みや悲しみを超えて成長した子どもたちと学校の様子を報告することをお許し願いたい。また当該校では同心理士会所属の3人（辻村明子，井上序子，永井陽子）とともに支援に当たった[注]。

注）なおこの文章は当該校管理職の閲覧と許可を受けた。つらい体験の想起にもかかわらず，全文をチェックしていただいたことに深く感謝したい。

Ⅱ　事故概要

　A高校は兵庫県南東部の閑静な住宅街に位置する地域の進学校である（当時生徒数847名）。当日は遠足で，3年生の一部がユニバーサル・スタジオ・ジャパン（USJ）へ向かうため，偶然この電車に乗り合わせた。

　午前9時18分頃，電車は塚口から尼崎駅間のカーブを曲がりきれずに脱線し，先頭の2両が線路脇のマンションに激突した（最終的に死者107名，負傷者555名の大惨事となった）。

　事故に遭った生徒からの一報で事態を知った学校は，テレビの映像に衝撃を受けた。教員たちは手分けをし，遠足の中止連絡とともに，現場に急行する者，病院へ必死で問い合わせをする者，皆，生徒の無事を願った。しかし25日深夜に1名，さらに27日にもう1名の死亡が確認され，さらに14名が重軽傷を負い病院へ搬送された。

　事態を受け，学校は翌日全校生徒を招集し，事実を伝えるとともに哀悼の会を執り行った。多数の生徒は通夜や葬儀に参列した。その中，校長からの追悼文書とともに河合隼雄著『災害を受けた子どもたちの心の健康とケア』から引用した文書を作成し，各家庭に配布した。

Ⅲ　初期対応（72時間以内）

　当時A高校にはキャンパスカウンセラー（本稿ではこれ以後キャンパスカウンセラーもSCと略記する）として辻村が月に2回勤務していた。辻村は突然の事故に衝撃を受け，翌26日から学校に入ったが，大事故への対応経験がなく不安を抱えていた。一方県教委は事故直後からSCの配置を決定，27日と28日に井上がA校に入り，初期対応を行った（表1）。校長はこの非常事態へ対処するために，全教職員に招集を掛け27日午後に研修会を開いた。そこで井上は「日常に戻ること，普段通り授業をすること」を中心に説いた。教職員からは「このような事態になぜ授業をするのかという生徒からの問いに，どう答えればよいのか」などの質問があ

表1　初期対応（井上，2006）

・二次被害の拡大防止を最大の目的として，対応プランを立てる。
・そのためには，できるだけ早く「元に戻る」こと（崩れたバランスを元の状態に回復させる）。
・目安は72時間（3日）。

った。校長は後に「SCの説明は事例を挙げながらの的確な回答で，教師たちは普通どおりの生活を心がけることの必要性を理解した。ここでの共通理解が，後の学校や教員の指導方針にぶれを生じさせなかった。それが生徒の速やかな心の回復につながった」と感謝とともに語った。

Ⅳ 支援体制の整備（5月：事故からの1カ月間）

1）着　任

　筆者は事故翌日に支援要請を受けたが，諸般の事情で着任したのは5月2日（事故から1週間後）だった。まず校長室で被害のあらましと現況の説明を受けた。死亡生徒は2クラスに分かれるが，負傷生徒は全員特進コースの女子で，高1から同じ構成員であることを教えられた。全員が高3である状況から，負傷クラスを適切にサポートすること，そしてこの1年を乗り切ることを至上命題と考えた。

　しかしその日は軽傷の生徒たちが登校し始めた日で，車椅子の者，脚や腕，頸が包帯でぐるぐる巻かれた者，ギプスをしている者など，なお痛ましい光景が目に付いた。

　学校側から5月中のSC常駐要請を受け，初期対応を終えた井上を除き，辻村と新たに永井（地域在住），そして筆者の3人体制でケアに当たることにした。

　以下，原則として時間軸にそって配慮した項目を述べる。

2）支援対象の整理

　まず支援対象を表2のように整理した。

①生徒のケア

　入院中の生徒に関して必要ならSCも病院に出向く用意があると学校に申し出

表2　支援対象の整理

重要度・必要性・緊急度により
①生　徒：1．負傷者：入院中の者－自宅療養中の者－登校してきた生徒（高3）
　　　　　2．亡くなった生徒の友人－部活－近隣－中学同窓生（高3，一部に高2と高1）
　　　　　3．以前から不安定だった者－家族基盤の脆弱な生徒（全学年）
②遺族・遺児（3家族）
③家　族：負傷生徒の保護者－一般の保護者
④教職員：高3の教員（特に負傷クラスの担任）－生徒が亡くなったクラスの担任や部活顧問
　　　　　管理職（遺体安置所に留まり，遺体と対面したり，保護者の世話にあたった教員）

が，今はまず学校生活での適応に困難を抱えている生徒たちから支援してほしいと要請された。そこで養護教諭から情報を収集するとともに，保健室に不調を訴えて集まってくる生徒のうち，カウンセリング的対応が有効と判断される生徒に，集団および個別での対応を開始した。また入院中の生徒には，保護者への電話や本人へのお見舞いの手紙を送った。事例は後述する。

②ご遺族へのケア

　SCとして気になっていたことの一つにご遺族へのケアがあった。亡くなった生徒2名については，管理職・クラス担任・友人などがお参り，服喪を行っているようだった。一方，父親を亡くした生徒1名については，養護教諭が配慮しつつかかわりを持っていた。ご遺族にとっての時刻は「あの時間」で止まり，なお現実を受け入れられていなかっただろう。「喪の仕事」（逝った人を悼みながらも，悲しみを心の中に落ち着かせ，大事な思い出とともに前向きに生きていけるようにする作業）を開始するには想像を超える時間がかかり，SC緊急配備内に終わるものではないと推察された。ご遺族が我々と話がしたいとお考えならお線香を上げにうかがうところから始めたい，と管理職や高3学年団に伝えた。しかし直接の要望がない限りは後方支援に回り，お見舞い・お参りは遠慮させていただくことにした。

③保護者対応

　今までの事件・事故対応の経験から「子どもたちを速やかに安定させるには，各家庭を落ち着かせ，この事態を超えていけると安心してもらうことが必須」と実感していた筆者は，早期の保護者説明会開催を願った。しかし学校側からは日常生活への再適応が第一課題とされ，1カ月後のPTA総会まで待たねばならなかった（詳細後述）。

④教職員対応

　登校すると必ず職員室に顔を出し，高3学年団を中心に声掛けをするように努めた。また教職員からも日常のさりげない話題を入り口に，相談を受けることも多くなっていった。毎回，管理職，保健部長，養護教諭とは顔を合わせて，現況の確認と課題の整理などを行った。

3）SC支援の体制づくり
①支援の基本姿勢と活動
　井上の初期対応によって授業は再開されていたが，負傷生徒の痛々しい姿をはじめ，まだまだ混乱は尾を引いていた。事故はなかったことにはできない。「悲しみを中心に据えて日常生活を大切にしよう」（河合，1999）を基本姿勢に，学びと育ちの場としての機能回復をめざし，「傍らにいること，存在すること（Being）」（中井，1995），「必要なら手を差し伸べる（Doing）用意のあること」（岡嵜，2004）を通し「安心・安全感」を保証できるよう努めた。

　具体的にはSCニュースの発行，保護者会や役員会，負傷生徒保護者会，教職員研修などの場で講話（計7回）を担当し，専門家として心的外傷の心身への影響や対処法，生徒たちの回復への見通し，相談可能な関係機関などの情報を発信し続けた。

②SC相互の連携
　我々は複数体制（6月まで3人体制，7月以降は辻村と筆者の2人体制）で活動した。そのため，日々の出来事や個々の相談者への対応などの情報と，今現在の課題と支援の方向性を共有する必要があった。直接会って話す，電話，連絡ノート，メールなどの複数の媒体を活用し，連携と歩調合わせに努めた。

③「場」の整備と活用
　昼食や学級活動，時には授業中に，高3の廊下や特進クラスへ訪問し，生徒の様子観察とSC存在のアピールを行った。

　養護教諭との連携による保健室の活用とともに，相談室も整備された。永井によりSC在校日やSCニュースが貼り出され，また箱庭や画材などが整えられた。生徒に手渡す「心の危機とその対処法」のプリントも用意された。相談室では個別カウンセリングとともに，3学期には高3生徒を対象に「試験のための『あがり』防止講座」と銘打ち，ストレスマネジメント講座も行い，多くの参加者を得た。「気持ち良かった」「すっきりした」「ホッとした」と言って部屋を後にする生徒が多かった。

4）一般生徒との個別対応
　彼らは一様に事故のショックを受けて戸惑っていた。日常の話題から始まっても亡くなった友の話に辿りつく生徒は少なくなかった。ある生徒はとつとつと思い出を語り，ある生徒は無言で涙を流し，やがて「またがんばる」と部屋を後にするこ

表3　訴えられた不調

身体症状：	痛み，腹痛，過呼吸，頭痛，身体の自由が利かない，筆記・歩行の不自由
感　　情：	恐怖，興奮，怒り，否認，感情失禁，パニック，うつ，不安，罪責感
生 活 面：	だらだら寝る，勉強の遅れ，あせり，苛立ち
精神症状：	フラッシュバック，回避（JRに乗れない），解離（ボーッとしている）

とが多かった。

5）負傷生徒への対応（初期症状，表3参照）

　まだ渦中の負傷生徒にとって，日常生活を取り戻している学校への再適応は非常に困難な作業だった。歩けない，鉛筆が握れない——身体的な痛みとともにイライラや焦りが募った。否応もなく飛び込んでくる事故関連のニュース。フラッシュバック。次々に明るみに出てくるJRの不始末。SCとの「場」では次のような言葉が聞かれた。

　　「高3になって1年棒に振る気で勉強しようと思ってた。事故で友達が死に，死がすぐ傍にあることに気づいた。こんなに簡単に死んでしまうのなら1年がんばる意味があるの？　私はまだ何もしていない。勉強以外に今体験しておくことがたくさんあるのでは？」
　　「なぜあの人は死に，私はここに生き残っているのだろう」
　　「亡くなった友達の分もがんばらなと思っていたけれど，もうこれ以上がんばれない

　SCは，悲しみを受け止めたうえで「誰も先のことは分からない。でもね，楽しいだけの人生なんてないよね。楽しいときには心が豊かになれるけれど，悲しみやつらい体験を通して，心は鍛えられ深くなり優しくなれると感じるの。今回は滅多にないつらい出来事だったけれど，いつかこの体験からも意味のある何かを見つけ出せるといいよね」と伝えた。

　　「クラスの友人と待ち合わせてあの電車に乗った。あのとき友達がなかなか救出されなくって。ひどい重症の子がすぐそばにいて。みんなで守りながら救護が来るのを待ってた。どうしよう，どうしようって。電車に乗ってたJRの社員，そのまま仕事場へ行ったんだって。そんなの人間じゃない！　私たちだって，友達や周りの人を救おうって一生懸命だったんだよ。立ち去れるような雰囲気じゃなかった」

　SCは，怒りを受け止め，「腹がたつのは当たり前。怒ってもいいのよ。でもね，相手に悪意をぶつけるのは違うと思うの。あなた自身に毒が回っていくから」と言った。すると，

> 「うん，そう思う。今，JRの車掌さんに『人殺し』って蹴ったりする人がいると聞くとひどく哀しくなる。もうあんな事故はたくさん。悪口をいったから安全になるわけじゃない」
> 「手が不自由で先生の板書に追いつかない。書ききらないうちに消されてしまう。勉強はどんどん進み，置き去りにされていく。せっかく本気で勉強しようと思った矢先に……」

SCは，焦りを「がんばりたい気持ち」と言い換えたうえで，具体的解決策として録音機を置く許可をもらう，または教師か友人に板書のコピーを依頼するようアドバイスした。

> 「私ね，事故にあって改めて『生きる』重さ，生命の大切さを感じ始めてん」
> 「亡くなった子たちの分もがんばらな。でも学校に来たら笑ってしまう自分がイヤやねん」
> 「私ね，今まで人生投げててん。もうどうでもいいって思ってた。でも入院中にこんな私にみんなが一杯優しくしてくれた。私も役に立つ人になってお返しせな。だから今から勉強するし，進学もするって決めてん」

我々SCは，彼らの言葉をひたすら傾聴した。これほど厳しく，しかし乗り越えようとする生徒たちの姿がいとおしい現場もなかった。

6）保護者説明会（当日配布レジュメ，資料として添付）

事故後の子どもたちの様子や対処法などを保護者に伝える説明会が5月24日（事故後約1カ月）PTA総会前の1時間枠で開催され，多くの保護者が参集された。筆者は「心的トラウマの理解とケア──回復のために，そしてさらなる成長をめざして」とのテーマで話した。

> 「事故後，学校は管理職以下全教職員が総力をあげ，学びと育ちの場としての日常生活を取り戻すことを最優先に頑張ってきた。その結果，（いろいろな事件事故後の学校を経験してきた筆者の目からみても）本校は速やかな回復を遂げているように感じられる。今後の子どもたちのケアにあたり（レジュメを解説しながら），生徒たちに安定させ，事故による負の影響を減らし，優しさや思いやり，強さを身につけさせるためにも，保護者の協力を仰ぎたい。行き届かない点があるかもしれないけれど，我々SC3名も一生懸命支援するので，一緒にがんばって参りましょう」（岡嵜，2005）

レジュメには相談可能な関係機関の所在地，電話番号，相談法などの詳細も記載した。結果，多くの保護者から「ほっとした」「子どもたちは超えて行けるのだと信じられた」「どのように支えてやればいいかわかり，安心した」等々の感想と感謝が寄せられた。またストレス・チェックのアンケート表も多くが持ち帰られ，後

7) ストレス・チェック表の実施と活用

　我々SCは生徒全員の状況を正確に把握できているか，見落としはないかと懸念していた。そこで5月初旬にストレス・チェック表の実施を願い出た。これは兵庫県臨床心理士会が事故や災害時に子どもや被害者の状態を把握するために活用するアンケートで，今回は特に冨永がJR事故用に編集し，心理教育的内容をも含んだものだった（冨永, 2004）。

　しかし，学校側は表面上沈静化して穏やかな日常を取り戻しつつあったこの時期に「寝た子を起こすことにならないか」と実施に懸念を表明した。学校の指示に従い，項目や説明文の変更・省略を行い，PTA総会当日に希望者のみに配布した。

　筆者らは冨永とも相談しつつ解析を行い，当初の予測通り，ストレス負荷は「高3＞高2＞高1」の順に低くなり，また亡くなった生徒と何らかの繋がり（部活，中学の同窓生など）があった者が高い得点を示す結果を得た。

　アンケートは生徒たちの状況把握に非常に役立った。同時に「欄外」に書かれた個々の様子や質問などに対し，SCが手分けをして各家庭へ電話対応を行うことができた。保護者からは感謝の言葉を掛けられ，また電話を契機に個別相談者も増えた。

V　日常生活への再結合
——文化発表会から終業式まで（6月：事故後2カ月）

1) ボランティア・サークルの演目

　5月末に登校すると，ボランティアサークルの顧問の教諭が駆け寄ってこられた。文化発表会の演目で相談があるという。

　相談内容は「発表会では全員で手話をしようと曲を選び，外部の指導者に手話へのアレンジを依頼していた。ところが事故後，亡くなった生徒が大好きだった曲とわかった。発表会自体の中止も議論された中，曲の演奏はご遺族に悲しい思いをさせるのでは？　生徒たち自身も思い出してつらくなるのではないか。ただアレンジは難しく曲を変更する時間的余裕はない。サークルとしてはこの曲ができないなら出演を辞退するしかない。どうすれば良いか」というものであった。

　筆者は一瞬迷った。今までかかわった池田小学校などのケースでは小学生という幼さもあり，学校行事では事件を想起させる刺激はなるべく取り除くよう配慮して

きた。しかし今回は高校生，せっかく準備してきた手話の発表ができないのは「違う」と感じた。目の前には誠実な想いにあふれた教員の真剣なまなざしがあった。「回避するのではなく，むしろあえて意味ある体験としてこの発表を行おう。困難を越えてがんばった良い文化祭だった，と生徒たちに感じてほしい」と筆者は考えた。

「今の曲のままでやりましょう」，筆者はとっさにそう発していた。

「そのかわり，部員たちに本当のことを話してください。この曲は亡くなった○○さんが好きだった曲です。もし彼女が生きていたら文化発表会にも張り切って参加したでしょう。彼女の分も一生懸命やりましょう。天国の彼女に届くように，そして喜んでくれるように。ご遺族には彼女のために演奏すると伝えて聴きにきていただきましょう」と。

先生は「すっかり心が整理されました。これで安心して取り組めます」と去っていかれた。伝聞であるが，ご遺族も手話演奏の発表と献歌を非常に喜ばれたとのことだった。

2）「負傷」クラスの文化発表会
①準備段階

負傷者が集中したクラスにとっても発表会は特別な意味を持っていた。5月半ばの昼休み，廊下を歩くと，生徒たちが車座になってお弁当をひろげながら議論している姿があった。相変わらず包帯や松葉杖姿ではあったが，表情は日増しに良くなっていると感じた。彼らは「1，2年次には逃した文化大賞を今回こそは射止めたい！」との熱い思いを抱いていた。

ある生徒は脚の痛みを湿布で和らげながら，脚本家兼演出家兼主役としてがんばり始めた。SCも放課後の空き時間に練習を見守り，小道具づくりを手伝った。

作品をつくり上げる過程で，今まで気遣いから抑え込まれていた一般生徒たちのモヤモヤが語られ始め，本音がぶつかりあい，喧嘩も起こった。生徒たちは揺らぎながらも事故や痛みを棚上げし，創造と協力の時間に集中していった。

②「あがり」防止講座（ストレスマネジメント技法を伝える）

筆者は担任と相談し，ショート・ホームルームを使い，クラス全員にストレスマネジメント技法を伝えることにした。表向きは文化発表会で実力を発揮できるようにとの「あがり」防止対策としたが，表4のような意図もあった。

表4　負傷生徒のクラスにおける「あがり」防止講座

目的：文化発表会で思う存分実力を発揮するため。
本旨：① SCの存在をアピールする，いつでも相談できるというメッセージの配信。
　　　②ストレスマネジメント技法を教え，セルフコントロール能力を向上させる。
　　　③クラス全体の力動把握と個別生徒の観察。

③そして当日：分かち合いの会

発表会当日，入院中の生徒も外泊して参加し，生徒たちの気持ちはひとつとなった。最高の出来で文句なしの大賞。彼らは涙を流しながら抱き合った。

後日，担任から打ち上げの様子を聞いた。

「例年なら校外の飲食店でするのですが，車椅子で移動が不自由な者もいたため，お茶とお菓子を持ちよって教室で行いました。一人一人が発表会に対しての気持ちを自発的に語り始め，中には事故の体験やそれ以後の心の動きを話す生徒もいました。とても打ち解けた，感動的な交流の場になりました」

④健康的な学校の姿

亡くなった生徒のいたクラスもがんばり，教員全員のユーモラスな踊りもあり，事故から2カ月弱ながらも，前向きで健康的な子どもたちと学校という印象を内外に印象づけた。

負傷生徒にとって，文化発表会への日々が日常生活への再結合に大きく寄与したと感じた。

3）祭りの後と終業式

その後，多少のゆり戻しもあって保健室に入り浸る生徒もいたが，養護教諭に柔らかく受け止められ，徐々に受験準備へとシフトしていった。

一方その頃，仙台で暴走車による高校生死傷事件が起こり，負傷生徒が中心になり，お見舞いの千羽鶴とメッセージを送った。またまだ入院中の重傷生徒に対してもクラスの掲示板にお見舞いの言葉がつづられ，優勝の報告と「みんな仲間だよ」との色紙も送られた。

終業式の日，事故現場を訪れて千羽鶴と花束を供えた生徒もあった。こうして彼らは悲しみの場から少しずつ他者への思いやりを身につけつつ，飛翔しようとしていた。

Ⅵ 重傷者の受け入れ
―― 夏休み～二学期それ以後の対応（事故後半年から 10 カ月）

　夏休みに入る頃から，まだ入院中だった重傷生徒の学校復帰を円滑に進めるために病院へ見舞いに出向き，受け入れのための教職員研修を行った。多くの困難もあったが 2 学期の始業式には全員が揃った。

　高 3 にとって進路が大きな課題となる季節がやってきた。寒さで傷は引きつれ，痛みを増し，事故を思い出させる。周囲の大人はまだ時折痛みを訴えたりボーッとしたりする子どもたちを持て余し，「いつまで事故にこだわっている。いい加減にしゃんとしなさい」などの叱責や批判があるとの報告も聞かれ始めた。SC として子どもたちの心の動きを大人たちに通訳し，ゆり戻しや不安に付き添うことが大事な任務となった。

　11 月初旬，負傷クラスの担任が倒れた。事故以来負傷生徒の見舞いや受け入れ，かつ教科指導など，必死に生徒たちを支え，走り続けてきた彼女だったが，蓄積した疲労から持病を悪化させ，食欲不振，不眠，やがてさまざまな不安症状が発現していった。それに伴い，筆者は医療機関を紹介し，彼女の心身を休める措置をとらざるを得なくなった。同時期，管理職も体調を崩した。毎回短時間でも話を傾聴し，支援した。

Ⅶ 卒業 ―― SC 介入の終了，未来へ（事故後 1 年）

1）3 学期と受験

　「負傷」クラスは担任不在に揺れたが，学年主任や進路指導の教諭と一緒に支援を行った。この時期には他学年の「不登校」などの通常の相談も多くなった。ただ事故を契機に不安定になっていた生徒の一部に専門医療の診断が必要なレベルにまで心身の調子を崩す生徒が現れた。学校側から相談を受け，SC はネットワークを通じて医療機関に紹介した。現在，彼らも安定化に向かっている。事故の影響は被曝露度や衝撃度以外にも，本人の内的要因（資源）によって，症状が顕現する場合があることを覚えておかなければならない（「考察」で再考）。

2）卒業式，そして再びの春

　A 高校生徒の回復の足取りはしっかりしていた。2 月末，柔らかな春の訪れを予感させる日に，生徒たちは亡くなった 2 人の遺影を胸に笑顔で卒業していった。負

傷者たち，それぞれが希望の進路へ進むことができた。

式後，校長室に呼ばれ，辻村と筆者は校長から大きな花束を渡された。そして養護教諭から心のこもった手づくりの宴と感謝の言葉を受けた。

4月辻村は，街中で，バイト中の負傷生徒から「先生！」と笑顔で声をかけられたという。入院していた「負傷」クラスの担任教諭も4月には元気に復帰，夏には短期海外研修の引率も務めた。筆者のもとにも「たくさんの人の手助けによりここまで回復できた」との笑顔の絵葉書が届いた。こうして我々の仕事は終了した。

Ⅷ 考 察

1）個体差，心的外傷の発現を理解するために

これまでも筆者はさまざまな事故・事件・災害（天災・人災）のケアにかかわってきたが，個々への影響は図2の「式」に当てはめて考えると理解しやすいと考えている（岡嵜, 2004）。

同じ体験をしても心身への影響は異なる。内的資源が豊かで安定していれば多少の風波には耐えられる。あるいは外的資源・社会的支援が得られれば影響は軽微となる場合が多い。逆に生育歴に何らかの問題を抱える人，あるいは外的資源から援助が得にくい人に大きな影響が出る可能性が高い。今回も事故に遭遇せず影響が軽微と思われた生徒のうち，肉親との理不尽な別れを体験した生徒，感性の非常に繊細な生徒，家庭内に問題を抱えた生徒の中から症状を発現させた生徒がいた（Ⅶの1））。平素から学校は，生徒の内的資源，外的資源にアンテナを張り，生徒理解を促進するとともに，体力，知力，精神力などの内的資源を豊かに耕す必要があるだろう。

2）「学校」を守る

事件・事故には混乱がつきものである。特に校内や学校行事での事故は，悪者探しが起こりやすい。学校バッシングが起こると学校の機能回復が遅れ，教育の場の

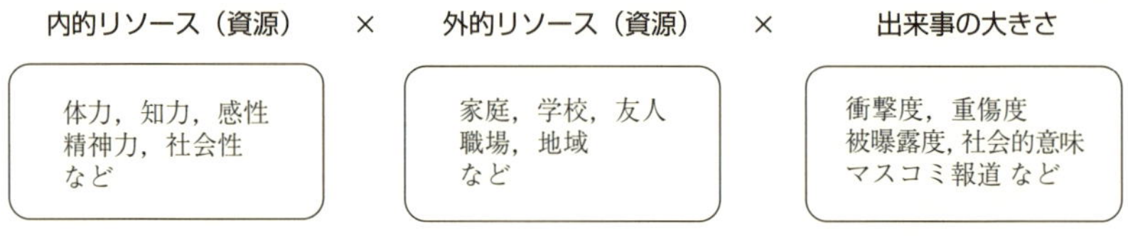

内的リソース（資源）	×	外的リソース（資源）	×	出来事の大きさ
体力，知力，感性 精神力，社会性 など		家庭，学校，友人 職場，地域 など		衝撃度，重傷度 被曝露度，社会的意味 マスコミ報道 など

図2　心的外傷が発現するメカニズム

表5　1年後の負傷者回復の度合い（読売新聞，2006.3）

70名（男36人，女34人）／連絡先が判明した負傷者150人
　（面接と質問書により3人に1人が失業や休学）
　　現在も身体の怪我やPTSDを抱えている……38人
　　治療中……25人
　　心の傷が消えない……30人
　　専門家のケアを受けている……10人
　　仕事を辞めた／大学を長期に休んだ……24人
　　JRに乗れない……12人（電車を利用している69人中）

安心・安全感の確保が難しくなり，結果，子どもたちの回復が遅れる悪循環が引き起こされる。

　SCは事件・事故対応の混乱状況の渦中において，早期に保護者を味方につけなければならない。子どもたちにとって，家庭が安心・安全な場となれば，多少の困難は乗り越えていける。そして保護者からの支援が得られれば，学校の速やかな安定化，ひいては日常機能の回復につながり，結果，子どもたちの安定化という良循環を生ずる。そのために，Ⅳの2）「支援対象の整理」，7）「ストレスチェック」，6）「保護者説明会」は特に，最優先事項として，かかわる必要があると考えている。

3）速やかな回復の理由

　今回，事故の大きさにもかかわらず，学校機能が速やかに回復したことの要因として，守られるべき学校の枠が崩れなかったことがあげられるだろう。

①井上の初期対応が効を奏し，学校が正常化への共通認識ができたこと。
②学校成員の健康さ，地域の健全さ，家庭環境の良さもあげられる。何よりも子どもたちの質の良さを特記したい。折々に見せたがんばりや優しさは心揺さぶられるものであった。
③また外的資源として周囲の者やSCが，いつも「事故に遭ったのにがんばっている生徒たち」と見守り続けたことも大きいと感じる。眼差しを注がれること，傍にいる（Being）大人たちの気遣いや配慮に安心を感じた可能性も高い。

　読売新聞の調査によると3分の1の負傷者がいまだに失業や休学をしている（表5）。このデータと比較しても，A高校生の回復は素晴らしいものだったといえるだろう。

4) 反省点

　一方,「悲しみを中心に据えて日常生活を大切にしよう」,「日常生活を大切にする」,「元に戻す」ことに軸足を置くあまり,多くの場で悼みや悲しみに真に寄り添えたのだろうかとの危惧も感じる。遺族・遺児に対して後方支援のみで,必ずしも十分なかかわりを持てなかった。期間の限られた臨時配置とはいえ,何らかの形で手を差し伸べることができなかったか？　今後の大きな課題である。

　負傷した生徒や保護者,教職員も,内面にもっと大きな悲しみや傷みを抱えていたのでは？　相談室で,保健室で,あるいはストレスマネジメント実施の時でさえ1人ずつ出会った子どもたちは,話の最後に必ず事故で亡くなった級友との思い出や事故後の心模様を語った。大切な経験は全てが言葉に乗せられるものではないかもしれない。個々人の状況によって,1年という短期に,全てが前向きのエネルギーに変換できたとも考えにくい。つらく悲しく,何かの折にフラッシュバックで生々しく蘇るものであったとしたなら,傍に寄り添い,一緒に痛みを分かち合える存在としての「SC」をもっともっと伝えていく必要があったのでは,と感じられる。いま寄り添い悼むこと,一緒に祈ること,癒すこと,日常生活を大切にしながらも,そのバランスの大切さを思う。

5) 意味ある体験として

　SCとして,先のある子どもたちに悲しみになじむのではなく,負の悲しみの体験をも,いつか意味のある体験として昇華してほしいと願っていた。

　子どもたちは他者の傷みに千羽鶴や花を手向け,文化発表会や受験にがんばり,優しく強く1年の歩みを深めた。負傷者の一人は大学受験のおり,自己推薦文に事故での体験と得たものを「だからこそ良き社会をつくり出すためにがんばりたい」とアピールし,合格を勝ち得た。

　Herman (1992) はいう,「傍らにいて助言をし,指示し,立ち合い,手を添え,助け,暖かい感情を向けケアすることはできる。しかし成長していくのはその人自身である」と。

IX　まとめ

　生命の盛りの青年期に,死は遠い。今回の事故は,その破壊性とともに死への直面化において,子どもたちにとってすさまじい衝撃だったろう。当初は多くの戸惑いや悲しみ,嘆きが渦巻いていた。私たちSCは子どもたちの折々の苦悩や悲しみ

に寄り添い，感情や思考のもつれの整理を手伝い，周りの大人が子どもたち1人1人をより良く支えられるように，そして教育現場である学校がこの悲しい出来事さえ，生徒にとって意味のある体験として変えていけるように援助した．結果，子どもたち，教員，保護者の学校成員は見事にこの緊急事態を乗り越えていかれた．

「心的外傷から回復した人に，私は一種崇高ななにかを感じる．外傷体験によって失ったものはあまりに大きく，それを取り戻すことはできない．だが，それを乗り越えてさらに多くのものを成長させてゆく姿に接した時，私は人間に対する感動と敬意の念を新たにする」(安, 1996)

苦悩を通じて歓喜へ．我々はこの年のA高校卒業生と学校成員全員に対し，深い尊敬の念を持つものである．

文　献

安克昌（1996）心の傷を癒すということ．作品社．（現在，角川文庫より刊）
Herman JL (1992) Trauma and Recovery (1st Edition). Basic Books.（中井久夫訳（1996）心的外傷と回復．みすず書房．）
井上序子（2006）学校における危機対応．私信．
河合隼雄（1999）朝日新聞夕刊（平成9年7月9日）．
前田正治（2002）大規模事故災害．In：金吉晴編：心的トラウマの理解とケア．じほう, pp.79-94.
中井久夫（1995）災害が本当に襲った時．In：中井久夫編：1995年1月・神戸．みすず書房, pp.14-97.
岡嵜順子（2004）傷ついた子どもと学校への心理的援助と回復—附属池田小学校メンタルサポートチーム一員としての3年間の歩み．心理臨床学会発表論文集．
岡嵜順子（2005）心的トラウマの理解とケア—回復のために，そしてさらなる成長をめざして．保護者説明会発表レジュメ．
冨永良喜（2004）事件・事故時の心のケア用アンケート．In：学校・地域への緊急支援のあり方（平成15年度・兵庫教育大学学長裁量経費・研究報告書), pp.61-62.

第 5 章

性被害とトラウマ

第1節

性被害とトラウマ —— EMDRを中心に

市井雅哉

Key Words：性犯罪被害，EMDR，PTSD

I　性被害者の心理的特徴

　性被害は，性暴力被害が詰まった表現と思われ，性犯罪被害，性虐待，セクシャル・ハラスメントなども包含した広い言葉と考えることができよう。いずれにせよ，被害者と加害者が存在し，力の上で優位な立場の者から劣位な立場の者へ（大人から子どもへ，男性から女性へ（時にはその逆），上司から部下へ，先輩から後輩へ，先生から生徒へ，親から子へ）与えられた同意に基づかない性的な行為と言えよう。

　加害者が成人で被害者が未成年の場合には同意の有無にかかわらず犯罪行為と見なされる。しかし，トラウマが与える心理的影響を考えると，犯罪要件が満たされるかどうかが重要とは思えない。例えば，親が子どもの体をお風呂で洗う行為でさえも，子どもの年齢が思春期の後半以降に達していれば，子どもが嫌な感じを持つことは不自然ではない。また，親が子どもの性器，第二次性徴により変化する身体部位を日常的に触れたり，注目したり，話題として取り上げるとしたら，それも不適切な処遇と見るべきで性被害の範疇と考えるべきであろう。家族内に加害者と被害者がいる場合には犯罪として扱われることはまれであろうが，被害者の心に与える影響は看過できない。成長するにつれて，歪んだ恋愛観や，異性観を持つに至り，異性との交際ができない，結婚したいと思えない，性生活が持てない，逆に必要以上に性的な関係を求めてしまうなどの機能不全となりうる。

　ここでは話をわかりやすくするために，性犯罪被害を例にとって被害者の心情を考えてみたい。平成13（2001）年の警察庁の統計では，2,228件の強姦，9,328件の強制わいせつが報告されているが，こうした性犯罪被害には暗数が多いと言われ

ている。連続暴行の被疑者を逮捕して，自供により，被害が届けられていない余罪が明らかになることも多い。すなわち，警察で認知している件数と実際の発生件数の間には大きな開きがあり，欧米で2～3割，日本では1割程度しか認知されていないと言われている（安田，2003）。

その理由にはさまざまあって（内山，2000；表1参照），加害者からの報復を恐れて訴えない例や，周囲に知られてしまうのではないかと恐れて訴えない例がある。筆者の経験したケースにも，本人が家族にもサポートが期待できないと話さずにいるケースや，被害を聞いた家族が世間体を気にして，訴えないように被害者を説得するケースがあった。その背景には，恥や（周囲からの，場合によっては親や本人の中にも）偏見の存在が考えられる。このような恥や偏見は，被害に遭ったことは取り返しの付かない傷で一生つきまとう，そうした被害に遭うのは遭う側に問題がある，といった考え方であり，こうした考えは回復の妨げになるだろう。

また二次被害の問題も重要であろう。産婦人科で内診を受けることが被害のフラッシュバックにつながる場合がある。警察でも，事情聴取，実況検分と被害を思い出させる場面が続く。さらに，裁判での証言なども大きなストレスとなりうる。

被害者は，日常への適応のために，出来事を解離し，回避し，忘れるように努め

表1 性犯罪被害を警察に届けない理由（内山，2000）

届けない理由(%)；複数回答	強姦 (N=110)	強制わいせつ(N=87)	全体 (N=204)
周囲に知られたくない	79.1 %	66.7 %	73.5 %
早く忘れたい	67.3	52.9	1.3
恥ずかしい	65.5	64.4	65.2
知られたくない	64.5	49.4	58.3
仕返しが怖い	55.5	43.7	51.0
迷惑がかかる	48.2	23.0	36.8
心の傷が治らない	48.2	36.8	42.2
司法過程の二次被害	46.4	41.4	44.6
世間体	40.9	31.0	37.7
被害は元には戻らない	37.3	31.0	34.3
司法過程の煩雑さ	24.5	33.3	28.9
証拠がない	17.3	8.0	13.2
パトカーは困る	14.5	9.2	11.8
警察とはかかわりたくない	12.7	5.7	10.3
届けるのが面倒	10.9	19.5	14.7
まともにとりあってくれない	7.3	8.0	8.3
たいした被害ではない	3.6	12.6	7.8
その他	3.6	2.3	2.9

ている。それでも PTSD 症状に苦しめられ，DSM-IV-TR の B 基準のような，フラッシュバック，侵入的な悪夢，ふとしたときに事件のことを考えている症状，C 基準の回避症状（男性恐怖，外出恐怖）やうつ的症状である興味の消失，D 基準の眠れない，集中できない過覚醒症状などに苦しむこととなる。

　症状は苦しいが，治療を考えても，思い出して語ることが苦痛で，話したところで，事実が消えるわけではないので助けになるようには思えない。薬物治療は睡眠の助けや，不安や抑うつ気分の緩和には有効であっても，記憶そのものへの対応はできない。実は，PTSD に関しては薬物療法よりも心理療法の有効性，効率性が示されている（van Etten & Taylor, 1998；van der Kolk et al., 2007）。現在有効性が示され，国際的な治療ガイドラインで推薦されている心理療法には，認知行動療法と EMDR（眼球運動による脱感作と再処理法）がある（Foa et al., 2000）。認知行動療法では，エクスポージャー（曝露）で条件付けられた不安反応の緩和を行ったり，認知的な説得による自責感の緩和が行われる。EMDR では，記憶の再処理ができる点が大きな特徴である（Shapiro, 2001）。そして，長い時間の経過を経て起こるはずの記憶の風化や変容がブロックされて起こらないという PTSD の状態を，ブロックを解除し，再開したり促進することができるのである。

II　性犯罪被害者への EMDR 治療

　これまでに，子ども時代の性虐待のサバイバーへの EMDR 治療について，子どもや成人を対象に，長期的な効果の維持も含めていくつか有効性が報告されている（Edmond & Rubin, 2004；Edmond, Sloan & MaCarty, 2004；Jaberghaderi et al., 2004）。
　ここでは筆者の経験した性犯罪被害者への EMDR 治療を紹介しながら，具体的な治療法や，回復過程について考えてみたい。

1）クライエント

　A子（25 歳）：生育歴は，原家族は両親と弟で，この 2 歳下の弟は高校から引きこもり（原因不明）である。大学からは実家（B市）を離れC市にひとり暮らしをし，仕事は事務職であった。

2）概　要

　被害前の状況：被害に遭う 10 日ほど前に人間関係でいやなこと（職場のスキー

旅行での他の部署の人たちからのいじめ）があり，パニック症状が出，不安定になり，心療内科受診を考えていた。

　性犯罪被害の状況：X年2月末，午後8時前に職場から帰宅する際，後をつけられ，全く気付かないまま，部屋に入り鍵を締めようとしたときに急に外からドアを開けられ，押し入られ首をしめられた。それから数時間体を触られた。犯人に見つからないように実家の親に携帯電話でメールして通報してもらい，翌日午前6時ごろ警察に保護され，犯人は捕まった。被害名は強姦致傷であった（余罪もあり，被害者は5人，4件の起訴があり，懲役11年，控訴中）。その日，病院で待っている間に機動隊員に事情聴取され，さらに警察内で女性警官に話す。1週間後に担当者が変わった。間取りを再現しての実況検分が辛かった。

　被害後の経過：被害直後3，4日は，麻痺があったが，肩を叩かれてビックリすること以外，苦痛の自覚はなかった。事件後，はじめて出社し，たまたま無言電話を受けたのをきっかけに，仕事に手がつかなくなり頭の中が真っ白になった。警察が行き帰り等護衛をしてくれたり，折に触れ電話で励ますなどしてくれた。しかし結局，仕事を続ける自信を喪失し退職した。この間，事件のあった自室には行かず，友人宅，親戚宅に身を寄せる。起訴を待って，約1カ月後実家に帰った。その後，抑うつ的になり，食事を受け付けず体重が減少した。

　実家（B市）に帰り，心療内科受診したが（狭い待合室，他患の話も聞こえる），苦痛は緩和されなかった。5月半ば転院し，カウンセリングと薬で軽快し，食欲は回復した。6月末に病院以外にも外出が可能になった。8月からX+1年1月まで，半年契約のアルバイトを勤めた。服薬も減り，10月半ばには通院終了となる。しかし，毎日，仕事中でも頭からいやなことが離れることはなく，何となく憂うつな気分が続く。警察の紹介で，同じ犯人からの被害者とメール，電話などの交流があり，不調の共有，その後のその被害者の軽快でEMDRの効果を知る。

　X+1年3月，一度C市に行く用事があり，1年ぶりに訪れた。一度，ホテルで怖いと感じることがあり（エレベーターに同乗した人が，不可解な行動で，つけてきているように感じ，走って逃げた），久々にパニックになり，泣きながら母親に電話した。普段は男性と話していてもあまり怖いと思うことはないが，たまに，ふと腕をあげる仕草とか，気付いたら後ろに誰かいるときに怖くなることがある。

3）治療経過

　7回の面接で治療が終結した。

- #1：インテーク
- #2：安全な場所（高校時代，犬を飼い始めたとき）の創造，スキー帰りに受けたいじめ（事件の10日前）をターゲットにEMDR実施（18セット，SUD（主観的障害単位）：6→3.5）。
- #3：スキー帰りに受けたいじめをターゲットにEMDR（12セットでSUD：1.5→1）。性犯罪被害をターゲットにEMDR（17セットでSUD：8→9）。
- #4：性犯罪被害をターゲットにEMDR（35セットでSUD：6→4）
- #5：性犯罪被害をターゲットにEMDR（31セットでSUD：4→1）
- #6：性犯罪被害をターゲットにEMDR（24セットでSUD：1.5→2）
- #7：犯罪のニュース報道をターゲットにEMDR（29セットでSUD：2→0；PC（置き換わるべき肯定的な認知）は「私は強い」に変化）

※終結9カ月後に手紙と電話でフォローアップを行った。

以下に第3から第7セッションで扱った性犯罪被害場面，およびニュース報道場面の処理を振り返る。

第3セッションでは，以下のような評価をした。「映像：押し倒され，首を絞められ，身体を触られた／NC（否定的な認知）：私は自分を守ることができない／PC（置き換わるべき肯定的な認知）：私は自分を守ることができる／VOC（その妥当性1〜7）：3／感情：恐怖／SUD（主観的障害単位0〜10）：8／身体部位：胸」。

これらの映像，NC，身体感覚に意識を向けて，眼球運動（25往復程度を1セットと数える）を加え，その時のイメージや体感を聞き，次のセットを加える。時には，変化が好転するようにイメージの変容などを提案する。

このセッションでは，苦しい被害場面の再体験を最小限にしようと，時間を事件後に経過させる試みをしている。最後のSUDは9と初めより上がっており，再体験したが，処理自体は進んでいない印象である。

次の第4セッションでの再評価では，「映像：押し倒され，犯人の頭の影，天井／NC：私は自分を守ることができない／PC：私は自分を守ることができる／VOC：3〜4／感情：嫌な気持ち，悲しい／SUD：6／部位：頭がもやっと重たい，胸」と報告を受けた。前回と同じように眼球運動を加えた。

このセッションでは，身体的な編み込み（身体状態を無力な状態から，抵抗する効力感を持てる状態へ変化させようとする試み）をねらって，クッション押しをさせたが，結果的には，さらに再体験を鮮明にさせたようであった。最後は両親がドアを開けるという実際にはない救助のイメージが出てきて，やや軽快した（SUD：4）。

第5章 性被害とトラウマ

　次の第5セッションでの再評価は,「映像：押し倒され,犯人の頭の影,天井／NC：私は自分を守ることができない／PC：私は自分を守ることができる／VOC：3／感情：もやもや／SUD：4／部位：胸」であった。
　以下は,このセッションでの眼球運動（⇔で示す）1セットごとのクライエントの報告で,（　）内は治療者からの言葉である。

　　⇔胸が苦しい⇔〃⇔〃（どこを変えたい？）家に入ってこなかったことに,チェーンをかけられなかったことに⇔犯人が立っている,鍵がかからない⇔ドアの外に誰か⇔ドアをガチャガチャ開ける⇔ドアが開く,知らない人と親⇔〃⇔〃（元へ戻って,SUDは？）6⇔『鍵をかけるな』と心で言っている⇔胸が苦しい（元へ戻って）⇔「声出すな（犯人の言葉）」（どうしたい？）声を出したい,突き飛ばしたい⇔ドアが閉まってどうしようもない,開けたい⇔開いてる状態で,壁に押さえている⇔押してたら,警察が来てくれた⇔捕まえてくれた⇔警察に事情聴取を受けている⇔〃⇔警察（元へ戻って,SUDは？）4⇔胸がモヤモヤ⇔警察が来てくれた⇔〃⇔胸はモヤモヤ（元へ戻って,SUDは？）2⇔パトカーに乗ったこと⇔パトカーに乗った後部屋に戻った⇔病院に行った⇔おばさんの家に世話になった（元へ戻って,SUDは？）1,新しいPC「私はやれる限りのことをした」VOC：7⇔7⇔7⇔自分で被害が終わってよかったと思った,7⇔7,（身体の違和感は？）胸⇔もやもや⇔感じない

　このセッションでは,被害の場面をイメージ中で改変する提案から,侵入時に自身が抵抗し,犯人が捕まる部分が中心的に出てきて,かなり進んだ印象である。
　次の第6セッションでの再評価は,「SUD：1.5,VOC：6.5」であった。
　このセッションでは,出来事全体を振り返り,被害にあった原因の帰属を自分のとろい性格に求める発想が出て,その日に起こった職場でのいやな出来事でも,やはり自責的な状態であった。さまざまな編み込みで職場の相手への攻撃がイメージできた。
　第7セッションでは再評価が「SUD：1,VOC：7」であったので,現在の引き金として,「映像：ニュースで被告が言い分を主張する裁判場面（殺された被害者の殺される前の気持ちを考える）／NC：私は弱い／PC：私は強い／VOC：5／感情：怖い／SUD：2／身体：胸」を取り上げた。

　　⇔胃がキュー,後頭部に痛み⇔まし⇔TV⇔被告が反省していない⇔「反省しろ」と言いたい,原告が「死刑にして欲しい」と言っていた（言いましょうか？）⇔言っても被告に響かない⇔殺したときどんな気持ちか問いただしている⇔殺された奥さん,赤ちゃんの顔,替わりに言う「私は苦しかった」犯人が自分の犯人とだぶる,自分が後遺症で刑を受けてるよう⇔こんなにしんどい思いをずっとしてきたし,被害者はみんな苦しんでる。殺されて,先があったのに,奪って,見合った刑を受けて欲しい⇔殺された人は何もでき

い，自分はしんどくて死ねたら楽，生きててもいいことないと思っていたが，殺された人に失礼⇔自分が犯人にいろいろ言ってるが口パクの感じ⇔「反省しろ」と両方の犯人（自分の犯人と報道の犯人）に言った⇔裁判所⇔「本当に反省しているか？」と言っている⇔今どこかで誰かが「助けて」と言っている気がする（元へ戻って，PC も一緒に）⇔何でもっと叫ばなかったんだろうと思ったが，叫んでたら殺されてたかも，時間が長かったので苦しかったが，冷静に落ち着かせて，助かろうと考えられた。今助かっているので，正しかったかも⇔包丁で犯人を刺さなくてよかった⇔新聞に出て，2ch で「メールする時間があったら逃げろ」に怒り，あーするしかなかった，あれが最善⇔実家に帰ってからのこと，しんどかったが，がんばった，こういう治療も見つけて，仕方なかった，終わったこと，今元気，あれほど悪いことはこの先ない⇔これを乗り越えられたら怖いものはない⇔友人の顔，支えがあるから大丈夫でがんばろう⇔友達からの電話「帰ったら遊ぼう」この先楽しいこと，就職活動，新しい人間関係，記憶がもっと薄れる，もっと楽に接することできる⇔過去1年嫌なことが引っかかっていた，スムーズにできたらいいな（思い浮かべて）⇔どっかで働いている，冗談が言えて笑っている姿（元へ戻って，SUD は？）0，(VOC は？) 6.5⇔さらに5セットで7以上（身体の違和感は？）なし。

このセッションでは，日常の中で事件を思い出させる刺激として，「ニュース報道」を扱っている。犯人への怒り，自分の取った行動の正しさ，今後の人生の希望的な展望が出てきた。回復の第3段階である人間関係の再構築（斎藤，2000）がイメージできている。

フォローアップを治療終結9カ月後に，手紙と電話で行った。「治療終結4カ月後に事務職に就職し，充実感，意欲を持って毎日を過ごしている。以前の心療内科に挨拶に行き，回復ぶりに驚かれた。一時的な悩みで『どうしたらいいかな？』と思うことがあっても，深刻に一生について考えてしまうことはほぼない。今でも記憶はすべて残っている。思い出そうとすればすべて浮かぶ。驚きやすさはある。昼寝から家族に起こされた瞬間にフラッシュバックで，泣き叫んで逃げたことがあるが，その後長く引きずりはしない。ずっととらわれてしまうことはない。仕事が忙しいときは，すっかり忘れてその仕事に没頭できる。営業所で日中一人になることもある。『今急に変な人が入って来るとどうしようもないな』とたまに考える。防犯ブザーを持って，警戒心を持っている。1年間のなげやりな毎日から，いろんなことをやり直そうと考えている。苦しくて苦しくて仕方ない人でも抜け出す道があることを知ってほしい」と語った（図1参照）。

4) 考　察

強姦致傷で，数時間恐怖を感じつつ，犯人に監禁された被害に遭った20代の女

第5章 性被害とトラウマ

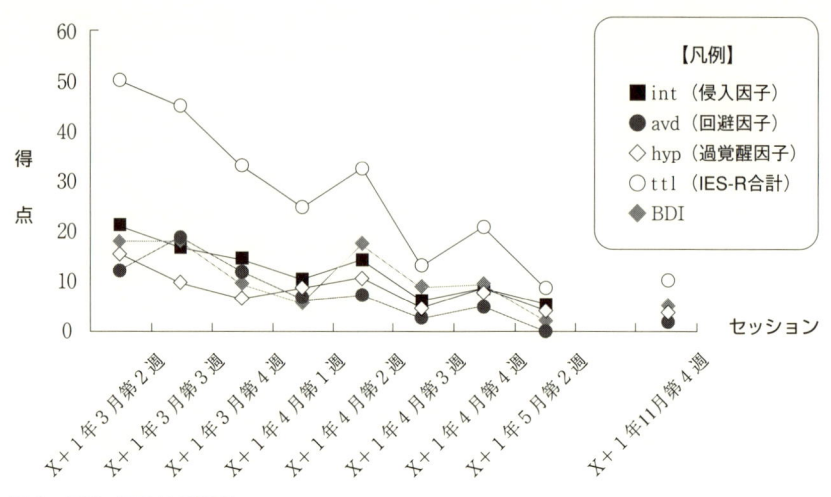

図1 BDI, IES-R の推移

　性は，約1年を経て，すでに回復期にあった。この回復には，犯人を自らの力で逮捕に結びつけている点，警察の対応が丁寧で，支えとなった点（電話での相談，護衛，カウンセラーの紹介，被害者仲間の紹介），家族の協力・理解，親戚の保護・援助（滞在，裁判の傍聴，環境作り），安心感のある心療内科での受診，アルバイト経験などが働いたと考えられる。被害の中で無力感を味わったにもかかわらず，その後の犯人の逮捕で自己効力感を失わなかったこと，周囲から十分なサポートを受けられていたこと，比較的早期にアルバイトという社会復帰を果たせた点が大きい。

　しかし，それでもいやな思いから解放されたわけではなく，一生引きずって生きていくと思っていた。被害者仲間のEMDRによる回復を観察し，「絶対よくなる，受けた方がいい」と勧められ，7回のEMDRを中心とした治療を受けた。被害のことに関しては，強い無力感を感じていたが，自身の抵抗や親，警察の救助というイメージの創出で効力感を回復した。また，自身の性格のせい，C市に来たことが間違いといった自責的な帰属からも解放され，職場の意地悪な上司，犯人への怒りの表出も行われた。こうした過程を経て，忘れて，仕事に没頭していられる瞬間や，充実感，意欲，「やり直そう」という気持ちなどを得ることができた。筆者は彼女がこれまでの回復と異なる質の高さを手に入れている印象を受けた。

III 今後の可能性

　以上，EMDRは，記憶を扱うが，詳細な被害の叙述を求めることはない。再体験の部分を長く求めることなく，イメージを肯定的に変えていくためのさまざまな試みができるので，その効果のメカニズムはエクスポージャーでの消去の手続きとは異なっている。これが再処理であり，クライエントにも治療者にもストレスが少ないゆえんである（市井，1997）。もとより，記憶そのものを消すことなどできようはずもないが，それでも記憶に伴う否定的な感情は大幅に減じることができ，むしろ肯定的な感情を増やすことができる。その中で，記憶を乗り越える自身の力の大きさに気づくことができ，再び社会参加し，"被害者"というアイデンティティからも自由になる選択も可能になるのである。

　最近ではRicciら（2006）が，認知行動療法での治療に追加的にEMDRを用いて性虐待の加害者が，かつて受けた性虐待被害の記憶の再処理を行うことの効果を報告している。すなわち，彼によると倒錯的な性思考や性覚醒が減少し，治療意欲や被害者への共感が増加したという。これは性虐待被害が次の性犯罪加害を引き起こす連鎖を断ち切る可能性を示唆している。治療意欲の薄い加害者に治療を行うことは，被害者の苦しみを考えると治療者としても抵抗を感じるかもしれない。しかし，次から次へと世代を越えて積み残されていく連鎖を断ち切ることの重要性を，大局に立って考えてみることは意義があるのではないだろうか。

文　献

Edmond T, Rubin A (2004) Assessing the long-term effects of EMDR : Results from an 18-month follow-up study with adult female survivors of CSA. Journal of Child Sexual Abuse 13-1 ; 69-86.
Edmond T, Sloan L & McCarty C (2004) Sexual abuse survivors' perceptions of the effectiveness of EMDR and eclectic therapy. Research on Social Work Practice 14-4 ; 259-272.
Foa EB, Keane TM & Friedman MJ (2000) Effective Treatments for PTSD : Practice Guidelines from the International Society for Traumatic Stress Studies. Guilford Press.
市井雅哉（1997）眼球運動による脱感作と再処理法（EMDR）の急性ストレス障害（ASD）を示した阪神淡路大震災被災者への適用：ストレス障害に対するストレスの少ない治療法．バイオフィードバック研究24；38-44.
Jaberghaderi N, Greenwald R, Rubin A, Zand SO & Dolatabadi S (2004) A Comparison of CBT and EMDR for sexually-abused iranian girls. Clinical Psychology & Psychotherapy 11-5 ; 358-368.
Ricci RJ, Clayton CA & Shapiro F (2006) Some effects of EMDR on previously abused child molesters : Theoretical reviews and preliminary findings. Journal of Forensic Psychiatry & Psychology 17-4 ; 538-562.
斎藤学（2000）児童期の虐待によるPTSDの治療．In：中根允文・飛鳥井望編：臨床精神医学講座 外傷後ストレス障害（PTSD）．中山書店．
Shapiro F (2001) Eye Movement Desensitization and Reprocessing : Basic Principles, Procedures, and

Protocols (2nd ed). Guilford Press.（市井雅哉監訳（2004）EMDR —外傷記憶を処理する心理療法. 二瓶社.）

内山絢子（2000）性犯罪被害者の被害実態とニーズ．刑政 111-5；38-48.

van der Kolk BA, Spinazzola J, Blaustein ME, Hopper JW, Hopper EK, Korn DL & Simpson WB (2007) A randomized clinical trial of eye movement desensitization and reprocessing (EMDR), fluoxetine, and pill placebo in the treatment of posttraumatic stress disorder：treatment effects and long-term maintenance. Journal of Clinical Psychiatry 68；10, 1-10.

van Etten ML & Taylor S (1998) Comparative efficacy of treatments for posttraumatic stress disorder：A meta-analysis. Clinical Psychology & Psychotherapy 5；126-144.

安田貴彦（2003）警察における性犯罪被害者対策．警察學論集 56；44-69.

第 6 章

DV・児童虐待とトラウマ

第 1 節

児童養護施設での環境療法と心理療法

森田喜治

Key Words：児童虐待，対人関係システム，環境療法，治療的アプローチ

I　虐待によるトラウマ

　Freud S によると，トラウマは，防壁破壊によって心的装置に影響を及ぼし恒常原則に従って刺激を処理しきれなくなった状態になることをさす。さらに Freud S は，その治療に当たっては，除反応することで解消していくことを述べ，これは現在のトラウマ治療でも用いられている。

　しかし，それは，自然災害や，人災を含め一時的に，激しいトラウマティックな体験をすることによって生じる状態である。さらに重篤な心的外傷体験は，他の出来事と同じように，処理される記憶の中に貯蔵されることはなく，過去の体験に統合される代わりに，それらは分離したままの状態になっているようで，一部または全部が意識的認識外に存在することになる（James B, 2003；邦訳 p.21）。そして，それは，自分の内部に外部から侵入した異物として認知され，常にそれらの異物によって，苦痛を味わわせられることとなる。

　しかし，虐待による子どものストレスはこれらのトラウマ状況とは違い，虐待によるストレス状況が，長期にわたって継続し，繰り返されることになり，そのストレスフルな環境の中で生活することを余儀なくさせられ，子どもたちはその環境に順応していくことを強要されることになる。そのため，被虐待児が抱える心の状況は，災害などによって負わされるトラウマとは多くの点で違いがある。虐待は，一時的，集中的に起こる強度のストレス状況とは違い，長期にわたり，いつ終わるともしれないストレス状況が継続することになる。しかも，それらの状況は，子どもにとっては最も信頼し，また，これらのトラウマティックな体験となる災害から自

分たちを守り，依存の対象あるいは，信頼し，協働し，生活の中の重要な位置を占める，親や近隣の人（学校においては同級生）によって行われる行為である。そのため災害等によってもたらされる心の傷つきが，後遺症として PTSD の症状を呈するのに対して，虐待の場合は複雑性 PTSD の症状を呈し，区別する必要のあることが提唱されている。複雑性 PTSD を以下に示す。

複雑性外傷後ストレス障害
1) 全体主義的な支配下に長期間（月から年の単位）服属した生活史，実例には人質，戦時捕虜，強制収容所生存者，一部の宗教カルトの生存者を含む。実例にはまた，性生活および家庭内日常生活における全体主義的システムへの服属者を含み，その被害の実例として家庭内殴打，児童の身体的および性的虐待の被害および組織による性的搾取を含む。
2) 感情制御変化であって以下を含むもの。持続的不機嫌，自殺念慮への慢性的没頭，自傷，爆発的あるいは極度に抑止された憤怒（両者は交代して現れることがあってよい），強迫的あるいは極度に抑止された性衝動（両者は交代して現れることがあってよい）。
3) 意識変化であって以下を含むもの。外傷的事件の健忘あるいは過剰記憶，一過性の解離エピソード，離人症，非現実感，再体験であって侵入性外傷後ストレス障害の症状あるいは反芻的没頭のいずれかの形態をとるもの。
4) 自己感覚変化であって以下を含むもの。孤立無援感あるいはイニシアティブ（主導性）の麻痺，恥辱・罪業・自己非難，汚辱感あるいはスティグマ感，他者とは完全に違った人間であるという感覚（特殊感，全くの孤在感，分かってくれる人はいないという思いこみ，自分は人間でなくなったという自己規定が含まれる）。
5) 加害者への感覚の変化であって以下を含むもの。加害者との関係への没頭（復讐への没頭を含む），加害者への全能性の非現実的付与（ただし被害者の力関係のアセスメントの現実性は臨床家よりも高いことがありうるのに注意），理想化あるいは逆説的感謝，特別あるいは超自然的関係の感覚。
6) 他者との関係の変化で以下を含むもの。孤立と引きこもり，親密な対人関係を打ち切ること，反復的な救助者探索（孤立，引きこもりと交代して現れることがあってよい），持続的不信，信条体系の受容あるいは加害者を合理化すること。
7) 意味体系の変化，維持していた信仰の喪失，希望喪失と絶望の感覚，反復的な自己防衛失敗。

さらに van der Kolk BA et al. (1996) は，被虐待児の診断基準を DESNOS (Disorders of Extreme Stress Not Otherwise Specified；他に特定されない極度のストレス障害) として試験的にまとめているが，以下にその内容を示す。

DESNOS
A：感情覚醒の制御における変化
　1) 慢性的な感情の制御障害。

2）怒りの調整困難。
　　3）自己破壊行動および自殺行動。
　　4）性的な関係の制御困難。
　　5）衝動的で危険を求める行動。
　B：注意や意識における，変化
　　1）健忘。
　　2）解離。
　C：身体化
　D：慢性的な人格変化
　　1）自己認識における変化：慢性的な罪悪感と恥辱感，自責感，自分は役に立たない人間だという感覚，取り返しのつかないダメージを受けているという感覚。
　　2）加害者に対する認識の変化：加害者から取り込んだ歪んだ信念，加害者の理想化。
　　3）他者との関係の変化。
　　　（a）他者を信頼して人間関係を維持することができないこと。
　　　（b）再び被害者になる傾向。
　　　（c）他者に危害を及ぼす傾向。
　E：意味体系における変化
　　1）絶望感と希望の喪失。
　　2）以前の自分を支えていた信念の喪失。

　しかし，これらの行動化や子どもたちの個々の世界に定着させられる問題は，これらのトラウマの考え方だけでは説明しきれないものがあるように思える。

Ⅱ　トラウマの類型

1）誕生後数年の後に起こる虐待的行為

　家庭の崩壊や，義父，義母による虐待，学校でのいじめによる虐待的体験（School Abuse）等は，幼少の頃の親の肯定的，平均的な関係が継続して後，何らかの原因で，家庭が崩壊したり，父母の離婚や死別によって，義父，義母からの虐待的行為があったりした場合でも，子どもたちは以前の肯定的，平均的な環境での生活体験を原体験として持っている。その後，家庭の状況や親のかかわり方によって，非日常的な体験をすることになり，一般的な災害によるトラウマ体験とその性質を同じくすることが考えられる。そのために，もたらされるPTSD状況は，単純性PTSDに近い性質を帯びてくる。児童養護施設で生活する子どもたちでも，単純性PTSDの状況で虐待を体験している子どもたちの場合は比較的，対人関係の問題も少なく，激しい反応を示すことは少ない。また，治療的アプローチの際にも，施設に救われた後，安心して施設での生活を送る子どもたちも多い。虐待がど

れだけの期間継続したのか，虐待のスタイルがどのタイプ（①身体的虐待，②性的虐待，③心理的虐待，④ネグレクト）に属するのか——たいていは複合している場合が多い——，虐待を受けた子どもの年齢はいくつのときであったのか，といったことに応じてその行動の表れ方に違いのあることが示されている（Crosson-Tower, 1989 ; pp.231-234）。つまり，彼らの傷つきの具合も子どもの発達との関連で見ていかなければ，その治療の方法，子どものストレスの具合，発達的な遅れを認識することはできないだろう。

2）誕生後早期から見られる虐待的行為

　虐待は，子どもが生まれる以前からはじまっている場合がある。母親が妊娠していることに気づいた時点から，すでにその子どもを拒否している場合がそれに当たる。すなわち妊娠後も，薬物，喫煙，アルコールなどを，胎児の成長に影響を及ぼすということを知っていながら，継続するなどの行為である。また，胎児を守り，誕生を待ち望み，話しかけたり，さすったり，胎児にとって肯定的な行為を行おうとする行動が見られず，否定的な言葉を投げかけることを繰り返すこともある。また，家庭の雰囲気に，暴力的，ネグレクト的な環境ができあがっており，また望まない妊娠の中で，子どもが誕生することなどによって，誕生以前に虐待的環境が成立していることもある。また，その環境の雰囲気が必ずしも，子どもを拒否するものでなくても，虐待の情緒的特徴を備えた両親によって環境が形成されているために，親の他者とのかかわり方や日常の両親の行為を目撃することによって，子どもが虐待的な雰囲気を確定的なものと感じ，その中で，子どもが親の持っているパーソナリティ特性を身につけることもある。そのために，子どもたちはその親から与えられた対人関係のあり方，思考の方法，他者の認知の方法を受け継ぎ，被虐待児特有の行動特性を身につけていくことになる。彼らの行動化は，日常ではありえない行動としてとらえるよりは，彼らに根付いてしまっているパーソナリティの特性の現れと理解できよう。

　被虐待児の特性である再現性の中で説明されているように，彼らが虐待体験によって被虐待的人間関係を再現しているととらえるよりは，その行動そのものが彼らの家庭の中で身につけてきた行動特性の現れであり，文化であると考えられる。そのため，彼らにとっては経験のない肯定的，平均的とされている対人関係をとることができなくさせられてしまっているととらえるほうが理解しやすい。

　我々は，日常，当たり前の生活（それぞれの家庭で多かれ少なかれ細かな点での差はあるものの，ほぼ平均的な生活）を送っている。しかし，その日常性の中に，

子どもたちが体験したことのない，その日常性を破壊するような，理解しがたい出来事が侵入した場合に，心の傷として内的世界にその体験を定位させることになる。それにはとりあえず，平均的な日常を体験していることが前提となる。しかし，早期に見られる虐待は，彼らがその平均的な生活体験すら持ち得ない状況におかれていることが想像される。それらの体験は，彼らの生活が，トラウマティックな生活環境であるというよりは，それそのものが彼らの生活であって，平均的な家族の中で体験するべき，さまざまなものは，彼らの体験の中には見受けられない。しかも，彼らの虐待的な環境においては，親が子どもに示す「当たり前ではない」とされる行動特性を，「当たり前の」生活，対人関係であると理解し，苦痛に満ちた生活であったとしても，その生活の中に，順応していくべきパーソナリティの特性を学習し，それを一つの文化として身につけることになる。子どもはその初期の段階では，親が自分に示す行動を特別なものとして体験するのではなく，その苦痛に耐え，その生活環境の中で生きていく術を身につけることになる。子どもは虐待し無視するものへの病的愛着を起こしやすく，さらに児童は自分の幸福，自分の現実，自分の生命の犠牲をも厭わずこの愛着関係を失うまいとする（Herman, 1999；邦訳 p.150）。

　子どものもつこの特性のため，彼らは，虐待的環境の中で，自己の対人関係のあり方を学び，また，その環境を特別なものであるという認識を持たず，親の関わりを取捨選択するのではなく，それを当たり前の生活であるという認識のもとで身につけていくことになる。それらが彼らのパーソナリティを形作ることになる。そして，それが，日常彼らが他者と出会い，他者と関わりを持つときのスタイルとして身につけ，その方法を持って対人関係を形成することになる。そのため，これらの行動特性は，トラウマによる行動と呼ぶよりは，パーソナリティに組み込まれてしまった一つのシステムと呼ぶことができる。子どもは親の関わり方を「ものそのもの」として受け入れ，それをパーソナリティ内に取り込む。あるいは子どもは親のあり方を体験的に獲得し，それらをもとにして将来の人間関係を結ぼうとするのである。しかも，それは簡単に捨て去ることはできない。

　森田（2006）は，それを各家庭の中に見られる「文化」と称し，彼らが特有の文化の中でパーソナリティを成長させ，しかも，そこで成長させられたパーソナリティは彼ら自身の文化をさらに作りあげることになることを述べている。施設に入所してくる被虐待児の処遇の難しさは，ここにある。我々が生活の中で体験してきた文化，平均的な家庭の文化とその性質に違いがあるために，被虐待児も虐待を受けてこなかった子どもたちも，その関わりにお互いが戸惑う。しかも，彼らが示す行

動の多くは，彼らの文化では当たり前であったものが，平均的な家族で育った子どもたちのそれとはその形態にしても，人への認識にしても，大きな違いがあるために，関わりには四苦八苦するのである。

Ⅲ　治療的アプローチ

　これらの被虐待児の文化を変化させることは，治療的なアプローチだけではなく，生活そのもの，人間関係そのものを変化させる体験を必要とする。しかし，彼らの持つ，彼ら固有の「文化」では抱えられない体験を施設に入所した当初体験することになる。彼らが平均的な関わりに触れたときに，彼らの体験してきた文化との違いを体験するため，彼らは，一旦傷つきを覚えることになる可能性がある。前述したように，彼らが生後初期の段階で元家族で体験した出来事はトラウマと呼ぶよりは，彼らの「文化」であると理解できるだろう。

　虐待による治療的アプローチはさまざまな方法が模索されており，それらがすべて適しているかどうかはわからない。虐待の事実を認め，それに直面し，そのときの感情を呼び起こすことで除反応していく方法がとられることが多い。しかし，児童養護施設でのセラピーでは，それが赤裸々に語られることはまれで，むしろ，遊びの中で象徴的に表現されることが多い。

　子どもの虐待体験の事実を具体的に語らせることを目的としてセラピーすることには，少々危険がつきまとう。子どもは，自分の受け入れられない事実については，無意識の深みに沈め，現実の生活を維持するため，意識に上らないようにする傾向があり，当時抑圧された欲望の満足を象徴する対象や，あるいは逆にその子どもが従わざるを得なかった抑圧を象徴する対象と結び付いている（Charrier, 1970；邦訳 p.22）。そのため，抑圧された諸要素は，一致団結し，ついには抑圧の障壁を力ずくで打ち破って，当人の知らぬ間に，回り道を通って表現される。一見無意味な行動（夢，言い間違い，失錯行為）やばかげた行動（神経症的症状）の隠れ蓑をかぶって象徴的に表現される（Charrier, 1970；邦訳 p.26）。子どもの自我が成長し，その事実を受け入れられる準備が整ったときに子どもは具体的にその内容を表現するようになるが，しかし，それまでの間は象徴的な形で心の中に沈められているストレスを表現する。すなわち，被虐待児に対する治療的アプローチは，基本的には肯定的，平均的生活体験を回復させることであり，さらに，ストレスによって負わされてしまった傷の治療を行うことが必要になる。さらに，その治療法については，治療者が臨床的に被虐待児と向き合いながら方法を模索し，さらに，一つの治療法

にこだわるのではなく，子どもに応じた療法を治療者自身がなじんだ方法の上に積み重ねていくことが必要であろう。セラピストになじまない新たな療法は，その効果が一時的に見られるかもしれないが，長期的な治療を視野に入れてなじんだ治療法の可塑性を考慮しながら進めていくのが肝要であろう。

文　献

Charrier J (1968) L'Inconscient et la Psychanalyse. Presses Universitaires de France. (岸田秀訳 (1970) 無意識と精神分析. せりか書房.)
Crosson-Tower C (1989) Understanding Child Abuse and Neglect. Allyn & Bacon.
Herman JL (1992) Trauma and Recovery. Basic Books. (中井久夫訳 (1999) 心的外傷と回復. みすず書房.)
James B (1994) Handbook for Treatment of Attachment-Trauma Problems in Children. Lexinton Books. (三輪田明美ほか訳 (2003) 心的外傷を受けた子どもの治療. 誠信書房.)
森田喜治 (2006) 児童養護施設と被虐待児. 創元社.
van der Kolk BA et al. (1996) Traumatic Stress：The Effects of Overwhelming Experience on Mind, Body, and Society. Guilford Press. (西澤哲監訳 (2001) トラウマティック・ストレス. 誠信書房.)

第2節

被虐待児への心理療法の実際

杉村省吾

Key Words：児童虐待，PTSD，発達障害，ポスト・トラウマティック・プレイセラピー

I　はじめに

「安全な基地」としての保護者による暖かい養育を喪失し，虐待的行動に遭遇すると，子どもは保護，信頼関係が欠如し，親子間で体験を語り紡ぐことの不足から家族から孤立し，無力感を抱いたり，対処不能に陥ったり，発達段階における課題の未達成が生じてくることも稀ではない。

子どもが，学校場面で連日続く陰湿ないじめ，家庭で繰り返される凄惨な虐待などの慢性的で反復性のトラウマを経験すると，さまざまな心理的問題が惹起されてくることになる。すなわち症状面ではPTSD（外傷後ストレス障害）症状や愛着障害が生じたり，行動面では多動性や攻撃性が高じてきたりする一方で，人の言いなりになるといった受動性が高くなったり，自己価値観の低下をまねき，時として発達の遅れなどが生じてくることもある。

これらの被虐待児への心のケアの目標は，まず日常生活での安全と保護の確保であり，つぎに新しい仲間づくりを行い，その信頼の絆をベースとして明瞭な対人ルールを形成し，自己価値の回復を図ることである。被虐待児への個人の心理療法の目標は，ポスト・トラウマティック・プレイセラピーの中で，彼らの感情を受容しながらトラウマの意識化を促進し，最終的には日常生活との再統合を図ることである。

II　児童虐待の実態

ところで2007年があけた1月6日のメディア各紙は，「児童虐待立ち入り強化——

親に呼び出し命令」などの見出しで，児童虐待防止法の再改正の可能性について，たとえば以下の通り報じている。「与野党は，急増する児童虐待に歯止めをかけるため，児童虐待防止法を改正する方針で一致した。虐待を早期に発見，是正できるように，全体的に親の権限を弱め，行政が問題に介入しやすくするのが狙いである。虐待の疑いがある保護者に対し，知事が呼び出し命令を出し，応じない場合は児童相談所が保護者の住居に立ち入り調査できる制度を創設する。児童との面会制限などに違反した場合，罰則を科すことも検討している。与野党は 25 日招集予定の通常国会に議員立法で改正案を提出し，成立を図る考えである」とのことである（讀賣新聞朝刊，2007年1月6日）。

　図1に示すように厚生労働省が発表した児童相談所における平成 17（2005）年度の児童虐待相談対応件数は 34,472 件で，統計を取り始めた平成 2（1990）年度を1とした場合の約 30 倍，児童虐待防止法施行前の平成 11（1999）年度に比べ約3倍と年々増加している。平成 16（2004）年度に大幅に増加したのは，平成 16（2004）年 10 月の改正児童虐待防止法の施行により，通告対象の範囲が「虐待を受けた子ども」から「虐待を受けたと思われる子ども」に拡大されたことに起因していると思われる。また，社会的関心を集めた痛ましい事件の発生なども相まって，国民や関係機関に，児童虐待防止についての認識や理解の高まりが見られることなどが主な増加要因と考えられている。

　アメリカでは年間 300 万件ほどの児度虐待件数があると言われ，日本はアメリカ

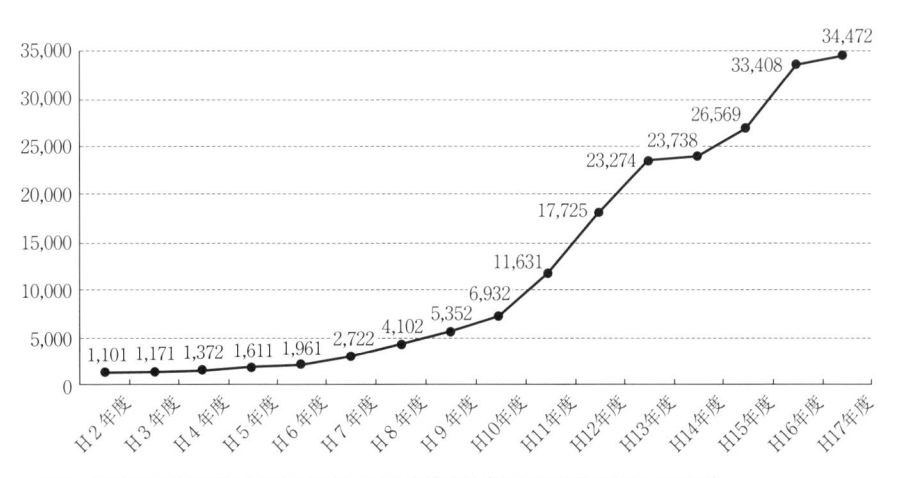

図1　過去の虐待相談対応件数の推移（厚生労働省社会福祉行政業務報告，2006）

の100分の1程度の発生件数であるが，15年間で約30倍という異様な増加率を考慮すると，先述の議員立法による法改正によって抑止効果を上げるという施策もあながち期待できないわけではない。しかし長年，病院臨床や学校臨床で児童虐待事例に接してきた筆者としては，単に義務や罰則の法的規制というハード面の強化のみでは，根本的な解決にはなりにくいのではないかと感じている。というのは児童虐待事案の多くは，親から子へと世代間伝達をしており，しかもしつけと虐待の境界線が不明確であって，自らとった行為が虐待と認識していないことも多いからである。したがって法規制の強化と同時に，それとは対極にある生活環境療法や温かい共感的・支持的な心理療法の促進も必要不可欠であると考えている。

本節で取り扱う被虐待児への心理療法の実際例は，児童虐待防止法が発布されたり改正法が施行されたりする以前に筆者が関わった自験例である。その当時は現在ほど虐待件数も多くなく，対処方法も明確になっていなかった時期の事例で，断続的ではあるが通算4年間124セッションかかって終結したケースである。終結時点で本人とその保護者にインフォームドコンセントが得られているが，当該家族の福祉を損ねることのない程度にアレンジしてあることをお断りしておきたい。

Ⅲ　虐待によるPTSDからの回復過程

対象児：男児A男（初来談時3歳10カ月，終結時7歳9カ月）。
家族構成：継父（37歳），実母B（28歳），異父兄長男（9歳），本児A男（異父，次男3歳），異父妹長女（1歳），異父妹次女（5カ月）の6人家族。

1）主　　訴
児童虐待によるPTSDの疑い。確定診断ではないが，現実にないことを言ったり悪夢などのフラッシュバックがある。表情が少なく記憶力の低下などの回避行動がある。母の仕草におびえたり不眠などの過覚醒がありPTSDの可能性がある。

2）既往症状
言語発達遅滞（言葉がハキハキ言えない），夜泣き，夜驚，爪噛み，おもらし，悪夢，なかなか寝ない，母親が髪をなでつける仕草だけで，自分の頭を畳にぶつけるなどの退行的自虐行為が見られる。

3）家庭環境

母親B自身，乳児期に実母を亡くす。4年後に再婚した祖父（Bの実父）と継祖母（Bの継母）は，日頃から経済的な問題で夫婦間の軋轢が絶えず，母親Bに対して相当に虐待的であった。Bも実子の妹を偏愛する継祖母になつけず，親子喧嘩ばかりしていた。Bは中学時代からグレ出して家出を繰り返していた。継祖母も幼児期より環境に恵まれず，両親から虐待的な養育を受けていた。Bは最初の夫とは家出中に知り合い，17歳で結婚し長男が誕生。その後，第一夫は短期間の結婚生活を経て自殺で死別。第二の夫との結婚生活は悲惨で，Bの連れ子の長男に身体的にも精神的にも虐待を加えるので，長男と次男のA男を実家の継祖母に預けて昼夜仕事に出た。その頃は母子ともにノイローゼ状態であったという。自分が継祖母に悪感情を持っていることを相手も感じているのか，子どもたちは継祖母から精神的に親身に可愛がられることが少なかった。母親はこの間，昼夜働いていて，子どものいる煩わしい家庭に帰宅するのに気分が重かったという。

4）来談経緯

本事例は養育者の虐待行為により，子どもが上腕部骨折の重傷を負い，病院に救急隊を通じて搬送されてきたケースである。結論的に言えば，夫婦による身体的暴力は認められたが，子どもが4人とも幼少であり，両親の養育がなければ子どもたちは児童養護施設に入所せざるを得なくなる。したがって，今後，虐待を繰り返さず，医師の診察と臨床心理士の定期的なカウンセリングを継続して受けることを条件として受理されたものである。この時点で両親の事例発表へのインフォームドコンセントがなされている。

5）医学的診断

紹介状による身体所見：某医大小児科の主治医の紹介状を持参して来談。左側上腕部骨折，ギプス固定中。脳波は突発性の異常波（−）背景波も異常なし。脳波レベルは3歳程度。微細運動に障害を認め，微細脳機能障害が疑われる。

その他の所見：耳鼻科所見では聴力は正常。言語は単語と2語文を発する程度。複雑な家庭環境で児童虐待も疑われるとの記載があった。

生育歴：生下時体重2,980g，栄養法は人工，新生児黄疸軽，離乳開始4カ月，同終了12カ月，定頸5カ月，独座8カ月，始歩1歳11カ月，始語2歳6カ月，排尿自立3歳6カ月，排便自立4歳，摂食自立3歳10カ月。全般的に軽度の発達遅滞が見られる。

6）インテーク面接

インテーク時の本児の臨床像：初回面接で母子分離が困難であったため，プレイルームでの母子合同面接に切り替える。かなり強い斜視で視線はセラピスト（以下，Th）の後方を眺めているようで合いにくい。何か喋っているようであるが，単に単語の羅列のように聞こえて，ダイアローグになりにくく，知的・情緒的発達障害が疑われた。裸足のままでスリッパを履かず，手足はかなり汚れている。母親の服装に比べ，着衣はお粗末で垢汚れている。Th と対していてもどこか怯えた様子で，いつも母親の一挙手一頭足をソーッと窺っているような印象を受ける。

面接期間：本児 A 男，3 歳 10 カ月～7 歳 9 カ月の約 4 年間，通算 124 回面談。

見立てと面接方針：主治医の診断は，児童虐待による PTSD および発達障害の疑いであったが，これに加えて，生育歴・既往症から反応性愛着障害が中核にあると思われたので，面接方針としては，両親には共感的・支持的なカウンセリングを，患児には受容的なポスト・トラウマティック・プレイセラピーを並行して実施することにした。

7）心理アセスメント

①発達テスト・知能テストの推移

本事例は，約 4 年間にわたる面接期間に 3 歳時，5 歳時，および 7 歳時に 2 回と通算 4 回にわたって発達テストや知能テストが実施されている。それを示したのが表 1 である。これを見ると 3 歳 10 カ月時に新版 K 式で DQ が 65 であったのが，4 年後の 7 歳時には鈴木ビネー法で IQ が 101 に達している。再検査の信頼性と妥当性が検証されている発達・知能検査でここまでの成長発達が見られたのは，筆者の初めての経験であり大きな驚きと喜びであった。特に 7 歳 9 カ月時に実施した検査は，本児が宿題も順調にこなし，成績が向上してきた頃で，母親からの希望による検査であった。生育歴から判断すると，本児が遺伝的にも出生後の家庭環境にも決して恵まれたものとは言い難いが，カウンセリングによる保護者の養育態度の変容や，遊戯療法による本児のエンパワーメントの影響が多少なりとも知能の成長に影響したのではないかと筆者は感じている。ちなみに，杉山（2007）は，子どもの広汎性発達障害には，強い遺伝的成因が認められるものの，養育者に対しても治療的対応を講じることで，子どもの発達に著しい進展が見られることを指摘している。しかし，本児が 3～5 歳時には表 1 に示すように確かに知的な発達障害が見られ，その現実に直面した養育者の当時の悲嘆感情には思いあまるものがある。津崎（1992）は，わが子の障害告知を受けた養育者がショックから立ち直り，障害を受容し理解

表1　発達テスト・知能テスト結果

回数	第1回	第2回	第3回	第4回
年齢	3歳10カ月時	5歳1カ月時	7歳3カ月時	7歳9カ月時
形式	新版K式	新版K式	鈴木ビネー式	鈴木ビネー式
暦年齢	46カ月	61カ月	87カ月	93カ月
発達年齢	29.9カ月	40.9カ月	82.6カ月	93.9カ月
IQ			95	101
DQ	65	67		

を深めていく過程を，①ショックの段階，②障害否認の段階，③悲しみ・怒り・諦めの段階，④適応の段階，⑤再起の段階，の5段階に分けて考察している。養育者の中には我が子が障害を持つことによって，人間としてすばらしい人格的成長を遂げていく人にも筆者は多数出会ってきた。しかし苦悩と現実の狭間で揺れ動く不安定な心情に，周りの偏見と誤解が加わると，時として障害児が被虐待児に追いやられていく現実もまた筆者は過去に見てきた。本事例では初期段階での養育者への支持的な理解と支援が課題であったと思われる。

②人物画とバウムテスト

　図2は本児が保育所の年長組時代（5歳時）の母の日に「おかあさん」と題して描いた絵を思い出してプレイルームで再び，描画したものの模写である。髭を生やして怒った顔の女性像が描かれているのが特徴としてあげられる。実在の母親像ではなく，本児のイメージの中の「母なるもの」の表現と思われる。図3は7歳時に実施した鈴木ビネー知能検査と同時に実施したバウムテストの模写である。この頃には知的にもIQが95まで伸びていて，バウムテストの幹幅の太さや一部二線枝描写，実・葉の表現も見られ年代的に見れば平均的な作品となっている。幹上は複雑に枝分かれしており，知的レベルの修復を予感させるものとなっている。ただ惜しむらくは外界との接点や対人関係を表す葉の描写が少ないのが，本児の当時の姿の反映かと思われる。図4はプレイセラピー中期の怪獣とウルトラマンエースの戦いのポスト・トラウマティック・プレイの様子である。

③幼児・児童性格検査の推移

　TK式幼児・児童性格検査は，患児自身に実施する性格検査ではなく，保護者が判断する子どもの性格検査である。本事例では来談当初と4年後の終結時に検査さ

図2　5歳時の人物画

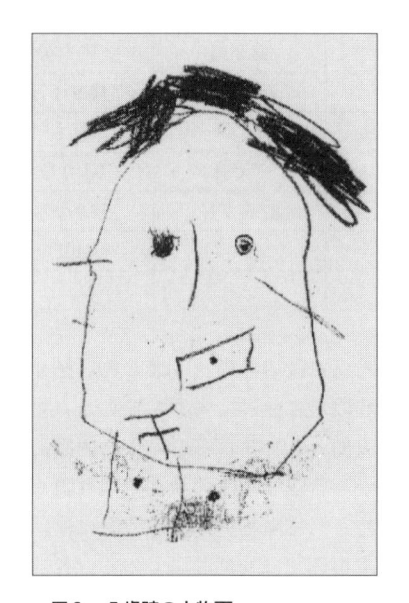

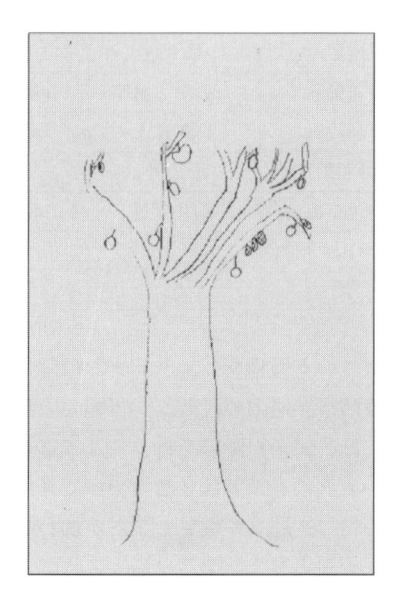

図3　7歳時のバウムテスト

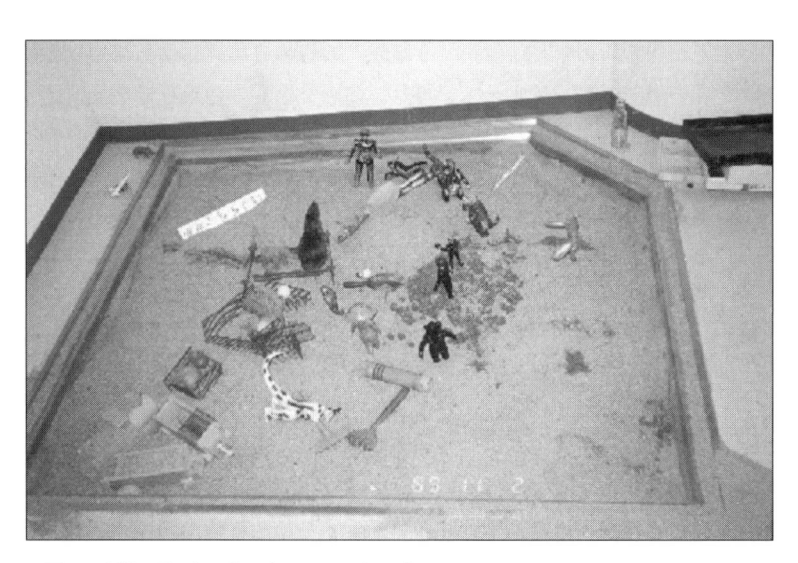

図4　中期のポスト・トラウマティック・プレイ

れており，それを示したのが表2である。保護者による判断なので，本検査が児童の性格を正確に反映しているとは断定できないものの，少なくとも危険領域項目が初期には5項目であったのが，終期には2項目に変化しており，母親が本児の性格的変容を肯定的に評価してきたことを窺わせる。

④親子関係診断テストの推移

本児に対する両親の養育態度を表3に見ると，父母とも心理療法初期には危険地帯が多かったが，終期には逆に安全地帯が増加していることがわかる。とりわけ母親の消極的拒否や矛盾した態度が減少し，比較的安定した養育態度に徐々に変化していったことが窺える。

表2　幼児・児童性格診断検査結果

	第1回	第2回
生活年齢	3歳11カ月時	7歳9カ月時
危険領域	自制力なし 攻撃・衝動的 家庭に不適応 退行的 依存的	攻撃・衝動的 個人的不安定
要注意領域	個人的不安定 顕示性強　社会性なし 神経質 情緒の不安定	顕示性強 家庭へ不適応 自制力なし 退行的

表3　親子関係診断テスト結果

	第1回		第2回	
生活年齢	3歳11カ月時		7歳9カ月時	
	母親	父親	母親	父親
危険地帯	消極的拒否 積極的拒否 厳格　干渉 矛盾	消極的拒否 矛盾	積極的拒否 厳格　干渉 溺愛	干渉
中間地帯	期待　溺愛 不一致	積極的拒否　期待 干渉　溺愛	不安　矛盾	消極的拒否 積極的拒否　溺愛
安全地帯	不安　盲従	厳格　不安 盲従　不一致	消極的拒否　期待 盲従　不一致	厳格　期待　不安 盲従　矛盾　不一致

8）ポスト・トラウマティック・プレイセラピーの変容過程

面接回数通算124回，断続的に4年間におよんだ本児の遊戯療法過程のすべてを記載することは，紙数上とうてい不可能なので，トピックス的な内容のみを一覧表にしたのが次の表4である。

初回，言語によるコミュニケーションが難しかった本児が初期ではポスト・トラウマティック・プレイと思われる怪獣同士の殺し合いを展開していった。中期では新幹線を建設し，それを怪獣が破壊し，その怪獣をウルトラマンがやっつけるというテーマとなる。後期にはボール遊びなど関係性が形成されたThとの間のインタラクションの多いプレイで終わっている。これらの一連のプレイを総覧すると，本児が外傷後のプレイセラピーを通じてマスタリー（mastery）を行ってきたことが窺える。マスタリーというのは人が強いショックを受けた際に，そのショックとなった出来事を認知的にあるいは行動的に繰り返すことによって，そのショックを和らげていくことである（Terr, 1990；西澤, 1994）。虐待を受けた子どもたちは，Thという安心できる存在に見守られながら，プレイを通じて能動的な立場でマスタリーのプロセスを経験していく。以前には親からの虐待という圧倒されるような出来事を，単に受け身的に体験せざるを得なかったものが，今度は安全が保証されたプレイルームの中で，自ら能動性やコントロール感を持って再体験することが，マスタリーとしての治療効果となって現れるのである。ちなみにテア（Terr, 1990；西澤, 1994）は被虐待児のポスト・トラウマティック・プレイの特徴として，①反

表4　A男のプレイセラピーの推移

	プレイセラピーの概要
初期	表情が暗く，上目遣いにThを観察している。しきりに喋っているが，独語に近く，了解が困難である。プレイには関心があるらしく，怪獣同士の戦いが繰り返される。 ようやく視線も合うようになり，Thの存在も意識して楽しく遊べるようになる。 玩具を隠して持ち帰ろうとする。
中期	「……だから……しようか」としきりに言うが，意味が不明瞭で，状況にマッチしていないことが多い。しかし語彙数は確実に増加している。フロア半分ぐらいを使用して大きなプラレールを作り新幹線を走らせるが，それを怪獣たちが破壊して回る。 遊びの内容が豊かになり，Thを遊びの中に入れてくれる。
後期	言葉が明瞭になり自分からの意思表示が多くなる。ビーチボール，ボーリング，フリスビー，マシンガンの撃ち合いなどで相互交渉が多くなる。攻撃性を出すが，女性Thへの配慮もできるようになった。 来所当初は斜視がひどかったが，この頃には，目立たなくなり，目に力が生じ，荒んだ表情が少なくなり，可愛い表情になる。

復強迫の傾向がある，②トラウマとプレイのテーマとが無意識のレベルで関連している，③プレイに見られる防衛機制は単純なものであり，トラウマを逐語的に表現する傾向がある，④トラウマの経験の後にこの種のプレイが生じるまでの時間経過はまちまちである，⑤不安などが減少しないことがある，⑥危険性が伴うことがある，⑦繰り返しが生じる様式としては，いたずら書きや物語などまちまちである，⑧このポスト・トラウマティック・プレイを治療的に追って行くことによって，早期のトラウマまでさかのぼることができる，などの8項目を記載しているが極めて示唆に富んだ指摘と言えるであろう。

9）母親カウンセリングの概要と推移

　面接初期に本児を骨折させた事情について母親が語る。本児がある日，友達の家に遊びに行ったとき，貯金箱を見つけて裏蓋をあけて小銭を持ち帰った。しばらく気づかなかったが，小銭で見慣れない菓子を買って置いていたので発覚した。小さい頃の自分にも経験があるので放っておくと将来泥棒になってしまうと思い，帰宅した夫と躾のために，白状するまで掃除機の柄で殴ったら骨折していたとのこと。「他所の子やったら怒りません。自分の子やからやったんです」と母親は虐待を合理化していた。しかし中期になると母親が本児と一緒に遊ぶようになり，本児が可愛くなったと語り，後期には試験で花丸をもらってくることが多くなったと嬉しそうに語った。後期の最終回の2日前は，いみじくも亡継祖母の十三回忌に当たり，相談室の帰りに少し足を伸ばして墓参りして帰るということだった。「お父ちゃんも，お母ちゃんもそう簡単に許されへんけど，いつまでも恨み辛み言ってられへんし……」と言う母親の言葉が印象に残った。

　斎藤（1993）は，虐待する親を倫理的に批判したり，裁いたりするばかりでは，親の治療として適切に対応しているとは言えないことを指摘している。なぜならば虐待する親の多くは世代間伝達して，かつて虐待されていた子どもであったことも稀ではなく，そのまた多くは虐待することに強い罪悪感を抱きながら，強迫的に虐待を繰り返す人たちだからである。彼らは自分たちを非難し，絶望している虐待者であり，逆に親からの被害者でもある。

　本事例ではA男への加害者である実母Bは，継祖母からの被害者であり，継祖母もまた曾祖母からの被害者であり，A男まで実に3代にわたる虐待の世代間伝達を重ねてきたことが理解される。また本事例での実母Bもそうであったが，虐待によるPTSDを抱えて子どもを持つための充分な成熟性を身につけないまま親になってしまったり，配偶者への不満が内向して自暴自棄になっている場合もある。ある

表5　母親カウンセリングの推移

	カウンセリングの概要
初期	A男が乳児の頃から，ほったらかしたり，叩いたり，叱りとばしたり，ガミガミ言って育ててきた。「私の育て方のどこが悪いのですか？」と言う。実家の親は二人とも二重人格で，信用できない。私にとって親なんか必要ではないと母親は語る。
中期	この頃にはA男と一緒に遊んでやることが多くなった。この子が可愛いと思えるようになった。この子には知能テストでは測定できない能力があるように思う。私の人生の中で，小学校高学年と中学校時代は継母と喧嘩ばかりしていて一番嫌な時代だった。あまり思い出したくないと語る。
後期	A男の生活は順調にいっている。相変わらずテストでは良い点数をとって帰ってくる。身体も大きくなり，随分しっかりしてきた。担任もそのように言ってくれてうれしい。私は子ども時代に，親に何かをしてもらったという覚えがなく，恨んだこともあったが，今はその思いも薄らいできた。

いは，もともと人間関係を形成していく能力に乏しいために子どもを抱えてパニックになっている場合もあるだろう。このような人たちに必要なのは，処罰や批判の目や説教よりも共感的で支持的なカウンセリングや子どもの遊戯療法を中心とした心理療法である。すなわち，なぜ親が子どもに対して虐待的に関わってしまうのかについて，内面的に理解し，ケースに応じた支援方法を創意工夫していくことである。

　ところで児童虐待が発覚する経緯は，おおむね3種類に大別することができる。その1つは虐待者が，自分の子どもを虐待してしまうのではないかという不安を抱いて，相談機関に電話やインターネットによってレスキューサインを投げかけてくる場合である。このようなケースは養育者側にある程度の虐待への予感と認識があるために，来談へのモティベーションは高く心理療法への導入は比較的容易である。その2つは隣人，保育所，幼稚園，学校からの通報の場合である。最近では虐待問題に対する認識が以前よりも高まり，現場の教職員の説得によってしぶしぶ来談するケースも増加している。その3つ目は，本事例のようにすでに虐待行為が実行され，病院や診療所に搬送後に警察や司法機関あるいは福祉機関から相談の依頼があった場合である。

　後者の2つのように家庭以外からの通報によって来談した場合は，虐待についての否認，誤った思いこみ，原因が外部にあると強調する投影同一視的態度などによって，心理相談には相当の困難性が伴う。しかし，いかなる養育者に対しても援助技法の基本は，養育者を全人として理解し，支持・共感して，時間をかけてともに考え，一緒に問題解決への方途を模索していくというスタンスが求められる。たと

えどんな過酷な虐待行為をしている親であっても，ことの是非は別として彼らには彼らなりの世代間伝達した養育方法があったわけで，彼らなりの愛情表現を示していたと思われる。彼らは援助者から認められることによって，原家族の中での世代間伝達を伴った虐待的関係を想起し，虐待にいたった経緯を洞察し，はじめて自ら行動修正を加えていくのである。Johnson（1989）は，トラウマ治療の中心的課題を，①再体験（reexperience），②解放（release），③再統合（reorganization）であると指摘している。すなわち，トラウマとなったイベントの再体験と，その時点における感情や情緒の解放とによって，今まで意識から排除されていたトラウマの記憶を意識内に消化吸収して再統合するということになる。子どものポスト・トラウマティック・プレイセラピーの課題は，子どもがこれらのプロセスを段階を踏んで処理していけるように適切な支援を提供していくことである。

そして援助の成功の可否は，養育者や子どもと Th との信頼関係にかかっており，その信頼関係があってはじめてリミット・セッティング（限界設定）が有効になってくると思われる。コンタクトとラポールの形成は，単に虐待問題にかぎらず，どのような心理療法を選択しようと，あらゆる心理臨床場面で必要不可欠なコンセプトである。なかでも虐待問題という子どもを巻き込み，臨床心理的援助の成果が，そのまま親の態度変容として子どもに反映するような複雑で微妙な問題では，とりわけ重要である。

Ⅳ　おわりに

本事例を被虐待児への心理療法の実際例として俎上に載せたのは，虐待事案が急増するなか，被虐待児の養育者への心のケアがややもすると看過されたり，支援者の不足からおざなりにされたりすることも少なくないと思われるからである。冒頭にも記したように，児童虐待防止法が再度改正され，法的規制を強化して抑止効果を上げようとする動きは，虐待増加の現状を鑑みてやむを得ない対策と思われる。

虐待問題に関する司法警察領域の業務内容をキーワードにすると，①違反・罰則摘発，②補導・審判，③捜査・拘留，④法律・規律，⑤厳しさ，⑥父性的，⑦自然科学的モデル，⑧因果律的，⑨行動的理解，⑩能動的，⑪矯正などがあげられる。一方，われわれ臨床心理士の業務のキーワードは，①価値の超克，②育ちを待つ，③癒し，④自由度大，⑤優しさ，⑥母性的，⑦人間科学的モデル，⑧非因果律的，⑨共感的理解，⑩受動的，⑪個の成熟・確立などである。われわれ心理臨床家はこの警察・司法モードと心理臨床モードのアンビバレンスの狭間で，関係機関との連

携を図りつつ，被虐待児のアドボカシー（advocacy；権利擁護）をどのように維持していくかが今後の大きな課題であると言えるだろう。

文　献

Johnson K (1989) Trauma in Lives of Children. Hunter House.
金吉晴ほか（2001）心的トラウマの理解とケア．じほう；pp.179-180.
厚生労働省社会福祉行政業務報告（2006）過去の虐待相談対応件数の推移.
西澤哲（1994）子どもの虐待―子どもと家族への治療的アプローチ．誠信書房, pp.59, 89-92.
斎藤学（1993）子どもの愛し方がわからない親たち．講談社, pp.252-255, 257-261, 263-265.
杉山登志郎（2007）子ども虐待という第四の発達障害．学習研究社, pp.66-72.
Terr L (1983) Play therapy and psychic trauma : A preliminary report. In : Schaeffer CE & O'Connor KJ (eds) : Handbook of Playtherapy. New York.
Terr L (1990) Too Scared to Cry. Harper and Row.
津崎哲郎（1992）子どもの虐待．朱鷺書房, pp.75-76, 92-95.
讀売新聞（2007）2007年1月6日朝刊.

児童虐待と児童相談所

佐伯文昭

Key Words：児童虐待防止法，要保護児童対策地域協議会，機関の連携，親子の再統合

I 児童虐待

1）児童虐待の定義

我が国では，昭和8（1933）年に児童虐待防止法が制定されていた。その内容は，親・養育者による虐待や監護の怠慢とともに，曲芸，軽業，曲馬などの危険な仕事や不具，奇形の見世物，物売り，乞食などに児童を従事させることを禁止するものであった。当時の社会的貧困が強く反映されており，明確な児童虐待の定義はなされていない。この児童虐待防止法は，昭和22（1947）年の児童福祉法の制定により廃止されたが，その趣旨は児童福祉法の第34条の禁止事項に継承されている。

今日の児童虐待の定義は，平成12（2000）年5月24日に公布され，11月20日施行になった「児童虐待の防止等に関する法律」（以下，「児童虐待防止法」と略記）の第2条によるものである。第2条は，児童虐待を次のように定義している。

> 第2条 この法律において，「児童虐待」とは，保護者（親権を行う者，未成年後見人その他の者で，児童を現に監護するものをいう。以下同じ）がその監護する児童（18歳に満たない者をいう。以下同じ）に対し，次に掲げる行為をすることをいう。
> 1 児童の身体に外傷が生じ，又は生じるおそれのある暴行を加えること。
> 2 児童にわいせつな行為をすること又は児童をしてわいせつな行為をさせること。
> 3 児童の心身の正常な発達を妨げるような著しい減食又は長時間の放置その他の保護者としての監護を著しく怠ること。
> 4 児童に対する著しい心理的外傷を与える言動を行うこと。

等であり，児童虐待は保護者が行う行為とされ，身体的虐待，性的虐待，ネグレクト（養育の怠慢），心理的虐待の4つの行為類型に分類されている。その後，2004年の法改正（以下，「改正児童虐待防止法」と略記）により，保護者以外の同居人による児童虐待と同様の行為が保護者によるネグレクトの一類型として児童虐待に含まれた。また，児童の目の前でドメスティック・バイオレンスが行われること等，児童への被害が間接的なものについても児童虐待に含まれることが盛り込まれた。

2）児童虐待の現状——社会福祉行政業務報告（福祉行政報告例）

①虐待対応件数の推移

前節の冒頭（p.189）でも既述したように2005年度に全国の児童相談所で対応した児童虐待相談件数は34,472件で，統計を取り始めた1990年度の1,101件を1とした場合の約30倍，児童虐待防止法施行前の1999年度の11,631件に比べ約3倍と，年々増加している。2004年度に大幅に増加したのは，2004年10月の改正児童虐待防止法により，通告対象の範囲が「虐待を受けた子ども」から「虐待を受けたと思われる子ども」に拡大されたこと，また，社会的関心を集めた大阪府岸和田市の中学3年生の痛ましい事件により，国民や関係機関に，児童虐待防止についての認識や理解の高まりが見られたことなどが主な増加の要因と考えられる。

②内容別件数

「身体的虐待」が14,712件（42.7％）と最も多く，次いで「保護の怠慢・拒否（ネグレクト）」が12,911件（37.5％）となっている。心理的虐待は約17％であるが，占める割合は年々増加傾向となっている。

③年齢別件数

「小学生」が13,024件（37.8％），「3歳～学齢前」が8,781件（25.5％），「0～3歳未満」が6,361件（18.5％）となっている。前年度との比較で見ると，年齢が高い区分ほど伸び率も高くなっている。

④主たる虐待者

「実母」が21,074件（61.1％）と最も多く，次いで「実父」の7,976件（23.1％）と，実父母で29,050件（84.2％）を占めている。

⑤立入調査件数

立入調査件数は，243件と前年度（287件）に比べ44件減少している。しかし，児童虐待防止法が施行される前年の1999年度（42件）と比較すると，5.8倍と顕著に増加している。

⑥一時保護件数

一時保護件数は，9,043件であり，前年度（8,427件）に比べ約7％の増加となっている。そのうち，一時保護委託は2,631件（29％）で，一時保護委託先は，児童養護施設（51.8％），乳児院（17.9％），里親（7.9％），障害児関係施設（4.7％），警察署（4.2％）等である。

なお，2006年4月現在，一時保護所は全国に113カ所設置されている。

⑦相談処理状況

総件数34,531件のうち，助言指導や継続指導等のいわゆる面接指導が28,070件（81.3％）と最も多く，施設入所3,621件（10.4％），里親委託243件（0.7％）の順となっている。

施設入所の内訳は，児童養護施設が2,487件（68.7％）と最も多く，乳児院619件（17.1％），情緒障害児短期治療施設148件（4.1％），児童自立支援施設130件（3.6％）等となっている。

⑧児童福祉法第28条（家裁の承認を得て行う施設入所措置）・第33条の6（家裁に対して児童相談所長が行う親権喪失請求）関係の請求・承認件数

28条に基づく請求件数は176件，承認件数は147件であり，児童虐待防止法が施行される前年の1999年度（請求件数88件，承認件数48件）と比較すると，それぞれ2倍，3.1倍となっている。

Ⅱ　児童相談の体制

1）児童相談所の設置目的

児童相談所運営指針によると，児童相談所は，市町村と適切な役割分担・連携を図りつつ，子どもに関する家庭その他からの相談に応じ，子どもが有する問題又は子どもの真のニーズ，子どもの置かれた環境の状況等を的確に捉え，個々の子どもや家庭に最も効果的な援助を行い，もって子どもの福祉を図るとともに，その権利を擁護すること（以下「相談援助活動」という）を主たる目的として都道府県，指定都市（地方自治法（昭和22年法律第67号）第252条の19第1項の指定都市をいう。以下同じ）及び児童相談所設置市（児童福祉法（昭和22年法律第164号。以下「法」という）第59条の4第1項の児童相談所設置市をいう。以下同じ）（以下「都道府県等」という）に設置される行政機関である，とされている。

2）児童相談に関する体制の充実

2004年の改正児童虐待防止法および改正児童福祉法により，要保護児童に対する支援の充実が図られた．

①市町村と児童相談所の役割分担と連携

市町村は，児童相談の窓口を設定し，児童および妊産婦の福祉に関し，家庭その他の相談に応じることになった．そして児童相談所は，より専門性の高い困難事例への対応や市町村の後方支援に役割を重点化することになった．具体的には，立入調査や一時保護，児童福祉施設への入所等の都道府県（児童相談所）にのみ行使が可能な手段を活用しつつ，児童やその保護者に対する専門的な支援を行うこととされた．

②要保護児童対策地域協議会の設置

要保護児童の早期発見や適切な保護を図るためには，関係機関が当該児童等に関する情報や考えを共有し，適切な連携の下で対応していくことが必要である．関係機関等により構成される要保護児童対策地域協議会の設置により，関係機関の役割が明確化し，より良い要保護児童への支援を行うことが可能となった．特に，虐待の発生予防・早期発見からその後の見守りやケア，親子の再統合の支援にいたる取り組みを進めていくことが期待されている．

なお，2006年4月1日現在，要保護児童対策地域協議会の設置済みの市町村は，全国1,843市町村の32.4％（598カ所），ネットワークの設置済みの市町村は，36.5％（673カ所）である．このうち，協議会への移行を予定している市町村は356カ所である．

③児童相談所の役割

児童相談所は，すべての児童が心身ともに健やかに育ち，その持てる力を最大限に発揮することができるよう児童およびその家庭等を援助することを目的としている．そのためには，児童福祉の理念および児童育成の責任の原理に基づき，常に児童の最善の利益を考慮し，援助活動を展開していくことが必要である．児童相談所は，児童相談に応じる市町村に対する支援はもとより，幅広い専門機関や職種との連携を強化し，司法関与の活用等により，児童相談に迅速かつ的確に対応するとともに，親子の再統合の促進への配慮，その他の児童虐待を受けた児童が良好な家庭的環境で生活するために必要な配慮の下，児童のみならず保護者も含めた家庭への支援に一層積極的に取り組むことが必要である．

④児童相談所と市町村における相談援助活動

児童相談所における相談援助活動は図1，また，市町村・児童相談所における相談援助活動は図2のとおりである（図1，図2とも児童相談所運営指針による）．

児童虐待と児童相談所　第3節

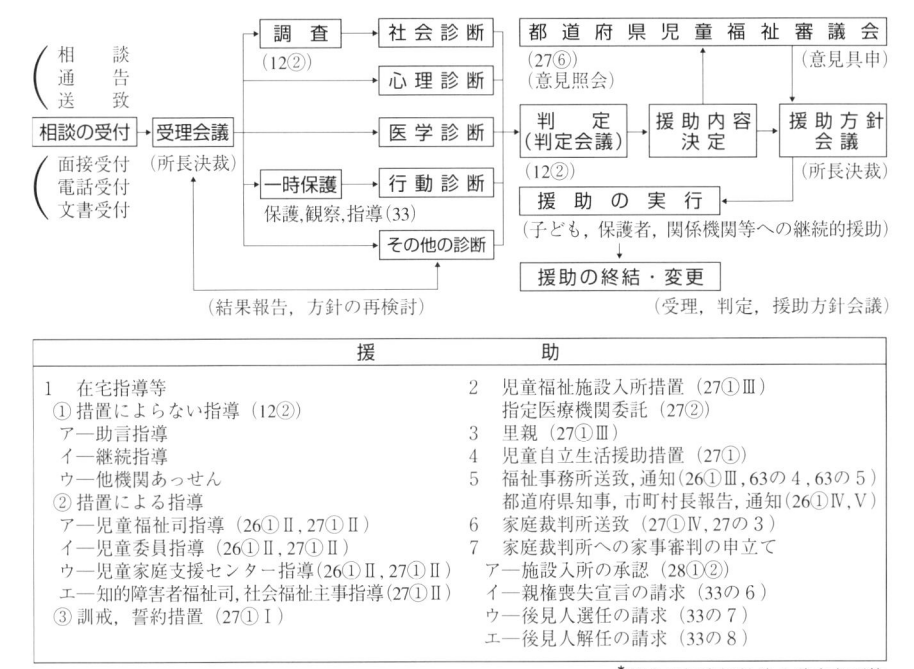

```
(相　談)                  ┌─調　査─┬─社会診断    都道府県児童福祉審議会
 通　告                    │ (12②) ├─心理診断   (27⑥)           (意見具申)
 送　致                    │        │           (意見照会)
相談の受付→受理会議────┤        ├─医学診断    判　定──援助内容──援助方針
(面接受付)  (所長決裁)    │        │           (判定会議)  決　定   会　議
 電話受付                  └─一時保護┬─行動診断   (12②)              (所長決裁)
 文書受付                    保護、観察、指導(33)         援助の実行
                                      └─その他の診断   (子ども、保護者、関係機関等への継続的援助)
                                                        援助の終結・変更
         (結果報告、方針の再検討)                      (受理、判定、援助方針会議)
```

援　　助	
1　在宅指導等	2　児童福祉施設入所措置（27①Ⅲ）
①措置によらない指導（12②）	指定医療機関委託（27②）
ア―助言指導	3　里親（27①Ⅲ）
イ―継続指導	4　児童自立生活援助措置（27①）
ウ―他機関あっせん	5　福祉事務所送致、通知（26①Ⅲ，63の4，63の5）
②措置による指導	都道府県知事，市町村長報告，通知（26①Ⅳ，Ⅴ）
ア―児童福祉司指導（26①Ⅱ，27①Ⅱ）	6　家庭裁判所送致（27①Ⅳ，27の3）
イ―児童委員指導（26①Ⅱ，27①Ⅱ）	7　家庭裁判所への事案審判の申立て
ウ―児童家庭支援センター指導（26①Ⅱ，27①Ⅱ）	ア―施設入所の承認（28①②）
エ―知的障害者福祉司，社会福祉主事指導（27①Ⅱ）	イ―親権喪失宣言の請求（33の6）
③訓戒，誓約措置（27①Ⅰ）	ウ―後見人選任の請求（33の7）
	エ―後見人解任の請求（33の8）

＊数字は児童福祉法の該当条項等

図1　児童相談所における相談援助活動の体系・展開

Ⅲ　児童相談所における児童虐待への対応

1）通　　告

　児童虐待を受けたと思われる児童を発見した者は，これを市町村，都道府県の設置する福祉事務所，児童相談所に通告しなければならないとされ，通告（改正児童虐待防止法第6条，改正児童福祉法第25条による）は文書によるほか相談として電話や来所によるものも受理される。

2）調査・安全確認

　通告・相談を受けた児童相談所は，速やかに児童の安全確認を行うとともに，心身の被害の状況，将来の危険性等を調査し，必要な場合には緊急に一時保護等の措置を講じる（改正児童虐待防止法第8条，9条，10条，改正児童福祉法第33条による）。

第6章 DV・児童虐待とトラウマ

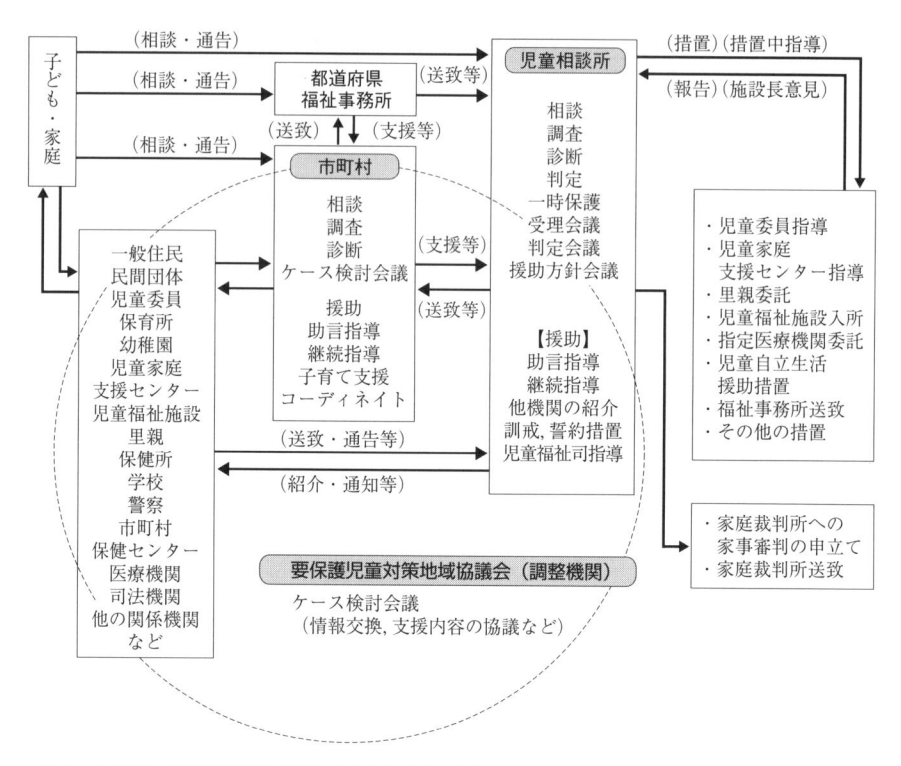

図2 市町村・児童相談所における相談援助活動系統図

調査は，任意調査のほか，虐待のおそれがあると判断した場合は，児童の住所または居所に立ち入る立入調査を行う。その際，立入調査等を拒否した場合，罰則も規定されている。また，立入調査や児童の一時保護を行うに際し，必要に応じて適切に警察署長に対する援助要請を求めなければならない。実際，児童の安全確認をする際，保護者が拒否したり，刃物を振り回すなどのため，警察署長に援助要請を求めることもしばしばである。

3）処　　遇

児童およびその家庭について，主に児童福祉司等による社会診断，児童心理司による心理診断，一時保護所職員による行動診断，医師による医学診断，その他の診断をもとに，総合診断（判定）を行い，児童にとって最善の処遇方針を決定している（改正児童福祉法第27条，28条による）。

虐待相談の約1割は保護者との分離が必要であり，乳児院や児童養護施設等の児童福祉施設への入所，あるいは，里親委託となるが，約8割は保護者との分離までの必要はなく，面接指導が行われる。

　多くの保護者は，「虐待はしていない」「親としてのしつけである」と機関の介入や指導に拒否的，反発的であり，「全国児童相談所実態調査」（2005年度全国児童相談所長会議資料）によると，過去3年間に職員が加害行為を受けたことのある児童相談所は71.7％あり，保護者からの脅迫的言辞や殴りかかられる，胸ぐらをつかまれる事例もあったとの報告がある。保護者からの施設入所の同意を得ることが困難な場合，家庭裁判所による司法判断が必要となるが，その数は年々増加傾向にあり，家庭裁判所との連携が非常に重要になっている。また，通所指導や家庭訪問等も，保護者からの動機付けは全くないかきわめて低い場合が多く，関係機関の協力により，その援助方法を検討しなければならない。

Ⅳ　事例1：ネットワークが子どもの命を救う

　この事例の対象は，母親と本児の母子家庭で，生活保護を受給して生活している。本児は3歳女児で保育園に通園している。母親は25歳，薬物依存後遺症のため精神的に不安定で，認知機能障害，適応障害があり，心療内科に通院している。母親は5人同胞の末っ子であるが，現在，同胞との交流はない。近くに母方祖父が住んでいるが，祖父はうつ病で精神科に通院し，生活保護を受給している。本児は母親と母親の内縁の夫との間に生まれた子どもであり，出生前から虐待ハイリスクケースとして，ケース検討会を実施し，出生後も検討会を開催してきた。本児が6カ月前より，たびたび，顔に怪我をして登園しているので，ネットワーク会議を開催し，市福祉課，保育園，保健センター，市家庭訪問事業ヘルパー，病院，児童相談所等，それぞれの機関の役割を再確認し，支援していくことになる。

　そんなある日，保育園から本児が登園していないとの連絡が市福祉課にあり，ヘルパーが家庭訪問する。ヘルパーが玄関のドア越しに呼びかけるが，返事がなく，置き手紙をして事務所に戻る。市福祉課より児童相談所に連絡が入り，直ちに，児童心理司と保健師が家庭訪問をする。呼びかけるがやはり返事がなく，仕方なく，警察への援助要請と母方祖父に連絡をとり，来てもらう。祖父が呼びかけると，児童の返事があり，祖父が玄関のチェーンをはずすように誘導し，ドアを開けることができた。母親がいるのかどうか室内を探したところ，母親はトイレで亡くなっていた。

　この事例の場合，母親の死亡後，数日，経過しておれば，児童の命も危ないとこ

ろであった。幸いネットワークでそれぞれの機関の役割を決め、この家庭を支援していたからこそ、児童の命を救うことができた事例である。

今後、児童の最善の利益を考慮し、援助活動を展開していくためには、さらに要保護児童対策地域協議会のより一層の充実を図っていくことが必要である。

V　ペアレント・トレーニング

改正児童虐待防止法第11条には、児童虐待を行った保護者に対する指導については、「親子の再統合への配慮その他の児童虐待を受けた児童が良好な家庭的環境で生活するために必要な配慮の下に適切に行わなければならない」ことが規定されている。また、改正児童福祉法第28条には、家庭裁判所の承認を得て、第27条第1項第3号の措置をとる場合、「措置の期間は、当該措置を開始した日から2年を超えてはならない。ただし、当該措置に係る保護者に対する指導措置の効果等に照らし……」とある。つまり、親子の再統合を図る場合、保護者への指導が非常に重要であることが、法律に明記されている。

親子の再統合に際して、児童相談所と激しく対立した保護者が、児童相談所の指導を素直に受けることは少ない。また、重篤な児童虐待の場合、児童が保護者と再び生活することが、児童の福祉につながるとは限らない。しかし、保護者の中には、児童に虐待したことを反省し、どうすれば、親子が良好な家庭環境で生活できるのかに悩み苦しみ、嫌々ながらも、児童相談所の指導に応じることがある。

兵庫県では、2004年に西宮こども家庭センターで、2005年には中央こども家庭センターで、「虐待をした親等への家族再生支援事業」を開始した。その内容は、図3に示すように、家族合同面接指導、ペアレント・トレーニング（親グループ指導）、個別面接指導の3つに分かれる。

ここでは、ペアレント・トレーニング（親グループ指導）について、兵庫県が作成した「虐待をした親等への家族再生支援プログラム」を基本に、中央こども家庭センターの実践について述べる。

1) ペアレント・トレーニングの対象

基本的には、虐待により児童福祉施設に入所している児童で、おおむね6カ月から1年以内に家庭復帰が見込まれる児童の保護者等のうち、①保護者に「自分の子育てが不適切であった」との自覚、②「もっと上手に子どもにかかわりたい」という意欲があり、③虐待をしたということを認めており、プログラムへの参加の動機

第3節 児童虐待と児童相談所

【施設入所するまで】

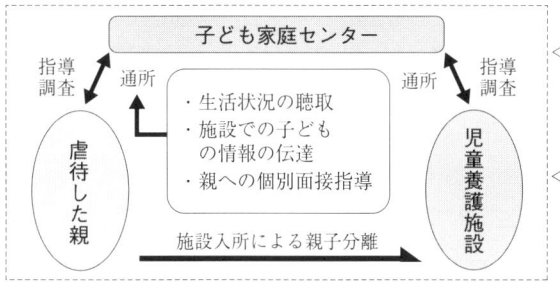

```
                  子ども家庭センター
     指導調査 ↑↓通所          通所↑↓ 指導調査
  ┌─────┐  ・生活状況の聴取      ┌─────┐
  │虐待した親│  ・施設での子ども     │児童養護施設│
  │     │   の情報の伝達      │      │
  └─────┘  ・親への個別面接指導    └─────┘
        施設入所による親子分離 ──────▶
```

❖ ケースの情報の一元的管理

❖ 子どもの生活状況聴取
❖ 定期的な心理検査の実施
❖ 虐待の影響による問題行動への対応（子どものケア）

家族再生支援チームによるアセスメント（家族機能の評価）

❖「家族支援のためのチェックリスト」を用いた家庭機能のアセスメントにより指導プログラムの実施を決定する。

【プログラムの実施】
▼
「家族再生支援プログラム」の開始
親子の関係改善を図る集中的な取り組み

【家族合同面接指導】
1 施設見学　2 立ち会いの下による子どもとの面会
3 親子活動による体験学習　4 家庭への一時帰宅訓練

↕ 連携　情報共有

【ペアレント・トレーニング（親グループ指導）】
・半年1クールの親業を学ぶ親グループ学習会。隔週6回。
・具体的な子育てを講義とロールプレイによって学び，子育て技術の向上を目指す。
1 子育ての振り返り　2 子どものこころのケア
3 怒りのコントロール　4 体罰に代わる子育て

↕ 連携　情報共有

【個別指導】
[保護者] 家庭環境の指導（家族関係，生活面・経済面の状況把握や助言），子育て技術の助言
[子] 虐待した保護者への恐怖心の軽減，保護者に対する気持ちの整理

❖「個別指導」や「家族合同面接」とグループ指導の「ペアレント・トレーニング」は，それぞれの特徴を生かしながら，先行・並行して実施。家庭復帰に向け，子育ての技術を学び，具体的な実践を積む。

❖ 個別指導，グループ指導担当職員は，常に情報を共有し，連携して援助に当たる。

▼
プログラムに合わせた中間アセスメント ┄┄ ❖ プログラムの段階が変わるときは「家庭支援のためのチェックリスト」で評価・検証。

▼
プログラムの終了
最終アセスメント（措置の変更・解除の検討） ┄┄ ❖ プログラムが終了した時点で再び「家庭支援のためのチェックリスト」を用いたアセスメントを行う。終了後については引き続き個別面接を続けていく。

▼
家 庭 復 帰

図3　兵庫県こども家庭センター家族再生支援プログラム全体図

付けが可能な者を対象とした。

2) 内　　容

　虐待関係に見られる親子の悪循環を修正するため，親グループで具体的な子育てのあり方（親業）を講義とロールプレイによって学び，他の参加者やスタッフからの意見を聞きながら客観的に自らの子育てを振りかえり「気づき」を促し，子育てを再学習するプログラムである。詳細については，表1のとおりで，期間は約4カ月，回数は6回である。親グループに並行して児童グループの指導を行った。児童グループの指導は，被虐待児は対人関係に不適応をきたすことが多いので，主に，礼儀，作法等，対人コミュニケーションの向上を図るものであった。

表1　ペアレント・トレーニングによる親グループ指導の流れ

保護者グループ	目的・内容
第1回 ■オリエンテーション ■ペアレント・トレーニング① 「子どものすることをよく見てみましょう」（前半）	自己紹介やグループの目的の説明・動機でなく，行動に注目した親子関係の改善プログラムを用いる。 体罰に代わる効果的な子育てを学ぶ。 ＊行動をしっかり見てみよう。 ＊子どもの良いところを見つけましょう。
第2回 ■ペアレント・トレーニング② 「子どものすることをよく見てみましょう」（後半） 子どもの行動を3種類に整理しよう。	＊子どもの行動を3つに分けてみよう。 ・増やしたい（好ましい）行動 ・減らしたい（して欲しくない）行動 ・許しがたい（してはいけない）行動
第3回 ■ペアレント・トレーニング③ 「ほめ上手になろう」	＊注目の仕方で，良い行動を増やしていく練習。 ほめることで子どもの自尊心も育てる。
第4回 ■ペアレント・トレーニング④ 「好ましくない行動を減らそう」	＊良い行動はほめて強化し，好ましくない行動は無視して減らす（上手に無視する練習をしましょう。子どもまで無視しないでね）。
第5回 ■ペアレント・トレーニング⑤ 「子どもに協力をしてもらうようになろう――効果的な指示の出し方」	＊効果的な言い方は？ ＊はっきりと伝えられるように練習しましょう。
第6回 ■ペアレント・トレーニング⑤ 「ダメと言える子育てはどんなの？」 ＊振り返りとおさらい。 ＊修了式：修了証書の授与。	＊体罰（言葉の暴力を含む）を使わずに親の態度を示す練習。 ＊これまでの復習。 　これまでの感想など，自由に語ってもらう。プログラムに参加し，学んできたことを評価する。

3）ペアレント・トレーニングの特徴

保護者のグループ指導の形式を取り，その指導の特徴は次のとおりである。

①集団内の相互作用を利用した「気づき」や「理解」の促進

他の保護者の話を聞きながら，自分の子育てについて客観的に見つめ直し，これまでの子育てを振りかえる。同時に虐待体験を語る中で集団の心理的支えにより親の孤立感を和らげることもねらいとする。

②「行動理論」を取り入れた具体的な子育ての指導

虐待を受けた児童には多くの悪影響が現れるが，その中に落ち着きがない，行動に歯止めが利かないなど，さまざまな問題行動を持つ児童がいる。それは多くの場合，虐待の結果であるが，多くの虐待した保護者には「扱いにくい子ども」として映り，家庭復帰の際の妨げとなる。

本グループ指導では，原因を追及し反省させて関わりを改善する方法ではなく，「行動理論」を取り入れた具体的な行動の代替案を提示し，ロールプレイを通して，実際に体験させながら，子どもの行動に注目して，関わりの改善を目指した。行動そのものに焦点づけるやり方は，保護者にとっては子育てを批判され，内面に侵入されない安心感があるため，育児に自信をなくしている保護者が参加しやすい利点がある。

③スタッフ

児童福祉司，児童心理司，保健師，家庭問題相談員等で構成される「家族再生支援チーム」である。

Ⅵ　事例2：親子の絆を回復した女子中学生

1）生育歴

家族は母親と本児，兄4人の6人家族である。上の兄2人は学校を卒業し，すでに独立している。母親は本児が生まれてすぐに離婚し，女手一つで子どもを養育している。本児は5人同胞の末っ子で，唯一の女の子である。母親は本児をいわゆる良妻賢母的に育て，良い家庭に嫁がせて，幸せな人生を送らせたいと強く願っている。母親は本児をかわいく思い，兄以上に期待をかけ，厳しい養育態度で育てている。例えば，物の整理整頓や料理，掃除，書道等について，母親が納得のいくまで，何時間でもやらせたり，本児が些細なことで嘘をつくと，謝るまで，ベランダに放り出し，最高6時間膠着状態が続くこともあった。ある日の夜，本児が母親のそのような態度に我慢できなくなり，自ら児童相談所に保護を求めてきた。そのことを

きっかけに，本児を一時保護し，その後，児童養護施設に措置した。

2）親グループ指導の経過

母親はオリエンテーションの際，「本児の良いところは全くない，ほめようがない，こんな指導を受けても，うちの子は絶対に変わらない」などと延々と話した。しかし，そのような母親も行動理論に基づいたプログラムが進むにつれ，少しずつ客観的に自分の行動と本児の行動を見ることができるようになる。母親の行動変容に効果的であったのは，ロールプレイとともに，グループに参加した他児の保護者の意見であった。保護者同士がお互いにどのように子どもに接してきたのか，子育ての苦労話を本音で語り合うことにより，親としての苦悩が癒され，徐々に子どもの立場に立った状況判断ができるようになってきた。また，毎回，プログラムの最初と終わりに短時間ではあるが，親子が一緒になる機会を設け，親子の交流を図った。その機会を持つことにより，親子関係の微妙な変化を観察することができた。母親と本児は回を重ねるにつれ，ギクシャクしていた関係が和らぎ，にこやかに会話を交わすようになった。そして，本児がクリスマスプレゼントとして，手編みの手袋を母親に送ったことを契機に，より一層，親子関係が深まり，母親からの優しい言葉かけが聞かれるようになった。

3）ペアレント・トレーニング終了後の処遇について

プログラム終了後，親子ともに，相手の気持ちを少し思いやることができるようになり，学年が変わる4月を前に施設を退所し，家庭復帰となった。施設退所前には，家庭復帰後の支援体制について，関係機関との会議を開催し，それぞれの役割を確認し合った。

なお，親子分離した児童が家庭に復帰する際には，家庭復帰後，親子とも安定した生活を送ることが可能かどうかの判断が不可欠である。兵庫県では「家族支援のためのチェックリスト」を作成し，その結果を参考に，個別面接，家族合同面接，外泊時の様子，地域の状況，施設職員の意見等により，総合的に判断している。

4）ペアレント・トレーニングを終了して

親指導グループのプログラムは，「精研方式：ADHDを持つ子のペアレント・トレーニングプログラム」全10回を6回に改変して実施した。保護者にとって10回は少し負担と考え，6回にしたが，プログラム終了後，もっと続けて欲しいとの要望が寄せられた。グループのメンバーにもよるが，さらに，親子の絆を深めるため

には，10回でも良いかもしれない。いずれにしても，子どもが施設に措置されている保護者が，一堂に集い，子育てについて学び，本音で語り合うことは，保護者の心のケアにもなり，それが子どものケアにも繋がっていくことを実感した。

Ⅶ　今後の課題

　事例1は地域のネットワークが児童の命を救った事例であり，事例2は家庭復帰後，地域での見守りが必要とされ，今後，ますます要保護児童対策地域協議会の役割が重要になると思われる事例である。

　児童虐待は，親子の心のケアが非常に重要であり，個別指導，親子合同指導，また，グループによる指導が有効であるが，それ以上に親子が生活している地域の状況を忘れてはならない。児童虐待の臨床に携わる時，常に，親子が地域で生活しているということを念頭に置きながら，児童，保護者に関わっていくことが大切である。

　また，親子の再統合（家族再生支援）は，施設に入所した児童と保護者のみを対象にするのではなく，在宅で，子育てに対する不安が高く，精神的に不安定になっている保護者や，子どもの問題行動を改善したいと願っている保護者に対して，積極的に取り入れることも必要である。そのような取り組みが，児童虐待の防止に繋がると考える。

文　　献

本間博彰（2004）児童相談所と児童虐待．そだちの科学2；17-20．
兵庫県（2003）虐待をした親等への家族再生支援プログラム．
井出浩（2004）児童相談所の役割と課題．そだちの科学2；21-24．
加藤曜子（2004）家庭支援の一環としての虐待親へのペアレンティングプログラム作成に関する研究．子ども家庭総合研究事業．
加藤曜子（2005）家庭支援の一環としての虐待親へのペアレンティングプログラム作成に関する研究．平成15年度～16年度総合研究報告書．子ども家庭総合研究事業．
川崎二三彦（2006）児童虐待．岩波書店．
前橋信和（2001）子ども虐待に対する取り組み．臨床心理学1-6；718-724．
元屋恵子（2001）児童虐待への援助．臨床心理学1-6；745-750．
日本児童福祉協会（2005）子ども・家族の相談援助をするために—市町村児童家庭相談援助指針・児童相談所運営指針．
日本子ども家庭総合研究所編（2005）子ども虐待対応の手引き．有斐閣．

第4節　DV 被害とその支援

村本邦子

Key Words：DV 防止法，ジェンダー，暴力の車輪，DV と子ども

I　はじめに

　1993 年，国連総会での「女性に対する暴力撤廃宣言」に続き，95 年に北京で開催された世界女性会議では，「女性に対する暴力」が重点課題として掲げられ，国際意識の高まりとともに，我が国においても女性への暴力に眼が向けられるようになった。1997 年，東京都が実施した「女性に対する暴力調査」(1998) は，ドメスティック・バイオレンス（以後，DV と表記する）に関する初の公式調査だが，33％の女性が身体的暴力を，55.9％の女性が精神的暴力を，20.9％が性的暴力を経験していることを明らかにした。これらの暴力は重複しているが，身体的虐待に限っても，実に 3 人に 1 人という高い割合で女性が暴力を経験していることになる。

　本調査における面接調査においては，調査協力者のうち 78.7％がパートナーからの暴力によって身体的外傷を負ったと答えており，34.0％が何らかの精神的影響を，26.9％が萎縮や怯えを報告している。さらに，子どものいる女性の 64％が子どもへの暴力の波及を訴えている。ここで認識すべきことは，DV とはきわめて日常的な現象であり，女性や子どもたち，さらには加害者の大半を占める男性のメンタルヘルスに大きな影響を及ぼしているであろうという事実である。女性への暴力は，重大な公衆衛生の問題であると言われるゆえんである。心理臨床家とて例外ではない。

　2001 年には，いわゆる DV 防止法（正式には「配偶者からの暴力の防止および被害者の保護に関する法律」）が成立，2004 年には改正がなされ，DV の定義が拡

大され，保護命令制度も拡充された。こうしてDVが社会の関心を集めるのと比例して，さまざまな相談窓口でDV被害者が認知されるようになりつつある。今後，この傾向は，ますます増大していくだろう。

反面，心理臨床家たちは，DVとは何であり，被害者はどのような症状を表わし，どのような援助が有効であるのか，どういった場合に，迅速な危機介入が必要となるのかといったことについての知識や情報を持っていない場合が少なくない。その結果，DV被害者たちに適切な援助を提供できないばかりか，二次被害を与えてしまう危険性がある。DVとは，ジェンダーのアンバランスを表出させるひとつの形であり，男女を問わず，心理療法家が自らジェンダー意識を問い直さなければ対処できない事象である。善意のみで，DV被害者の心の傷に寄り添うことはできない。

II　DVの理解

改正防止法において，DVは「配偶者からの身体に対する暴力（身体に対する不法な攻撃であって生命または身体に危害を及ぼすものをいう）又はこれに準ずる心身に有害な影響を及ぼす言動」と定義された。配偶者とは，婚姻の届け出をしていないが，事実上婚姻関係と同様の事情にあったもの，および婚姻関係解消後をも含む。法的対処において法的定義は重要であるが，心理的援助においては，暴力の有無ばかりでなく，加害者・被害者の関係性，および被害者を取り巻く社会的文脈をも理解しておかなければならない。Duluthの「暴力の車輪」（図1）は，日本でもよく紹介されているが，DVがどのように発生するか理解するうえで助けになるだろう。

車輪の外側には身体的暴力と性的暴力があり，内側には8種類の心理的暴力が潜んでいる。外からは見えにくいこの心理的暴力によって，被害者は，恐怖と無力の状態に陥れられ，孤立し，力（パワー）と支配（コントロール）の車輪の回転とともに，服従を強いられていく。援助者は，身体的・性的暴力の有無ばかりに目を奪われるのでなく，車輪を構成している権力と支配に彩られた関係性に注目すべきである。

さらに，車輪の背後には，車輪を加速させる構造的力が働いている。Straus (1998) は，DVの認識は，離婚が法的・経済的・社会的に受容されるようになり，結婚しても働く女性が増えたことで，それまで多くの女性が耐えてきた虐待に，もはや女性が耐えなくなったことを意味していると指摘する。女性が離婚して生きていくことができない社会では，暴力の車輪は回り続けるしかないだろう。

第6章　DV・児童虐待とトラウマ

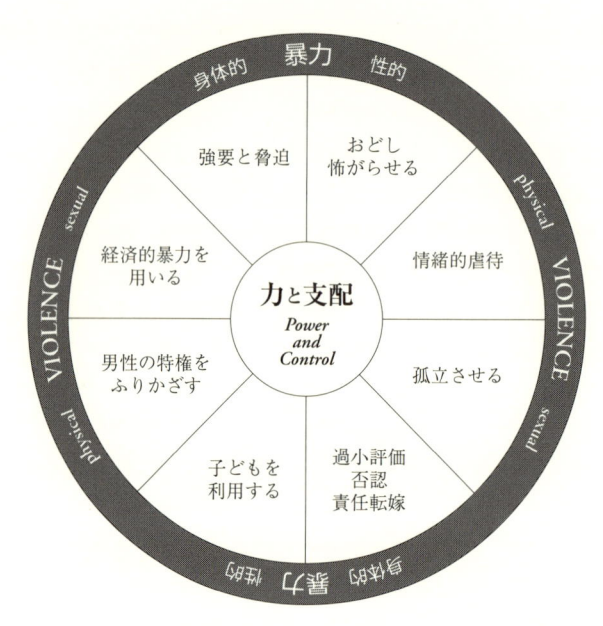

図1　暴力の車輪（Domestic Abuse Intervention Project（www/duluth-model.org）を翻訳・簡略化したもの）

車輪の内容：
- 中心：力と支配　Power and Control
- 外周：身体的暴力　性的、physical VIOLENCE sexual、性的 身体的、physical VIOLENCE sexual
- 内側の区分：強要と脅迫／おどし怖がらせる／情緒的虐待／孤立させる／過小評価 否認 責任転嫁／子どもを利用する／男性の特権をふりかざす／経済的暴力を用いる

　Root（1992）による「潜行性トラウマ」という概念は興味深い。これは，必ずしも，ある特定の瞬間に，身体に対する明らかな暴力や脅威を受けるといったものとは違う種類の抑圧によるトラウマであり，魂に対する暴力であるという。たとえば，性犯罪の多い文化に住む女性はみな，恐怖を伴う潜行性トラウマに曝されている。同様の視点のもと，Waites（1993）は，女性には，家族内でも，もっと広い文化的文脈のなかでも，被害化とトラウマがあり，それに対する正常な反応として解離やポストトラウマティック・シンドロームがあると捉える新しいメンタルヘルスのモデルを提示している。トラウマが，孤立した出来事ではなく，むしろ日常生活を織りなす織り地の一部だとすれば，被害者が自分の生活を築いている文脈自体が，解決不能のジレンマをはらむことになる。トラウマからの回復と，安全な未来を模索するなかで，多くの被害者たちは，初めて性差別社会のなかで生きていくという絡み合ったジレンマと出会う。
　Walker（1994）の指摘のように，DVを理解しようとするとき，社会的文脈，つまり，被害者を責める社会，性別役割のステレオタイプ，経済的差別など他の抑圧が重なること，女性への暴力を社会が受容していることを考慮すべきである。この

ような社会的文脈において，女性への暴力は否認されたり，過小評価されたりする。

Ⅲ　DVの影響とその特徴

　DVの影響は，基本的に他のトラウマ反応・症状と共通し，PTSD，解離性障害，その他トラウマ関連症状が見られるが，ここでは，DVに特徴的な点を記しておきたい。

　DVは虐待などと同じく長期反復型のトラウマであるから，PTSDの概念より，複雑性PTSD（Herman, 1992）の概念で捉える方が理解しやすい（p.182参照）。

　このような影響を被った人は，常識的な眼には理解しにくい人格特性を示す。うつ状態が前面に出る場合と過覚醒状態が前面に出る場合で印象は異なるが，些細なことで感情的になり，泣きわめいたり，怒りをぶちまけたかと思うと黙りこくってしまうなど，尋常でないと思わせてしまう。加害者を怖れながら，加害者から離れられず，援助の手を振り払って加害者の元に戻ってしまうなど，援助者を失望させ怒らせる行動に出ることも少なくない。このように言動に一貫性がなく，アンビバレンスを示す被害者は，一見「精神的におかしい変な人」と映る。社会的場面では礼儀正しく配慮の行き届いた振る舞いをするDV加害者と比べ，裁判をはじめとする社会的場面において，DV被害者は圧倒的に不利な立場に立たされる。こういった傾向こそが，まさにDV被害の影響であり，複雑性PTSDの症状であることを理解できるのは心理療法家であるはずだろう。

　それぞれに批判もあるが，DVに特徴的なものとして，暴力のサイクル論と学習性無力感について触れておこう。暴力のサイクル論は，Walker（1979）が数百人の被害女性への面接調査から見出したものであり，DVにおける暴力は，つねに起こるわけではなく，一定の規則に従って起きるというものである。緊張が高まっていく第1相，爆発と暴力が生じる第2相，穏やかな愛情のある第3相という3層が繰り返される。第1相においては，加害者が苛立ちを募らせ，小さな暴力が繰り返されるが，被害者は何とかなだめようと努力する。緊張が徐々に度合いを増し，第2相に移行すると，高まった緊張は抑制なしに放出され，激しい暴力が展開される。この時期は短時間で終わり，ショック状態が続く。被害者はしばらく虚脱状態に陥り，加害者の方は我に返り後悔を始める。

　第3相に入ると，加害者は懺悔し，優しく愛情深い態度を取り始める。DV加害者の多くは，普段は人の気持ちに敏感で，気配りができ純粋な少年のように見える。被害者は暴力を水に流し，彼を信じて新しい関係に賭けようと決心する。そうこう

するうちに，新しい第1相がやってくるという具合である。外に助けを求めたり，パートナーとの関係を解消しようとすることを妨げるのは，まさにこの第3相であり，第2相の直後，女性が誰かに助けを求めたとしても，また元の関係に戻っていくのも，この第3相のためである。これに対する批判とは，このパターンに従わないDVカップルが存在することだが，このパターンの存在を知っておくことは，DV理解を深めるだろう。

　もうひとつ重要なものとして，学習性無力感と呼ばれるものがある。Seligman M. の実験に基づくもので，犬を檻に入れ何度も電気ショックを与えると，最初は，電気ショックを免れようとあらゆる努力をしていた犬も，一切の反応をやめ，受身で服従的になるというものである。その後，檻の扉を開け，逃げられることを教えても，犬たちはまったく動こうとせず，何度も何度も犬たちを出口まで引きずり出してやらなければならなかった。Walkerは，これと同じことがDV被害者にも起こるのではないかと考えた。つまり，パートナーからの暴力が繰り返されるなかで，何をしても無駄だという無力感が学習され，暴力に対して反応せず，たとえそこから逃れるチャンスがあったとしても，逃げることができなくなるのである。これに対する批判は，被害者は決して無力ではないというものであり，実際のところ，「無力感の学習」というより，「避けられない危機状態に対する有効な適応戦略の学習」と捉える方が適切だと考えるが，加害者の元を去ることが難しいDV被害者を理解する一助になろう。

　さらに，DVが子どもに与える影響へも眼を向けておかなければならない。DVの起こっている家庭の4～8割に子どもがいると言われ，DVと虐待の重複が指摘されている（Bancroft & Silverman, 2002）。たとえば，DV加害者の49％が子どもに身体的虐待（頻繁に暴力をふるう）を加えているのに対し，そうでない男性で身体的虐待を加えるのは7％だった。また，インセスト（近親相姦）加害者のほぼ半数（44.5％～73％）はDV加害者だった。子どもが直接暴力を受けていない場合でも，DVの目撃は心理的虐待にあたり，改正児童虐待防止法は，DVの目撃を子どもへの虐待と定義している。その結果，子ども時代にDVのある家庭で育った子どもは，そうでない子どもと比べて，将来，男の子は3倍の確率で，暴力をふるう人となり，女の子は3倍の確率で，暴力をふるわれる関係に入るという指摘もある。

Ⅳ　心理臨床家がDV被害者と出会う時

　筆者は，18年間，民間の開業臨床という形で多くの女性の相談を受けてきたが，DV被害を受けている女性の現れ方には，いくつかのパターンがあった。第1に，他の問題の背後に，DVが潜んでいるパターンである。直接的訴えは，対人関係がうまくいかない，不眠，不安，うつ，身体症状など，さまざまな可能性がある。暴力が認識されないまま慢性化したなかで，複雑性PTSDが生じており，結果として，苦しさの訴えがある。本人が症状と暴力の連関を捉えていない状況下で，DVが報告されることはまずない。心理療法家の方が，DVの可能性を頭に置いておくことが重要だろう。

> 事例：50代のA子は20代の娘の問題行動を相談に来たが，話を聞いていくうちに，自身の体調不良と夫婦関係の辛さが仄めかされ，よくよく聞いてみると，長年にわたって夫からの暴力を経験していることがわかった。娘もまた子どもの頃より父親に殴られていた。娘の問題行動の背後に暴力の問題があることをA子が少しずつ理解するなかで，娘の望んでいた一人暮らしを応援することができるようになり，母娘の関係は改善していった。A子自身の問題が解決したわけではないが，セラピストの示唆でA子は女性センターの講座に出入りするようになり，仲間との関係を拡げていった。

　第2に，夫婦関係や夫からの暴力を問題として相談があるパターンである。これには，緊迫して別居や離婚を考えているケースから，離婚などは思いもよらず，ただ，夫婦関係を良くしたい，夫からの暴力を何とかしたいというケースまで，さまざまである。

> 事例：30代のB子には3人の子どもがいるが，夫は結婚前から浮気癖があり，何度も裏切られてきた。そのたびに，「もう二度としない。僕には君しかいない」と泣いて謝り，花束や宝石をプレゼントしてくれたり，子どもを両親宅に預けてロマンチックなホテルに泊まるなどのイベントを提供してくれた。しばらくは落ち着いているように見えるが，時間が経過すると，疑わしい行動が始まる。見え透いた嘘をつき，都合が悪くなると周囲に当たり散らし，暴力を振るうこともあった。B子は離婚など夢にも考えていなかったが，夫の二面性に悩み，どうしたら夫を変えられるのか助言を求めて相談に来た。セラピストは，夫が誠実であってほしいというB子に共感を示しながらも，何度も裏切られてきた傷つきに眼を向け，残念ながら誰かが夫を変えることはできないと思うこと，この夫と一緒にやっていくのなら，夫の行動に振り回されない自分の生活を確立することを考える方が良いのではないかと助言した。夫を変えられないという事実と直面することは，B子にとって厳しいことだった。1年半後に再び姿を現したB子は，夫と別居していた。初めて会った時と比べ，B子は夫から精神的に自立しており，夫は，どこかで何をしてもB子が許して

くれると思っていた考えが間違っていたことを理解しつつあるようだった。背後にはB子を支える友人と姉妹の存在があった。夫婦の関係がその後どうなったかは不明だが，B子が夫による支配的関係から距離を取りつつあることは確かだった。

　第3に，DVによって，別居や離婚を決意し，行動を始めている女性たちである。求められているのは，具体的な情報であったり，調停や裁判のための支援（意見書を書くなど）であったりする。最近では，このような状況にある女性の心理面を配慮した弁護士などから紹介されて来所するパターンが増えつつある。
　第4に，加害者との別離を果たした後，心の整理や生活の建て直しの援助を求めて来所されるというパターンである。ただし，このパターンはそう多くはない。新しく出発した女性たちは，心理療法を受けられるような生活状況にない場合が通常だからである。
　DVに焦点を当てて，これを整理し直してみるならば，①現在も暴力のある生活のなかにいる女性たち，②暴力のある生活から何とか離れようとしている女性たち，③暴力のある生活からすでに離れている女性たちの3群ということになる。暴力の程度はさまざまにありうるが，圧倒的多数の女性は，①の状況で生活を続けることになる。この状況下にある女性と出会う心理臨床家の役割は，リスクアセスメントをすること，被害女性のエンパワメントである。
　緊急性の高いケースに求められるのはケースワークであり，職域を越える場合は，適切な機関にリファーしなければならない。日頃から関係機関の情報を持ち，連携しておくことが前提である。緊急性がそれほど高くないケースでできる女性のエンパワメントとは，暴力の車輪の回転を遅らせるための働きである。たとえば，被害女性を孤立させない，情報を与える，暴力の過小評価，否認，責任転嫁を修正するなどが挙げられるだろう。暴力のパターン分析を行うことで，一回でも暴力の被害を回避することができれば，それも力になる。

V　おわりに

　当事者から専門家への批判として，カウンセリングの援助を受けたが，「カウンセラーはただ話を聞くだけで，具体的な対処方法が得られなかった」「ただ話を聞いて……。ただ一般的なお答えしか」など，受容的な通常のカウンセリングでは役に立たなかったという声が挙げられている（シェルター・DV問題調査研究会議調査4担当, 2000）。DV被害者の心に寄り添うためには，DVとDV被害者に特有の

問題や対処についての基本的知識が不可欠である。紙面の関係上，ここで取り上げることはできないが，DV 家庭に育つ子どもへの援助も重要な課題となる。被害に遭っている女性がカウンセリングをはじめとした援助機関に援助を求めてくるとは限らない。DV の正しい知識を普及し，被害に遭っている女性に適切な情報が届くよう，また，被害女性の身近な女性たちが，正しい理解を持って援助できるよう啓発し，女性たちをエンパワメントすることが必要である。心の専門家として，そんなメッセージを発信し続けることこそが，被害者の心に寄り添うことになるだろう。

文　献

Bancroft L, Silverman JG (2002) Adressing the Impact of Domestic Violence on Family Dynamics. Sage. （幾島幸子訳（2004）DV にさらされる子どもたち―加害者としての親が家族機能に及ぼす影響. 金剛出版.）

援助者のための DV 被害者支援ブックレット作成委員会（2002）援助者のための DV 被害者支援ブックレット.

Herman JL (1992) Trauma and Recovery. Harper Collins. （中井久夫訳（1996）心的外傷とトラウマ. みすず書房.）

村本邦子（2001）暴力被害と女性. 昭和堂.

Root MP (1992) Reconstructing the impact of trauma on personality. In : Brown, L., Ballou, M. (Eds.) : Personality and Psychopathology : Feminist Reappraisals. Guilford, pp.229-265.

シェルター・DV 問題調査研究会議調査 4 担当（2000）シェルターにおける援助に関する実態調査―問題解決の主体としての女性をとりまく社会資源とシェルターが行う援助を考察する.

Straus MA (1998) Foreword. In : Jasinski JL & Williams LM (Eds.) : Partner Violence : A Comprehensive Review of 20 Years of Research. Sage.

Waites EA (1993) Trauma and Survival : Post-Traumatic and Dissociative Disorders in Women. Norton.

Walker LEA (1979) The Battered Woman. Harper & Row. （斎藤学監訳（1997）バタード・ウーマン. 金剛出版.）

Walker LEA (1994) Abused Women and Survivor Therapy. American Psychological Association.

第 7 章

少年犯罪とトラウマ

第1節

少年犯罪とトラウマ

齊藤 文夫

Key Words：少年犯罪，トラウマ，被害体験，傷つき体験，虐待

I　はじめに

　本章では，犯罪に手を染めたり，非行に走ったりする少年たちの心の傷を取り上げる。そのようにいうと奇異に感じられるかもしれない。「罪を犯す少年たちは加害者である。かれらは他人の心を傷つけこそすれ，自分自身が心の傷を負っていることなどあるのか？」という疑問も生じるだろう。たしかに，厳密な意味での「心の傷（トラウマ）」とはいえないかもしれない。しかし，犯罪少年や非行少年らのなかには，トラウマ的ともいえる「傷つき体験」を心に秘めている者も多いように思われる。そのことは，非行臨床に携わる実務者らがかねてから実感していたことである。近年，児童虐待や心のケアに対する社会的な関心が急速に高まってきた。それとともに，非行少年らの心に秘められた「傷つき体験」が注目され，いじめや虐待の被害体験と非行との関連を指摘する研究が増えつつある（佐藤，1996；藤本，1998；松本，1999；田中，2005）。

　少年矯正の実務者であった藤岡（2001, pp.161-162）は，被虐待児の特徴として，社会への不信，低い自己評価，無力感，激しい怒り，感情調整力の欠如，衝動性などを指摘した上で，「（こうした被虐待児の人格特徴は）非行少年とよく似ている」と述べ，「……被虐待体験，恵まれない生い立ち，ひどい目に遭ったことなどが，なんらかの形で非行・犯罪行動に関係ありそうなことは確からしく見える」としている。

　筆者は，そうしたことを踏まえ，犯罪少年あるいは非行少年と呼ばれる子どもたちのトラウマについて考えてみたい。なお，ここでいうトラウマとは，精神分析学や精神医学でいう厳密な意味でのトラウマではなく，比喩的にいえば，さまざまな

「傷つき体験」とそこから生ずる人格発達の「歪み」「ねじれ」「ひずみ」などを意味している。

II　非行少年の被害体験

　法務省は平成12（2000）年7月，全国の少年院に収容されている男女の非行少年らを対象に「被害体験調査」を実施し，表1に掲げた結果を得た。こうしたデータは必ずしも実態を的確に反映していないかもしれない。しかし，大規模な調査であったことを踏まえると，非行少年の多くがさまざまな被害体験をもっていることは，ほぼまちがいないと考えてよいだろう。男女を問わず，非行少年のうちのかなりの者は，家族や家族以外の者から，さまざまな身体的暴力を受けながら育ってきたことが推測され，女子の非行少年のかなりの者が性的暴力の被害体験を受けたとしていることが注目される。

III　親の体罰と子どもの非行

　家庭裁判所調査官の宮崎（1993）は，非行少年の「移行対象」（"soother" と呼ばれる。指しゃぶりや爪噛みなどの習癖，タオル・ガーゼ・ゴム乳首などへのこだわりなど）を調査した結果，さまざまな非行群に "soother" が認められること，特に窃盗常習群にそれが顕著であり，親による体罰の多用が関係していることを報告している。宮崎（1995）はまた，暴行・傷害・恐喝・強盗といった粗暴犯系の非行少年と体罰に関する調査を実施し，（1）過度の体罰は子どもの欲求不満を亢進させ，攻撃行動を引き起こす，（2）体罰は愛他的行動よりも利己的行動を招く，（3）親による体罰は子どもにとって攻撃行動のモデルとなる，と報告している。体罰の方法としては，壁にぶつける，線香で手指を焼く，ガムテープで口をふさぐといった過酷なものが報告されている。

　非行少年のなかには，虐待ともいえる過酷な体罰を体験しつつ成長してきた子どもたちのいることがうかがわれる。こうして成長した子どもたちは，どのような人格を形成するのだろうか。他者や社会に対する敵意や怨恨，あるいは愛情欲求不満や自己否定的な無力感などの「歪み」や「ひずみ」を抱え込んだ人格が形成されるであろうと推測される。養育環境に恵まれない子どもたちのなかには，いわば「早すぎる巣立ち」を強いられる者もいるだろう。かくして，家出や家内窃盗，あるいは乗り物盗や万引きから始まり，不良成人らとの結びつきを強めたり，さまざまな

表 1　家族からの被害体験

	身体的暴力（軽度）*1	身体的暴力（重度）*2	性的暴力（接触）*3	性的暴力（性交）*4	不適切な保護 *5
男子（n=2,096）	1,338（64 %）	987（47 %）	30（1 %）	7（0 %）	166（8 %）
女子（n= 229）	171（75 %）	137（60 %）	35（15 %）	11（5 %）	24（10 %）
合計（N=2,325）	1,509（65 %）	1,124（48 %）	65（3 %）	18（1 %）	190（8 %）

家族以外の者からの被害体験

	身体的暴力（軽度）*1	身体的暴力（重度）*2	性的暴力（接触）*3	性的暴力（性交）*4
男子（n=2,112）	1,315（62 %）	1,730（82 %）	362（17 %）	155（7 %）
女子（n= 229）	134（59 %）	163（71 %）	158（69 %）	157（69 %）
合計（N=2,341）	1,449（62 %）	1,893（81 %）	520（22 %）	312（13 %）

注）法務総合研究所（2001, pp.10-11）による。調査対象は，平成12（2000）年7月17日現在全国の少年院の中間期教育課程に在籍する全少年（男女）で，有効回答率は57 %であった。
*1：つねられる，たたかれる，物を投げつけられるなど。
*2：殴る，蹴る，刃物で刺される，火傷を負わせられるなど，出血や傷痕を伴うもの。
*3：自己の意志に反する性的接触の強要。
*4：自己の意志に反する性交の強要（未遂を含む）。
*5：1日以上にわたり，食事を与えられないことなど。

犯罪に手を染めたりして，ついには検挙され「非行少年」あるいは「犯罪少年」というレッテルを貼られる者もいるだろうと思われる。

Ⅳ　被害者から加害者へ

　石井ほか（1994）は，少年鑑別所に収容されて資質鑑別を受けた男子非行少年92名を調査したところ，98 %の少年が体罰（教師，親，職場の上司などによる）を体験しており，かつ71 %が校友に暴力を振るい，13 %が父親に，15 %が母親に，33 %が同胞に暴力を振るった経験があるとしている。学校でのいじめに関しては，非行少年の47 %がいじめの被害体験があり，かつ86 %がいじめの加害体験もあると回答したという。こうした調査結果やかれらの資質鑑別結果を踏まえ，石井ほか（1994）は，（1）非行少年の多くは体罰やいじめの被害体験をもつ，（2）いじめの被害者の多くは加害者でもあり，被害と加害が交錯している，（3）非行少年は，孤独感や不信感を抱き，対人場面では葛藤や衝動性が強い，（4）防衛機制としては，「諦観」（「仕方がない」というあきらめ）や「無感情」（「何とも思わ

ない」という感情否認）が見られる，としている。

V　事例検討

　非行少年たちがトラウマ的な「傷つき体験」をみずから進んで語るとはかぎらない。幼児期の記憶は隠蔽されたり，歪曲されたりしていることもあるだろう。性的な被害体験を口にすることは，はばかれることもあろう。したがって，非行臨床の実務者らは，問診（面接）のほかに，描画法，TAT，ロールシャッハ・テストなどの心理検査を用いつつ，非行少年らのトラウマ的な体験や人格の「歪み」や「かたより」を探ろうとすることが多い。以下，いくつかの事例（いずれも仮想事例。文末の補記を参照）を掲げて，検討する。

1）事例1：虐待的体罰を体験した強盗未遂少年（男子，18歳）

　本件非行：強盗未遂（窃盗目的で家宅に侵入したところ，家人に発見され，「金を出せ」と脅したが，叫び声を上げられたので逃走した）。

　生育歴・非行歴：貧困な家庭であった。父親は酒乱で服役歴もある。本少年は虐待的な体罰を受けていたらしく，今でも全身に傷痕が残っている。中学生のころから養護施設に預けられた。中学卒業後，工員や土工などを転々とし，その間に自動車盗や空き巣で検挙されている。本件非行で，少年院に送致された。

　バウムの特徴：画面からのはみ出しや不自然に屈曲した幹や枝から，感情や行動の統制力の乏しさがうかがわれる。ふつうは幹（自我の基幹的エネルギー）が太く，それが枝分かれしていく（心的エネルギーが社会的な場面でさまざまに分化して発揮される）ものであるが，本少年の描く幹と枝は同じ太さである。自我の基幹的エネルギーが社会的場面で適応的に「枝分かれ」しないままに発散されやすいことを示唆するかのようである（図1）。

2）事例2：深刻な「見捨てられ体験」をもつ虞犯少女（女子，16歳）

　本件非行：虞犯（友人や知人宅を転々とし，恐喝や窃盗を反復していた）。

　生育歴・非行歴：1歳時，実父母が離婚。父親に引き取られたものの，結局は乳児院に預けられ，その後は養護施設などを転々とした。3歳時，里親に引き取られるが，放任されることが多かった。小学校5年生のころから家内窃盗が始まり，里親から「おまえは実の子ではない」と告げられ，大きなショックを受けた。その後，養護施設に入所するが，無断外泊や不純異性交遊を繰り返した。中学卒業直前に，

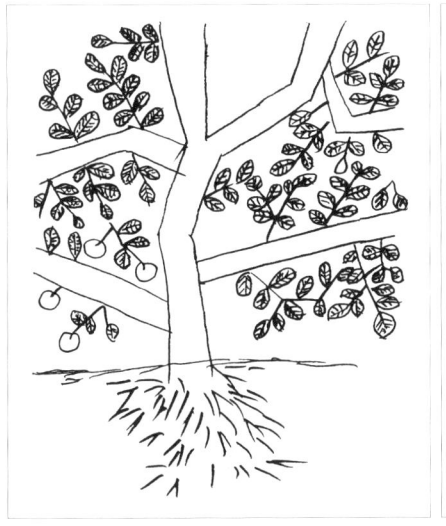

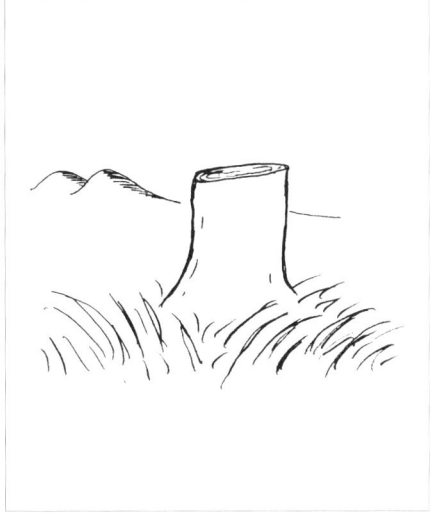

図1　強盗未遂少年のバウム　　　　　図2　虞犯少女のバウム

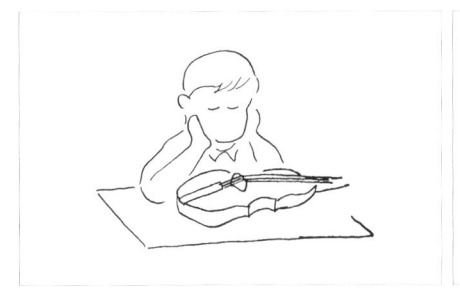

図3　TATの1図版（筆者による模図） 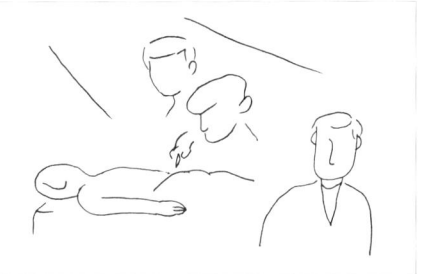　　図4　TATの8BM図版（筆者による模図）

　実父と連絡がつき，父親に引き取られることとなり，本人は「大喜びした」が，退所日に父親は出頭せず。あらためて実母に引き取られることが決まり，「やっと幸せに暮らせる」と思い直した。しかし，母親宅には愛人がおり，本人は全く放任された。16歳ころから，家出を反復し，暴走族や暴力団員などの知人宅を転々とし，その間にリストカットによる自殺未遂などがあった。
　バウムの特徴：「切り株」が描かれている。切り株の意味づけはさまざまであろう（林，1996）が，ここでは幼児期における深刻な「見捨てられ体験」や心的な外傷を暗示するものかとも思われる。根っこが雑草で覆われていることは，幼児期におけるさまざまな体験が隠蔽されていることを示唆するのだろうか。遠景にある

「らくだのふたこぶ型」の山は母親の乳房を連想させる（図2）。

　TATの特徴：この非行少女は，17枚のTAT図版のうち，11枚で「死のテーマ」を語っており，抑うつ感・希死念慮・自己破壊衝動などを暗示するようだ。1図版（図3）では「バイオリンが壊れている」と語り，身体像や自己像がいちじるしく損傷されていることを示唆するとともに，人生早期における母子関係の障害をうかがわせる（外川・神門・谷口，1993；外川・鈴木，1994；外川，1995）。また，8BM図版（図4）では「死体を切り刻み，ぐちゃぐちゃにする。それを見て，いい気持ちになっている」という加虐的空想を語った。これは典型的な「冷情的攻撃空想」であり，相手の定まらない怨恨や敵意，鬱屈した攻撃性の強さや人間的な共感性の欠如を示唆しているようだ（齊藤，1992）。

3）事例3：父親から性的虐待を受けたと思われる非行少女（女子，16歳）

　本件非行：傷害および恐喝（地元の不良仲間が自分の悪口を言いふらしていることを知り，激昂し，その男子らに対し，たばこで火傷を負わせるとともに，はさみで切りつけるなどしたうえ，さらに現金を喝取した）。

　生育歴・非行歴：本人4歳ころ，両親が離婚。弟は母親に，本人は父親にそれぞれ引き取られた。本人によれば，小学生のころから父親から性的な接触を強要されていた。10歳ころから家出や義母（父親の内縁の妻）に対する暴力が始まり，高校中退後は外泊や同棲などを重ねていた。身体には，事故による傷痕や体罰によると思われる傷痕に加え，さまざまな自傷痕もある。

　ロールシャッハ・テストの特徴：カードⅢで「天狗がカニを引っ張りあって，カニが引き裂かれそう」，カードⅩで「バイキンが2匹，槍を持ってお城を攻撃している」という反応が出現した。こうした反応について，Ornduff, Centeno & Kelsey（1999）は，「攻撃」と「協同」が合成された特異な運動反応であり，性的な虐待を受けた女子に特徴的に出現しやすいと報告している。安易に一般化できないであろうが，人間や怪物などが攻撃的な行動を共同して行っているという反応は，被虐待体験を示唆していることもあると考えられる。

Ⅵ　まとめ

　非行や犯罪に走る少年たちのなかには，身体的・性的な暴力やいじめの被害体験，トラウマ的な「傷つき体験」や「見捨てられ体験」をもつ者がいることを述べた。社会への敵意や他者への不信感，衝動性の強さや感情統制の弱さ，情性の乏しさ，

無力感，自己評価の低さや自己破滅的な行動傾向など，非行少年の多くに見られる人格の「歪み」や「かたより」はそうした「傷つき体験」ともある程度，関係していることが考えられる。非行少年の調査や処遇にあたっては，そうした視点を忘れてはならないだろう。

補記：事例 1 については大阪少年鑑別所（1970）を，事例 2 については宇都宮・馬場・徳田（1990）と宇都宮（1993）を，事例 3 については齊藤（1992）を，それぞれ参照して仮想化した。なお，図版はすべて，筆者による作画である。

文　献

石井トク，野口恭子，桂敏樹，浦辺幸夫，山口悦照（1994）非行少年の特性に関する研究―被害体験と自己意識．犯罪心理学研究, 32 巻特別号；74-75.
藤本裕子（1998）非行少年の傷つき体験に関する一考察．犯罪心理学研究, 36 巻特別号；92-93.
藤岡淳子（2001）非行少年の加害と被害―非行心理臨床の現場から．誠信書房．
林勝造（1996）素描樹木画における切り株の検討．犯罪心理学研究, 34 巻特別号；14-15.
法務総合研究所（2001）法務総合研究所研究部報告 11　児童虐待に関する研究（第 1 報告）．法務総合研究所．
松本良枝（1999）被虐待経験非行少年に対する認知療法的カウンセリングの試み．犯罪心理学研究, 37 巻特別号；44-45.
宮崎清（1993）親の養育態度と非行の関係（1）―移行対象と窃盗．犯罪心理学研究, 31 巻特別号；142-143.
宮崎清（1995）親の養育態度と非行の関係（2）―暴力非行・いじめ事件．犯罪心理学研究, 33 巻特別号；76-77.
Ornduff SR, Centeno L & Kelsey RM (1999) Rorschach assessment of malevolence in sexually abused girls. Journal of Personality Assessment 73-1；100-109.
大阪少年鑑別所（1970）鑑別ハンドブック 1：非行少年の樹木画．大阪少年鑑別所．
佐藤伸一（1996）いじめ・いじめられ体験と非行．犯罪心理学研究, 34 巻特別号；32-33.
齊藤文夫（1992）マレー版 TAT の 8BM 図におけるいわゆる冷情性反応について（その 1）．犯罪心理学研究, 30 巻特別号；132-133.
田中奈緒子（2005）非行犯罪臨床心理学．In：越智啓夫編：犯罪心理学．朝倉書店, pp.134-156.
外川江美，神門一途，谷口五郎（1993）TAT 1 カードにおけるバイオリン損傷テーマについて．犯罪心理学研究, 31 巻特別号；100-101.
外川江美，鈴木秀樹（1994）TAT 1 カードにおけるバイオリン損傷テーマについて（2）．犯罪心理学研究, 32 巻特別号；10-11.
外川江美（1995）．TAT 1 カードにおけるバイオリン損傷テーマについて（3）．犯罪心理学研究, 33 巻特別号；22-23.
宇都宮敦浩，馬場宗雄，徳田孝成（1990）屈折体験と樹木画．犯罪心理学研究, 28 巻特別号；12-13.
宇都宮敦浩（1993）屈折体験と樹木画Ⅲ―TAT を通して見た場合．犯罪心理学研究, 31 巻特別号；42-43.

第 8 章

学校事件への緊急対応

第 1 節

いじめ・不登校への心のケア

平山由美

Key Words：いじめ，不登校，予防と心のケア

I　はじめに

　学校現場において，日常的に心のケアが必要とされている事象の多くは，「いじめ」「不登校」であろう。学校という集団活動場面において，「いじめ」はどこにでも起こりうることであり，またそのいじめをきっかけとして「不登校」を呈するケースも少なくない。もちろん，「不登校」に至る経緯は人それぞれであり，友人関係，家族関係を含めた人間関係をその起因とするものから，精神疾患によるものなどさまざまで，「いじめ」だけがその原因ではないことは言うまでもない。

　学校現場に勤務する教師，スクールカウンセラーは日々，「いじめ」「不登校」の問題に直面化していると言えるだろう。「いじめ」「不登校」の問題は，その事例一つ一つにおいて，細かく発生原因や解決方法は異なっており，それに関わる人によっても，それぞれにおける見立て，解決に向けての方針の立て方，当事者，関係者との関わり方の方法は，まさに十人十色であろう。また，「いじめ」「不登校」は事例一つ一つを取り上げても非常に複雑であり，それらを一括りに語ることは，困難なことである。ここでは，日常的に，誰もが体験する可能性がある「いじめ」「不登校」の問題に対して，心のケアの専門家が，どう捉え，どう関わり，また，どうケアしていけばよいのかについて概説したい。

II いじめ問題

2006年10月,福岡県内において男子中学生がいじめを苦に自殺した事件をはじめ,その後,全国各地において児童・生徒の自殺が相次いだ。メディアの報道は加熱し,それに対して日本臨床心理士会は2006年11月に「自殺に関する報道についてのお願い」という声明を発表している(日本臨床心理士会,2007;表1)。さらに,2007年1月に文部科学省は,〈いじめ〉の定義を,「①自分より弱い者に対して一方的に,②身体的・心理的な攻撃を継続的に加え,③相手が深刻な苦痛を感じているもの。なお,起こった場所は学校の内外を問わない」から「一定の人間関係のある者からの,心理的・物理的攻撃により,精神的苦痛を感じるもの」と変更した(文部科学省,2007)。同省の発表によると,前述の定義による「いじめ」行為の発生件数は公立の小・中・高等学校および特別支援学校(平成18年に特殊教育諸学校より名称変更)では,20,143件[前年度21,671件](小学校5,087件[前年度5,551件],中学校12,794件[前年度13,915件],高等学校2,191件[前年度2,121件],特別支援学校71件[前年度84件])であり,2年連続して減少している(文部科学省,2007;図1)。ただし,この発表は学校側が「いじめ」と認識して把握しているものの件数であり,実際にはもっと数は多いと見込まれる。

III いじめはなぜ起こるのか

そもそも,いじめはどういう状況のもとに生起するものなのだろうか。この点に関して社会学の視座から竹川(1993)は,ヴァルネラビリティ(vulnerability;攻撃誘発性)のキーワードを用い,いじめられる側のもつ"ヴァルネラビリティ"と,学級集団の雰囲気が一元的な空気に染まり,いじめを許容したり傍観したりする雰囲気に陥る"いじめ許容空間"状態との関わりにおいて発生すると指摘している。さらに,いじめる側の"いじめ衝動"は,"いじめ許容空間"の成立において生じるとし,いじめる側の"いじめ衝動",いじめられる側の"ヴァルネラビリティ",学級集団内の"いじめ許容空間",これら3つの条件が揃った場合にいじめが発生するとしている。いっぽう齊藤(2006)は「いじめという現象はその輪郭が非常に微妙かつあいまいである」とし,いじめであるか否かの評価には,攻撃を向けられている側の被圧倒感ないし被攻撃感の量と質が大切な指標であると言及している。さらに,齊藤は「いじめる側」と「いじめられる側」は,当初偶発的であることも多く,「いじめる子ども」はいじめを通じて内的な欲求を満たし,「いじめられる側」

表1　日本臨床心理士会による「自殺報道についてのお願い」

平成18年11月21日

関係各位殿

自殺に関する報道についてのお願い

日本臨床心理士会

　私ども日本臨床心理士会は，臨床心理学を基盤とした学術的知識や諸技法を活かして，心の問題にかかわる臨床心理職者（主として心理カウンセラー）の職能団体です。全国各地に1万4千人を超す臨床心理士が，教育・医療・保健・福祉・産業をはじめとする様々な領域で働いており，日頃から国民の心の支援活動を職業として専門的に行っております。

　さて，ご承知の通り，本年6月16日に「自殺対策基本法」が第164通常国会にて可決成立し，年間3万人台を推移している自殺に対して国家をあげてその対策が講じられようとしております。その最中である本年10月頃より，全国各地で児童生徒の自殺既遂に関する報道が多数なされております。

　もとより，報道は，憲法に保障された言論の自由のもとで行われるものであり，私どもはそれを尊重しておりますが，報道の姿勢や内容のあり方によっては群発自殺を誘発しかねない懸念をもっております。今後の報道について，自殺予防の見地から，以下の点にご配慮をいただけますよう，お願い申し上げます。

1．**自殺の具体的方法や手段等を詳細に報じることは控えられるよう希望します。**
　自殺の方法を詳細に報じたり，自殺現場の鮮明な映像を放映することなどは，とくに易刺激性や被暗示性が高い思春期・青年期の子どもたちや，精神的に不安定な人々に対して，具体的な手段を直接に伝達することになり，自殺への傾斜を助長しかねません。

2．**自殺を美化もしくは正当化するような報道は遠慮されるよう希望します。**
　たとえば「死ぬよりほかに道はなかった」「死によって○○を守った」というような報道は，自殺を美化したり自殺を正当化したりして，さらなる自殺を助長しかねません。

3．**自殺を単純な因果関係で報道することに関して熟慮されるよう希望します。**
　自殺は単一の原因から生じるものではなく，社会・環境要因や個人内の要因などが複雑に絡み合って発生する現象です。その複合性を無視して，ひとつの要因から自殺が起こったように断定して報道することは，自殺防止に逆効果であるばかりか，その予防策を阻害するおそれがあります。

4．**自殺を予防する具体的方法も併せて報道して下さることを希望します。**
　自殺の報道にあっては，自殺予防のための具体的方法も併せて報道するようにお願いします。たとえば，①電話相談を含むさまざまな相談機関が利用できること，②学校ではスクールカウンセラーや養護教諭，職場においてもカウンセラーや保健師・産業医などの専門家が存在すること，③うつ病などが潜んでいる可能性を考えて医療機関の受診を躊躇しないこと，④しばらく苦痛を与える環境から逃れることが役立つ場合もあること，⑤自殺をほのめかすサインに周囲の人が気づいたら，じっくりその方の話に耳を傾けると，本人の気持ちが楽になる場合もあること等々を報道していただければと願います。最後に，大切な方を自殺で亡くされた国民一人ひとりが心理的な援助を必要とした場合にも，さまざまな相談機関が存在することを報道していただければ幸いです。

以上

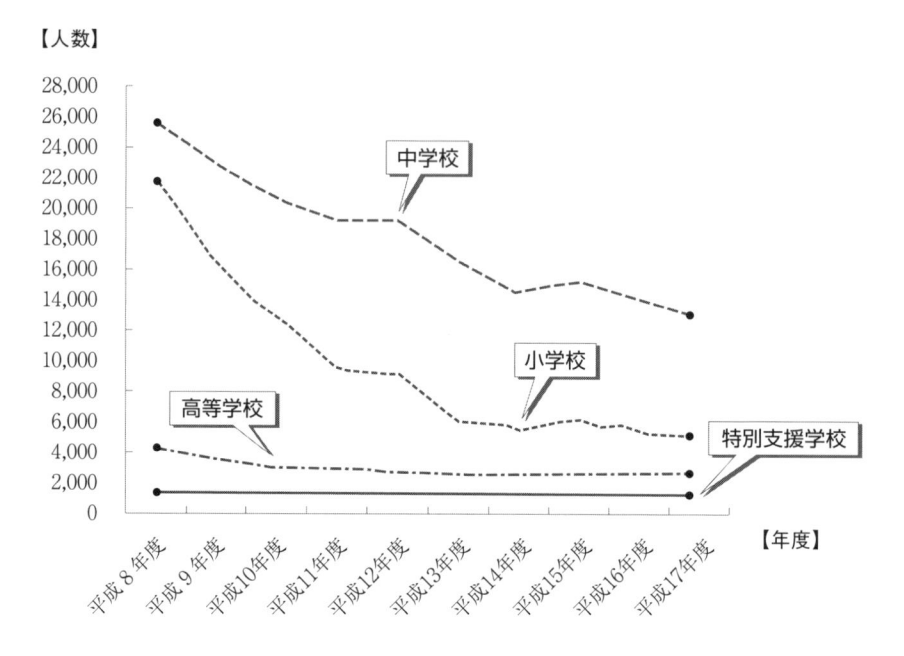

図1　いじめ件数（文部科学省, 2007）

は逃れようもなく「いじめられる」という役割を担わされ，拒めなくなった時点で「いじめ」と呼ばざるを得ないが，まだ完全に学級集団から阻害・排除されているわけではなく，これがいじめの初期構造であるとしている。

　森田ら（1994）は，いじめられる側といじめる側の二者だけではなく，①傍観者，②観衆，③仲裁者，④加害者，⑤被害者，⑥被害・加害者，というこれらの登場人物が絡み合う現象が「いじめ」であると述べている。ここに，子どもたちの心身の発達段階も絡み合い，いじめは子どもの発達とともにその様相は変化をとげている。さらに，昨今の携帯電話の普及により，「いじめ」の内容も非常に多様化・陰湿化しているのが現状である。従来の「いじめ」構造だけでは把握し得ない「いじめ」の発生の可能性も考えられ，子どもの発達だけではなく，時代の流れを見すえた視野をもち，しっかりと事実を受けとめることは初期対応においては必須条件であると思われる。

Ⅳ　いじめへの対応と心のケア

　文部科学省（2007）は，「いじめ問題に関する取組事例集」「いじめ対策 Q & A」などを発表し，学校におけるいじめ対策についてさまざまな情報を公開している。これらは，ホームページからダウンロードして閲覧可能である。そのなかで，「いじめた子どもへの対応」について，「充分な教育相談が必要である」としている。さらに，「一方的・機械的に懲戒を行うだけでは解決にならない。加害側の子どももまた傷つき，支援を必要としているので，どんな助けが必要なのかを良く考え，適切に支援を提供しましょう」と記載している。具体的には，本人の言い分を充分に聴き取ることを第一とし，「行為自体は許されないこと」を伝え，さらに「どう責任を取ればよいかを一緒に考える」ことが必要であると示唆している。

　さらに，冨永（2006）は，自身のブログを用いて，いじめに関する調査や，予防のための授業案などを公開している。そのなかで，2006年11月27日（月）の記事において，いじめ問題には，「結果対応策」と「予防策」の両面が必要であり，その両面の対応も，「規範意識の育成」と「心の教育」の両輪が必要であると提言している。「結果対応策」としては，「いじめ被害者への回復支援」と「いじめ加害者への更正とカウンセリング」の必要性を挙げている。さらに，いじめが学校教育の問題であると同時に，家庭問題・社会問題でもあるとし，いじめ加害をしてしまった子どもの声を適切に聴き，悲しみ怒りを受けとめ，望ましい行動へと導くカウンセリングも必要であると述べている。

　いじめの内容として，齊藤（2006）が整理した子どもの仲間関係の発達過程と仲間集団の特徴を，一部筆者によって加筆したものが下記の表2である。

　このように，子どもの発達過程と，その集団の特徴を捉え，いじめの多様性につ

表2　子どもの仲間関係の発達過程と集団の特徴

	発達過程	集団の特徴	いじめの内容
小学生 児童期後半	Gang group （男子に典型的）	同一行動による一体感が重んじられるグループ	異質なメンバーを攻撃排除する傾向がある。
中学生 思春期前半	Chum group （女子に典型的）	興味・関心・活動を共有する仲良しグループ（いわゆる「仲良し2人組み」のような関係）	"仲良しグループ"に入れない子を設定し，よりグループの一体感を高める効果をもつ。
高校生 思春期後半	Peer group	互いの価値観・理想を語りあう仲間	いじめは発生しにくいが，時々退行的に，上記2つの心性が表れることもある。

いても，心のケアに関わる人がしっかりと把握し，教育現場においては，いじめの予防に関する授業の取り入れ，いじめが発覚した時には，その発達過程に応じ，適切な対応が求められる。

V　不登校について

「不登校」について文部科学省は，「何らかの心理的，情緒的，身体的あるいは社会的要因・背景により，登校しないあるいはしたくともできない状況にあるため年間30日以上欠席した者のうち，病気や経済的な理由による者を除いたもの」と記載している。この不登校状態にある児童・生徒数は平成17（2005）年度で122,287人［前年度123,358人］（小学校22,709人［前年度23,318人］，中学校99,578人［前年度100,040人］）であり，平成16（2004）年度に続き，4年連続で減少した。在籍児童生徒数に占める割合は1.13％（小学校0.32％，中学校2.75％）である（図2，文部科学省（2007））。

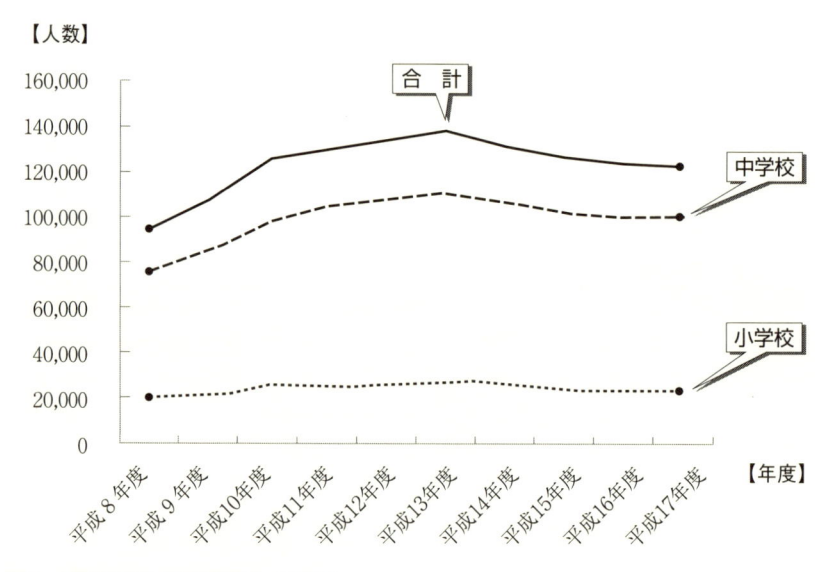

図2　不登校者数（文部科学省，2007）

Ⅵ 不登校はなぜ起こるのか

このような不登校の発現要因や発生原因に関する理解は，立場によってさまざまであるが，齊藤（2006）は，彼らの"脆弱性"について触れ3種類に分類している。まず，1つ目には学校生活や仲間関係に完璧に適応しようとする過剰ながんばりに挫折が生じた，あるいは，過剰適応を続けることによって内的エネルギーの消耗が生じたために登校できなくなるという「過剰適応型不登校」である。このタイプが，不登校の半数のタイプを占めるとしている。2つ目には，学校活動や仲間集団の活動において，優勢な過剰適応的活動性やそれに伴う攻撃性の迫力あるいは勢いに圧倒され，心身ともに萎縮し，不安・緊張感が高まったために生じる「受動型不登校」，3つ目は衝動統制機能が未熟で，自己中心的な行動が繰り返されるため，所属する学校環境にいづらくなったり，仲間から疎外されるために，登校の意欲を失ってしまったりする「衝動型不登校」，の3つにカテゴライズしている。また，小林（2003）は，不登校が生じる原因は「学校を嫌だと感じるから」とし，学校ストレッサーの観点から，学業上のストレッサー，教師との関係のストレッサー，仲間関係のストレッサーなど，さまざまなストレッサーの蓄積が，不登校状態を形成していることを述べている。

つまり，不登校に至ったきっかけや原因については，千差万別であり，それぞれに学校内の要因とともに，家庭内の問題，個人的な要因として脆弱性や発達障害など，さまざまな要因が絡まりあっているため，個々の事例をその細部にわたって検討し，対応方法について充分な検討を加える必要があると言えるだろう。

Ⅶ 不登校児への心のケア

不登校児のケアに当たっては，まず，一つ一つの事例について，充分に吟味し丁寧に対応することが必要である。援助に役立たない理解の例として，小林（2003）は，不登校の原因の追究に必死になることによる「（ケアする側が）安心するための理解」や「柔軟性のない理解」「偏見による理解」「否定的な理解」を挙げている。これらは，不登校に限ったことではなく，心のケアを行う際に重要なポイントであると思われる。不登校の初期段階での対応方法として，小林（2004）は，原因を無用に追究せず気持ちに寄り添うことを強調している。この「寄り添う」というのは，子どもから不登校の理由が語られた場合には「辛い思いをしたんだね……」と応じたり，もし語られない場合でも，「理由は分からなくても良いんだよ」と言ったり

するなどの対応である。子どもでは、なかなか学校に行けない理由を明言することは難しく、体調の不良を訴えたりすることも少なくない。そして、学校を休ませ、家にしばらくいるとケロッと体調が良くなってくる場合もあり、親は戸惑うことも多い。このようなとき親は、「詐病ではないかしら？」と思うかもしれないが、多くは"学校に行きたくないんだ"という子どもからのサインである。さらに、学校を休み始めた頃、親や教師、心のケアの専門家までもが「なぜ、行けないの？」と問いかけたり、「何が嫌なの？」と問い詰めることがある。しかし、子どもたちが求めているのは、理由を聞いてくれることよりも、ただそばにいてくれること、もしくは自分が少し休憩できるように、大人がゆったりとした気持ちで関わってくれることではないだろうか。

Ⅷ　事例検討

以下に、大学附属の相談室に来所したある事例について、検討してみたい。なお、事例の内容については、プライバシー保護の観点から、クライエントの福祉をそこなわない程度に、筆者によって加筆・修正が加えられている。

1）事例の概要

来談者：A子（小学3年生）とその母親（40歳代）

来談までの経緯：A子は、一般企業に勤める父親と、パート勤めの母親、中学生になる兄と姉がいる、ごく一般的な家庭に育った。小学3年生になるまで、非常に学業成績優秀で、運動能力も高く、優しくて母親を困らせることのない、"良い子"であった。しかし、3年生になり、新しく買ってもらった文房具を学校へ持っていったところ、クラスメイトから「見せびらかしている」となじられた。このことをきっかけに、A子は登校を渋り始めた。4月は腹痛や頭痛を訴え、発熱を繰り返した。5月のゴールデンウィーク明けには、母親が登校を促すも、学校に行っては気分の悪さを訴え、登校できない日が続いた。このため、1学期が終わる頃、筆者の勤める大学附属の相談室へ母親とともに来談した。

面接構造：50分、週1回、有料面接。A子にはプレイルームにて大学院生（セラピスト）がプレイセラピーを実施し、筆者はカウンセリングルームにてA子の母親面接を担当した。

2）心理療法過程

　A子は，人形を使って，「家族」をテーマにしたごっこ遊びを繰り返し，親を仲間はずれにしたり，自分の思うままになる「家族」のストーリーを展開した。A子は，セラピストとともにこのようなごっこ遊びを繰り返すことで，家族の再構成を内面的に行い，自分自身をエンパワーメントするような作業を行った。また，同時に行われた母親面接では，母親自身が抱く「学校にまた行けるようになるんでしょうか」「今から少しずつならし登校をさせたほうが良いんじゃないでしょうか」という不安感が語られた。母親自身の不安ばかりが語られ，A子の"学校に行きたくない思い"に寄り添うことがなかなかできなかった。父親は，父性を発揮するタイプではなかった。A子は時々，母親にサインを出し始める。母親が学校に行けない理由を問いただそうとすると，「心の鍵が閉まっているから……」とか，「まだ話せることじゃない……」などと言葉にした。この時に母親は，A子から具体的に聞きだすことよりも，その言葉をそのまま受けとめ，「そうか」と言うに留まった。これ以降，A子は母親にわがままを言い始め，手作りのおやつを作ることを求めたり，家の中でもプレイルームと同様のごっこ遊びを母親も一緒にするよう求めた。母親は，うんざりしながらも，このA子のわがままに付き合うようになり，A子は約半年間の不登校の期間を経て，4年生に進級とともに登校を再開するようになった。登校し始めた当初は，まだまだ不安も強く，母親も不安定になっていたが，プレイセラピーに来る回数が徐々に減り，夏休みに4カ月ぶりに来所したA子は，身長も伸び，顔もたくましく，真っ黒に日焼けしていた。筆者とセラピストは「これで大丈夫だろう」と確信し，母親も「まだ手放しでは喜べる状態ではありませんが，何とかやってみます」と言うことで，面接は終了となった。

3）考　　察

　このケースは，まさに齊藤（2006）の言う「過剰適応型不登校」であったと思われる。これまで良い子を装い，母親の手を煩わせることもなく育った子どもが，本事例のように新しく買ってもらった文房具を，友だちから「見せびらかしている」となじられたような些細なこと（それは大人にとっては些細なことだが，本人にとっては重大な事件であろう）をきっかけに，登校ができなくなることは，不登校事例において稀ではない。母親は一見「A子のことは私が一番分かっています」という様子ではあったが，やはり「何とか1時間だけでも登校してほしい」「保健室にでも登校できれば」と促す様子が見受けられた。これに対してA子は，もともとの性格が"良い子"体質でもあり，完璧主義な一面もあったことから，1時間だけの

登校，保健室への登校という，彼女にとって許容しがたい方法は受け入れることはできなかった。A子にとって登校するということは，登校時刻に登校し，終業時刻に帰ることだったのである。母親は試行錯誤し，自らも腹痛や頭痛といった心身症を呈しながら，A子の思いを何とか理解しようとした。転機となった事は，家の中でのごっこ遊びであっただろう。このように，母親自身がA子のセラピスト的役割を担うことができるようになると，A子は家の中でも自分自身をエンパワーメントできるようになった。週1回のプレイルームの中で行われた，1対1の信頼関係の築きを通して，母親との基本的信頼関係の築きなおしを行い，A子は育ちなおしをすることができたと考えられる。

IX　おわりに

A子にとって，徐々に学校にいる時間を増やしていく"慣らし登校"や，保健室への登校は許されなかった。このように，子どもたちへの心のケアを行う際には，一番苦しんでいるのは子どもであり，また，登校したいと一番願っているのも子ども自身であることを忘れてはならない。そうでなくては，子ども自身が何に苦しんでいるのか，その事象そのものだけでなく，その奥深くに潜む問題をも理解することはできないであろう。そして，子どもの心のケアにおいては，本人を含めた家族・養育者への支援が必要不可欠である。家族・養育者が，その子どもの心のケアにおいてセラピストとなりうるかどうか，子どもたちに寄り添うことができるか，それが極めて重要となってくる。どのような事象であっても，子どもへの心のケアを行う際には，その子ども自身はもちろん，家族システムを含めた環境を整えることも肝要であると言えよう。

文　献

小林正幸（2003）不登校児の理解と援助―問題解決と予防のコツ．金剛出版．
小林正幸（2004）事例に学ぶ不登校の子への援助の実際．金子書房．
文部科学省（2007）ホームページ．http://www.mext.go.jp/
森田洋司，清水賢二（1994）新訂版 いじめ―教室の病い．金子書房．
日本臨床心理士会（2007）ホームページ．http://www.jsccp.jp/
齊藤万比古（2006）不登校の児童・思春期精神医学．金剛出版．
竹川郁雄（1993）いじめと不登校の社会学―集団状況と同一化意識．法律文化社．
冨永良喜（2006）ストレスマネジメントとトラウマ．http://traumaticstress.cocolog-nifty.com/

第 9 章

トラウマとセルフケア

第 1 節

被害者支援と自助グループ

羽下大信

Key Words：被害者の人権，コミュニティ・サポート，孤立化と無力化，支援のメニュー化，グループ・ワーク

I 「被害者と人権」という問題

 「人権」という用語。この言葉が日常的に使われる場所や関係のなかに，サイコロジスト／臨床家であるわれわれがいることは，比較的稀だろう。また，ある場面で「人権」なる言葉が繰り返されるとき，生活者感覚としては何ごとかやあらんと訝り，また，少々身構えてしまうかもしれない。
 一方，それが最重要テーマになり，その言葉が日々やりとりされる場や関係が存在していることを，知らないわけではない。精神障害者の社会的差別，大人の側の勝手な都合や欲望からくる暴力や世話の放棄に曝される子どもたち。あるいは世界のいたるところで起きている紛争／戦争がもたらす被害。また，難民や貧困。
 人がどのようなありようでこの世に存在しようと，どの人も生存し，生活していく権利。この無条件のもの。それが侵害される現場は，われわれのすぐ横にあるとも言える。また，現実にこのテーマを強く意識するところに立たされ，あるいはそれを日々生きておられる方もいる。しかし，われわれは，それが「明日はわが身」と思っては暮らしてはおらず，むしろ，自分からは遠いもの，というのが実感ではなかろうか（これを，筆者は「健康な解離」と呼んではどうかと思っている）。

Ⅱ　個人的経験・その1──子どもと人権

　筆者にとっての「人権」にかかわる直接の個人的経験は，ふたつある。そのひとつは1990年代前半の，「教育と子どもの人権」を巡る活動をしていたときのこと。当時の日本は「子どもの権利条約」を批准しない国として，国際的に厳しい目が向けられていた。この時期，筆者は本来の自分の仕事とは別に，「子ども」にかかわる巨大イベントの立ち挙げに参画し，その実現にむけて走り廻っていた[注1]。

　この一連の活動のひとつ，批准促進を目指したイベントで，ある弁護士が，こう発言した。「子どもの権利」といっても，現段階ではその言葉だけで，いわばカラの函みたいなもの，中身は今からの活動のなかで関係者が創り出していくものなんですよ，と。これには大変驚き，「あ，そういうものなんだ！」と目を開かれる思いだった。なお，当時の文部省の公式見解は，日本では第三世界と違って，子どもの権利は守られている，としていた。

　そして，十数年後の現在，筆者には，子どもたちがその生存をじわじわと脅かされ，その反動で，今までにない形の暴力，その行為に自分の全存在を賭けてしまうような暴力が突出しているように見える。こうして見ると，子どもはまず被害者であり，それが反転して，大人社会への反撃となって加害者と言われることになる，と筆者には見える。報道によると，先年の西鉄バスジャック事件の少年は，「これはオレをここまで追い込んだ社会への復讐だ！」と叫んだと伝えられる。これをどう思うか普通の中学生たち十数人に個人的に尋ねてみたところ，「よくわかる，そのとおりだ。でも，自分はそうはしないけど」と答えた。「そんなことしても何の解決にもならないから」とは，意外だった。筆者は彼らの健康さと鬱屈を思った。

　「今までになかった暴力の形」ゆえ，それは異様に見え，大人たちは脅え，危機感が刺激されているようだ。しかし，統計によると，暴力を突出させているのは，子どもではない。暴力（と自殺）が多く，増えている第一のグループは50代，次に30代である。その実数でも年齢比でも，少年犯罪は増えてもいないし，低年齢化もしていない。大人による子どもへの虐待の件数は増えている。こうして，大人も子どもも，社会に対する安全感が低くなっていることは共通しているようだ。

　さて一方，ここに，少年たちの暴力に曝され，被害者となった人たちがいる。彼

注1）そのイベントとは「ベンポスタ子どもサーカス」公演プラス子どもの国際交流イベントで，関西だけでも20公演×5,000席，つまり最大10万席，黒字ラインは5万席。全員素人，報酬ナシ。1年半の準備をし，10日間のイベントで雇ったボランティアは延べ4,000人というものだった。予想もしていなかった事態の連続と，お金のプレッシャー，それに考え方の違いなどによる内輪揉めなど，逃げ出したくなるほど恐ろしいイベントだった。結局，5万席以上買ってもらえ，赤字は出なかった。

ら被害者にとっては，少年保護を目的とした少年法の規定ゆえに，被害少年の親として，通常の感覚からは当然と思われる権利に特有の制限を受け，悔しさ，歯がゆさ，苦痛を味わうことになる（詳細については，下記[注2]の引用文献参照）。たとえば，自分の子どもは死亡しているにもかかわらず，一体何が起きたのか，その相手は誰なのか，「少年の人権（プライバシー）」の保護という観点から，実際には何も知ることができない。被害者家族にしてみれば，警察も検察も，そしてマスコミさえも知っているのに，何で私たちだけが，世間と同じことしか知り得ないんだ，と思う[注3]。

III 個人的経験・その2——被害者と人権

もうひとつは，筆者が被害者（とくに人的災害）支援の活動に参加した最初の頃のことである。「被害者には人権がないんですよ」。ある弁護士が，そう言った。彼は，少年たちの暴行で息子を失った両親が民事裁判で被告人に尋問するという画期的な場面を創り出した，被害者のために行動する人でもある。

「えっ，どういう意味ですか？」と筆者は尋ねた。彼は概略，以下のように説明してくれた。たとえば相手を死に至らしめたとして逮捕・勾留・起訴されることになった加害者の場合，その人権はどの段階でも，国家によって守られる。その罪を確定する刑事裁判では，国選の弁護人も用意されている。この間，衣食住の心配はない。

また，とくに日本の場合，過去の経緯から，弁護士の最大の関心と仕事のフィールドは，国家による個人の人権の侵害があるかどうか，にある。つまり，弁護士は加害者とされる個人の人権を守るために働く。日弁連の公式見解もそうなっている。加害者になると，その罪の確定とは別に，その人権は，国家からも，さらには弁護士からも二重に保護されるシステムになっている。

「で，被害者としての人権は？」との筆者の問いに，彼は先ほどのように答えてくれたのである。たとえば仕事がオフのときに殺人などで命を失った場合，その人が一家の生計を支える中心なら，家族はたちまち生活に困ることになる。被害者がその事件で大きな負傷をし入院治療した場合，たいていはひどく高額になるその請求は，家族にやってくる（加害者の場合は国費でまかなわれる）。がしかし，誰からも，何の支えもない。補償，保護はほとんどない。

注2）自助グループ「六甲友の会」のメンバー，Aさんによる。
注3）犯罪被害者遺族の会・六甲友の会（2004）おもかげ．ひょうご被害者支援センター

また，のちに加害者を被告にした損害賠償請求の民事裁判を起こすときにも，費用はすべて個人負担。しかも，もしその裁判に勝っても賠償金が支払われる保証はない（たとえ未払いでも罰則はないから，たいていの場合，踏み倒される）。弁護士が，被害者や家族に判で押したように言う，「勝っても紙一枚ですよ」とは，こうした意味である。

　このような事態のなかでは，学者・弁護士・検察官にとっては，これまで，人権とは加害者の人権のことでしかなかった。また，裁判の場では，被害者は加害者の刑を確定するための証拠品であり，法廷で証言して，「証人はご苦労様でした」で終わり，となる。

　こうして被害者は，事件以降のすべての過程の部外者だった。彼らは事件・事故の一方の当事者であるにもかかわらず，である。彼らは，被害者として裁判に参加することができない。裁判には被害者という人は存在せず，単に証人のなかのひとりにすぎない。また，彼らは捜査記録も公判の記録も見ることもできない（近年，一部変更）。一方，加害者は人権が守られており，それが可能なのである。こうした経緯の中で，弁護士自身も，裁判では存在しない人である被害者の周りには，自分たちの活動の余地はないものと思ってきた。

　では，被害者（とその家族）が，その被害を受けたことによってとくに守られる利権があるか。法的な規定には何もない（ナポレオン法典を下敷きにした明治憲法では，被害者の権利の規定が存在した！　とのこと。ただ，実効性に関しては不明）。法的な規定がなければ，それは何もないことを意味する。そもそも，裁判は国家と加害者のためにあり，被害者のためのものではない。だから「被害者には人権はない」，となる。

　筆者は彼の話を，終始一貫，唖然としながら聞いていた。もっとも，事態はその後動き始め，すでに犯罪被害者等給付金制度（1981年成立）があり，犯罪被害者等基本法（2004年）が成立し，犯罪被害者の権利が，ようやく法的に認められ，事態は変わろうとしている。が，彼ら被害者にとってそれらが実効性のあるものとなるには，まだまだ遠いのが現状である（御存知のように，交通事故被害の場合は，救済制度がかなり整備されている）。

　幼い息子を少年に殺害され，その少年も自殺するという事件の当事者となった父親は，取材者に，「加害者の人権だけが守られている」と語っている（本田，2002）。その被害者家族の実感は現在も，そう変わってはいない。

Ⅳ　コミュニティ・サポートという意識

　なぜ，こんなことを縷々(るる)書いたか。それはわれわれのここでの被害者支援という活動を，コミュニティ・サポートととらえ，人権にかかわる社会変革のミッションを内に含むし，コミュニティ活動と位置づける必要があると考えるからである。

　われわれサイコロジストが馴染んでいる心理療法によるアプローチは，個人の側の変化によって事態を乗り切っていくことを目指すものである。このパラダイムとコミュニティ活動を支えるパラダイムは大きく異なる。

　コミュニティ活動としての被害者の「こころのケア」という場合，そこにまず必要なのは，そうした援助の場全体の流れを見ながら，各々の援助のアイテムの有機的なアレンジをすることである。つまり，それぞれのアイテムを成り立たせている人的・経済的・制度的な整備をしつつ，中長期的な展望では，不備のある法の整備を促す活動を組織することも射程に入れたうえで，優先順位や重要度から見て，まず何から始めるかを検討し，それを実行に移すこと。これがアレンジと言える。そんななかで心理療法／カウンセリング・グループ・ワークを投入するのが有効と判断したら，そのためのセッティングをする。

　こうした見通しをもって活動するのが，コミュニティ活動のパラダイムであり，どんどん変化していく事態に参入し，また，参加観察的にかかわるのが，コミュニティ心理学のスタンスということになる。これは，状況や関係の整備・変革によって，人が困難を越えていくことを目指す活動と言える。コミュニティ心理学と臨床心理学は，こうして本来，スタンスを異にする。

　たとえば，司法関係者からの強い抵抗で，現在はまだ実現していないが，被害者自身が刑事裁判に直接参加する制度として，「公訴参加」や「付帯私訴」を現実のものにすること。あるいは，とくに少年事件で，自分たちの加害が被害者にもたらしたものを実際に知ってもらうために，被害者と会う場を創るなどの，修復的司法を取り入れることがそれに当たる。なお，この手法は再犯防止としても大いに期待される。それを実際に行なうことの醍醐味と困難性が井垣（2006）によって述べられている。

　また，現在はほとんどない被害者への経済的な補償（20～30年前は現在の日本と変わらない状況にあったドイツは，その後大きく転換し，現在は「白い輪」という民間の公益団体によって広く活動し，被害者の経済支援を実現している）。

　こうした制度を実現することを通して，被害者としての人権は現実のものとなる。その実現のプロセスとともに，また，その土台の上に，「こころのケア」があると

いう意識。そのために活動すること。上記のどの場面でも、サイコロジストとしての活動の余地は多々ある。そのように考え、それを実行に移してみること。コミュニティ心理学が社会変革にかかわると言われるのは、こうしたアクティヴな活動が必要であるという認識をもつ面を指している。

ただ、パラダイムを異にするからといって、臨床心理学とコミュニティ心理学の両者が互いに齟齬を来たしたり、どちらか一方が正しいあるいは優位ということではない。「この問題」に関してはどこから接近するのが効果的か、という戦略的な面から選択されるのがよい。そのためには、われわれサイコロジストのなかに、このふたつのパラダイムが同居、併存できればよい。これからのわれわれは、それを創り出す必要があるだろう。そしてそれはすでに始まっている。

V　被害者とその遺族は、どんな事態を生きるか

誰でも被害者になりうる。そしてそれは何の予告もなしにやってくる。しかし、それはテレビの向こうの世界のことで、他ならぬ自分が当事者になると、われわれは思っていない。迂闊なわけではない。無知からでもない。昨日の続きが今日で、今日の続きが明日という、想定（期待）された連続性の上に、われわれは初めて安心して暮らせる。「明日は何が起きるかわからない。一瞬先には、被害者になるかもしれない」。人は毎日、そう思いながら暮らすことは不可能だろう。もし、そう思って暮らしていたら、その絶え間ない緊張によって、人はついに狂気へと陥るのではないだろうか。

しかし、突然、日常という坦々と続く時間に亀裂が走る。「昨日、会って話をしたばかりなのに」「さっきまで元気だったのに」。予告などなく、人は大事件に遭遇し、それまでの自分が変わってしまう。あるいは突如、人がこの世から消える。昨日と今日、さっきと今が激しく不連続になる。当事者・近親者ほど、その理不尽には耐えがたい。事故・事件によって、日常は一変する。警察や報道関係者が、どっと押し寄せ、もみくちゃにされる。そんななかで、周りの視線が降り注ぎ、通常の外出どころか、通学・通勤で家を出ることさえ難しくなる。買い物にも行けない。食事をするのも億劫になる。病院はどこ？　家のことはどうする？　誰がする？　司法解剖？　お葬式はどうすればいい？　仕事はいつから行く？

誰も教えてくれる人がいない。誰に尋けばいい？　それがわかっている人が誰か、教えてくれる人さえいない。

警察が来てくれって言ってるよ。役所の手続きはなんでこんなに次々とあるの？

弁護士さんと相談する？

　さまざまな人がそれぞれの必要でアクセスしてくる。一気に何もかもに対応しなければならなくなる。何も知らないことを思い知らされる。家族で互いに右往左往。ウロウロ，オロオロし，イライラが募る。

　外の人と自然に話すことができなくなる。いきなり特別な位置に立たされ，そのまま一気に押し流されて，気がつけば「普通」がなくなっている。自分の日常が失われ，たいていは気づかないまま，消耗していく。些細なことで家族に当たってしまう。

　夫婦，親子，兄弟姉妹。被害者との関係では，それぞれが立っている位置も，気持ちも，役割意識も互いに微妙に異なる。この危急の事態では，それがとても大きな違い，ときには許せない態度と見え，家族のなかで諍いも起きる。それぞれが，世間から注がれる好奇心の矢に耐え切れなくて，もう隠れてしまいたくなる。

　「あのとき，こうしていれば，こんなことには……」。繰り返し，後悔がやってくる。取り返せない過去。世間との日常の繋がりが切れて家族は孤立する。さらには，それぞれの意識や気持ちの少しずつの違いから，家族同士も互いに孤立していく。外と遮断され，たったひとり，空中に浮いたようになる。寄る辺なく，頼りない感じ。時間の間隔もわからなくなる。この断裂と閉じられたなかでの息苦しさに絶え切れず，誰かが一時期「壊れる」こともある。

　こんなとき，直接の関係者ではなく，むこうの都合で来る人でもない，外の世界，日常との通路になってくれる人がいたら。自分の代わりに，ちょっと食料品を買い出しに行ってくれたり，役所への書類を代わって出しに行ってくれる人がいたら。一緒に食事を作ったり，食べたりする相手，自分たちの日々のことを知ってくれている人，普通に話せる相手，そんな人がいてくれたら。

　被害者が急激に陥るそんな事態に対応できる支援は，まだ実現していない。しかし，それができるようになったらと願い，やがて創られるよう，われわれ被害者支援にかかわる者たちは，その道を探っている。

　当初の激しい展開，混乱が一段落したあと，被害者とその家族には，それまでに比べて，やや緩やかな，しかし，依然として宙に浮いたような事態がもたらされる。警察への捜査協力や，証人・関係者として検事と話をする。あるいは，心労から心身の不調が来て通院しなければならなくなる。こんなとき，誰か付き添ってくれる人がいたら……。でも，誰もいない。いつもたったひとりでせねばならない。被害者・遺族という無念と理不尽の消えない負荷を背負ってのこの作業。孤立し，心細い。

国家と加害者のための刑事裁判。被害者はただ傍聴席に座って，加害者の勝手な言い分を聞かねばならない。現状では，それは自身が長年弁護士をしていても，被害者の立場になると「侮辱するな！」と怒鳴りたくなるほどの場面（東, 2006）になることさえある。当事者なのに，傍観者の位置しか与えられていない被害者。傍聴は，たったひとりでは耐えがたいこともある。誰かが横にいてくれたら，その日の裁判が終わったあとも，ああだったこうだったと，話もできるのに。

加害者に損害賠償を求める民事裁判。何のためか。「被害者にも落ち度があったんと違うん？」どこからか聞こえてくるそんな声を消したい。提訴で賠償額が公けにされると，「なんぼ貰たんや！」「死人で金儲けするんか！」誰かが電話の向こうで叫ぶ。世間の悪意に怯える。でも，たとえ1円にならなくても，時間と労力とお金をかけて「損害賠償すべし」という紙切れ一枚を貰おうと，孤立無援で，数年はかかる長い裁判を戦う。ある家族によると，3年半，弁護士費用を入れて，直接，裁判にかかったお金は，600万円。損害賠償は認められたが，支払われた額はゼロ，とのこと。

家族の手記[注4]を読むと，こうした心情が綴られ，迫ってくるものがある。

Ⅵ　被害者支援──メニュー化してみると

被害者はこうして，人の関係の自然な流れに任せていると，当然のごとく孤立へと向かう。そしてこの孤立化は個人を無力化することへと導く。孤立化は自分が「もうダメだ！」と思うことも含めて，人を一気に無力化し，これが同じ事態を生きていてもPTSDとなるかならないかの分かれ道であることを，Herman（1992）が明らかにした。被害者支援もこの点を共通の認識としている。その延長に，上述のような犯罪被害者という特有のありように対応した支援がある。それをメニューとして並べてみると，電話相談，付添支援（通院，警察・検察・弁護士事務所へ出向く際の），裁判の傍聴支援，生活支援，そして，自助／サポート・グループ（以下，サポート・グループ），さらに個別の専門家による対応として，弁護士相談，心理療法／カウンセリング，精神科診療などがある。ここではサポート・グループについて書いてみる。筆者自身が被害者支援で直接かかわりのあるひとつが，この形の支援だからである。ただ，その具体的な様相は別のところで紹介した（羽下, 2007）

注4）少年犯罪被害当事者の会（2004）話しを聞いて下さい．サンマーク出版；犯罪被害者遺族の会・六甲友の会（2004）おもかげ．ひょうご被害者支援センター；本多信一郎（2002）犯罪被害者．平和出版．など

ので，ここでは省略する。

　サポート・グループの目指すところは，グループ・セラピーのそれとは異なる。両者の違いを言えば，グループ・セラピーはその言葉どおり，心理療法の一種である。セラピストと複数のクライエントで構成され，セラピストはクライエントひとりひとりのサイコロジカルなテーマを引き出し，場のダイナミックスのなかに投げ入れ，それが十分に展開するよう，また，各クライエントがそのテーマに参入できるよう，場面の流れをリードし，構成する。つまり，心理療法一般がそうであるように，相当にインテンシヴな，日常の延長には存在しない，その意味で特殊・特別なものと言うことができる。したがって，それを有効なものにするために，その導入には周到な準備と十分な配慮が必要である。

　一方，サポート・グループの場合は，日常の延長にセットされ，目指すところ，持ち込まれるものも多面的である。グループは，メンバーとファシリテイター（あるいはウィットネス・立会人・目撃者）で構成され，両者の関係は比較的緩く取られる。ファシリテイターは参加メンバーが自由に発言できるよう配慮し，もし，グループの流れに大きな混乱が起きたり，誰かが場を独占しすぎて，しかも，それが収束しないようなら，介入を考える。が，通常は見守り手（ウィットネス）としての役割を取る。つまり，せっかく来たメンバーが自分のことを何か話して帰る，ということを目標にすると言ってもよい。また，その場が情報交換の機会，愚痴やボヤキ，さらには活動の打ち合わせなどになってもよいとする。

　グループ・セラピーと対比してみると，それぞれに目指すところ，持ち味，有効性が違うところにあり，それぞれである。

　サポート・グループに参加するメンバーは，それぞれに個別的な状況を抱えており，それゆえ，その立つ状況も位置も，また，目指すところも互いに違っている。が，被害者という点で共通点をもつから，話が通じ，「隣人」になることは，困難ではない。まずはそれぞれの違いから出発して，それぞれが自分のことをグループのなかで発言するほどに，共通の体験が生成していく。そうして創りあげる，これは彼らにとっての「新しい日常」の始まりとなる。その日常では，その日のグループが終わったらお茶を飲みながら，さらに話したり，ときには宴会を企画したり，一緒に被害者支援の活動をしたり，合宿勉強会をしたりする仲間でもある。

　そこでのそれぞれは，誰かの目を気にして何かを我慢したり，手控えたりするのではなく，「ふつうに何でもする」自由を共有する。そこでは，したいことをして，したくないことはしない。そうした関係をもてる「隣人」を，互いに見いだすことができればよい。これは「孤立」とは反対のものを創ることである。そして，それ

は意識し，参入しないと始められないことである。

　そこへの参加を促すマネジメント役割の人物の存在も重要である。そして，たいていの場合，その人は当事者のなかに潜在的にいる。グループのなかでそうした能力や役割を取ろうとする意欲が刺激されるよう，メンバーに働きかけ，アレンジするのも，ファシリテイターの役割のひとつである。もっとも，筆者のかかわる自助グループ「六甲友の会」では，スタート当初から，当事者でマネージメントも引き受けてくれるTさんがいて，われわれファシリテイターはおおいに助けられた。

文　　献

羽下大信（2007）臨床心理学のコミュニティ・アプローチ的展開のために．In：木之下隆夫編：日本の心理臨床の歩みと未来—現場からの提言．人文書院，pp.256-276

Herman JL (1992) Trauma and Recovery. Basic book, N.Y.（中井久夫訳（1999）心的外傷と回復．みすず書房．）

東大作（2006）犯罪被害者の声が聞こえますか．講談社，p.44

本田信一郎（2002）モノクローム　クライシス—犯罪被害者・忘れられた人々の声．平和出版，p.31

井垣康弘（2006）少年裁判官ノオト．日本評論社，pp.136-163

第2節

緊急支援者への援助
―― グループ・ディブリーフィングの効用と限界

倉石哲也

Key Words : CISD，支援コンフリクト，アセスメント

I　はじめに

　ディブリーフィング（debriefing）は元来軍隊で用いられる用語で，部隊から帰還後の兵隊の役割解除に伴って行われる報告会（briefing）を意味している。CISD（critical incident stress debriefing）は，消防隊員のMitchell Jによって開発された危機介入モデルで，緊急事態から帰還した隊員が任務から解除される前に実施される方法として理論化された（1997）。ディブリーフィングは正式にはCISDを指すが，本論では一般化しているディブリーフィングを用いることにする。地域における大災害では，被災者や支援者が多くなり一対一の対応が不可能となる。個人で抱える精神的苦痛は，同じ体験をしたグループで共有され意味づけされる方が，外部で共有されるよりも効果がある。ディブリーフィングはグループ・ブリーフィングとも呼ばれ，危機状況から当人を解除するための報告会を意味する。ディブリーフィングは緊急事態直後から始まることが多く，災害や被災者の状況を見極めながら支援者の集まりを開く必要があるなど，リーダー（ファシリテーター）の判断力や応用力が求められる緊急対応モデルである。セッションは1回のみでおおよそ2〜3時間をかけて行われる。ディブリーフィングに対しては，参加者の二次的被害を引き起こすといったリスクに関する批判があるが，支援者のセルフケアの教育モデルとして効果が見られるとの報告がある。本節では支援者援助の意義，支援者のストレス反応を紹介したうえで，教育モデルとしてのディブリーフィングの展開方法と課題を解説する。

Ⅱ　緊急支援者への援助はなぜ必要なのか？

1）緊急支援者とは

　緊急支援者とは，災害や犯罪といった突発的危機が発生した場合，危機に遭遇している人々への支援を行うすべての職務者を指し，次の5つに大別できる。すなわち，①消防・救急・警察・自衛隊，②医療・保健・看護，③安否確認や生活復興の役割を担う自治体行政職員，④被害者やその周辺の人々への心理的支援を行う精神（保健）・心理・教育系専門職，そして⑤NPO団体を含めたボランティア団体，である。
　緊急支援に携わろうとする専門職やボランティア（以下，支援者）は多くの場合，自らの志で活動する精神性の高さを備えている。そのような支援者になぜ支援が必要なのか？

2）支援活動の特性

　救急・消防や医療・看護職種は，組織的対応と指示系統の遵守が使命であるが，彼らでもってしても緊急事態では独自の判断力が求められることが多くある。また緊急支援に携わろうと志願するボランティア，心理・福祉そして教育系の専門職は，阪神淡路大震災以降その数は多いが，ほとんどは被害者支援を職務としている人々ではない。
　危機的状況下で難しいのは，被害者の状況を含め被害の全体状況が不明で，支援の体制も予測できないままに，現場に駆けつけなければならないことである。そのうえ，緊急支援は時間経過で刻々と推移する状況に対応する，というまさに「臨機応変さ」が求められる。つまり普段，専門職が拠り所とする「原則」や「段取り」そして「枠組み」にそった対応が全く成り立たないのである。人命救助や被害拡大を防ぐ状況下や，家族との突然の別れを強いられる被害者，生きる尊厳を踏みにじられた被害者を目の前にして，支援者は魂を揺さぶられながら，最もふさわしいと自らが判断しながら遮二無二対応せざるをえず，無力感が残ってしまうのである。

3）支援者の疲労

　心理系専門職は，刻々と変化する状況のなかで，被害者の声に耳を傾けながら，声にならないニーズをも推量し対応するために，関係者との連携を迫られる。被害者の立場を代弁し，関係者らと協働する作業は並大抵のことではない。神経をすり減らす作業となる。柔軟な思考力と想像力，精神力と協調性が求められ，な

おかつ人間性が問われる。被害者やその家族は，被害後の人間関係について，「魂が裸になる」といわれる（酒井ら，2004）。支援者がどういった思いで，支援を提供しようとしているのか見抜けてしまうのである。支援者は，支援が求められる状況で何ができ，何ができないのか。できないことにはどう応えるのか，「魂を裸にして」対応することになる。時には自分（生活，役割，専門性）を守る術は機能せず，無力感に浸ることも多い。支援者は，高い精神性が要求されながら，難しい判断に神経をすり減らし，無力感に浸り，徒労感を味わう，という身体的精神的苦痛に遭遇する。支援者への支援は，支援者の燃え尽きを防ぎ，高いチームワークを維持し，その結果被害者への二次被害を防ぐためにもその意義は極めて高いといえる。

本節では，支援者の二次被害について述べた後，ディブリーフィングを解説し，具体的展開方法を示しながら，可能性と留意点を明らかにする。

III 支援コンフリクト（支援活動を行ううえでの葛藤）

ここでは，支援を行ううえで生じる活動上の行き詰まり，組織運営の限界，人間関係の葛藤などを支援コンフリクトと名づけ，以下に説明を加える。

支援コンフリクトの第一は，緊急支援には専門職が拠り所とする枠組みが成立しにくいことである。被害者を含む対象者が誰かすらはっきりしないとか，何をどう支援すればいいのかといった内容や判断への戸惑い，また他の専門職とのチームワークが取りにくいなど，情報，指示系統，業務分掌などが判別しにくく，「何をどうすればいいの？」と戸惑っている間に指示された業務が，想定外の内容になっていることもある。被害者支援を希望したが物資の整理を依頼されるとか，時間を掛けた支援を考えていても，回数や時間を制限されるとか，情報の交換を行いたいと希望してもストップがかかるなど，活動中のコンフリクトは予想以上に高い。

被害当事者に近い人々との関係においても同様である。一次被害者に加え，一次被害者の親類，友人，知人といった「二次被害者」がある。つぎに救出や復旧に従事しながら，心傷性の精神作用に対処するため支援を必要とする「三次被害者」がいる。一方，ボランティアや災害に何らかの形で責任を持つ「四次被害者」がいる。直接関係はないが，苦痛や傷を訴える「五次被害者」もある。そして偶然被災を免れたり，他者の被災に責任があるといって間接的・代理的に関与した「六次被害者」までが存在する（Raphael B, 1986）。支援者は被害者の状況特性を理解し，心

理的葛藤を吟味し行動するという判断が求められる。しかし功を奏することは少なく，消耗に終わることも多い。

　コンフリクトの高いものとしてメディアとの関係は取り上げざるをえない。緊急支援の場で最も神経を使う対応の一つである。メディアとの望ましい関係は発生した事態への社会的関心を高めることになり，結果的に被害者支援に大いに役立つことがある。しかし一方でメディア・スクラムなどの二次被害は可能な限り避けなければならない。場合によっては，支援者がメディアの取材対象となり，結果的に二次的被害を受けることも少なくない。被害者と共に支援者もメディアとどのような関係を作り主体となるべきかを吟味する必要がある（窪田ら, 2005）。

　支援期間が数カ月や数年に及ぶと，支援者は，"私は頑張っているのに"といった，共感の欠如状態に陥る。また，達成感の欠如，孤立感，情緒的消耗感といった燃え尽き状態や，代理受傷状態に陥ることもある。このように支援者はコンフリクトの波にさらされることもまれではない。

Ⅳ　被害者支援で支援者の陥る状況

支援者の二次的トラウマ反応

　トラウマ体験者と同様に，支援者側にも特有の反応が起こることが近年明らかになっている。以下の反応は，共感的支援関係を築くからこそ起こりうることではある。しかし，支援者自身がトラウマ的被害体験を持ちながらも未処理な時に，二次的トラウマ反応は助長されると考えられる。

①逆転移：心理療法の枠組みのなかで起きるが，支援者自身の問題を被害者に同一化する。
②燃え尽き：感情疲弊，脱人格化，達成感欠如。継続性で悪化することもある。
③二次受傷：情緒的関係のなかでトラウマの共有が起き，支援者にPTSD症状が現れる。
④代理受傷：共感的援助関係のなかで生じる支援者の内的変容。
⑤共感疲労：混乱，無力感，孤立感，無能感，恐怖感，焦燥感を感じて疲労する。

　これらの反応は子どもが被害者である場合に，また支援者の個人的要因などと反応しあいながら強く起きると考えられている（池埜, 2003；長井, 2004）。

Ⅴ　教育を目的としたディブリーフィング

　わが国では，ディブリーフィングは，阪神大震災時に消防隊はじめ緊急支援者へ

の精神的支援として導入されたが，近年は批判も多い。セッションの進行が構成的であるがゆえに，思考や感情およびストレス反応の掘り起こしを強制するニュアンスが感じられ，実際に参加者が悪化するとの意見も耳にする。しかしこのような場合，参加者は被害者や被害体験者で，CISD治療を目的としたものが多いようである。しかし，ディブリーフィングは，「報告会」を意味するために，語ることが奨励される雰囲気が生まれ，参加者のなかには沈黙が尊重されていても心理的苦痛を開示し，それまで保っていた自我防衛のバランスを崩す恐れがあるとする人々もいる。構成的であるがゆえに強制力を伴うし，他者の話を聞かなければならない。CISDへの批判を克服するためには，ファシリテーターの豊富な臨床体験と技術，事前の入念な準備，チームとしての役割の確認，そして臨床場面での柔軟な展開力といった高い資質と技能が求められる。

その一方で，ディブリーフィングをストレスマネジメントの教育モデルとしての活用する動きも出始めている。発生した緊急事態の状況にもよるが，「支援者を支援する」といった趣旨よりも，支援者が子どもや地域住民に行うための，「ストレス対応の学習会」といったような，支援者が参加しやすい会の意味づけによって行われる。臨機応変な工夫により支援者が学習的に参加するなかで，ディブリーフィングのセッションが展開できるだろう。

目的と手続きの解説
①目　　的
　グループでは多くの支援が同時に行える。個人の反応がグループで受け容れられ，共有されることが参加者の回復に効果的だと考えられている。また参加しやすいように災害地域のボランティアなどには活動が一段落する夜間の時間帯に開催するのがよく，一方で仕事として活動している職務者は，業務の一環として参加できるので，昼間が望ましいとされている。グループのサイズは，参加者間の交流が生まれることを考えれば10人程度で，全員が万遍なく発言できるためには，1セッションに2～3時間を要する。

②準　　備
　グループのサイズに合わせ，できる限り心地よい部屋で実施する。お互いの顔が見えるようにU字型かラウンドで着席し，ファシリテーター（進行役，以下，リーダー）とディブリーフィング・チーム（以下，チーム）は分散して座る。資料などは終了まで配布しない。また水分の確保やティッシュの用意，喫煙場所やトイレの

図示など参加者への細々とした配慮に心がける。

③ディブリーフィング・チームの役割
　ディブリーフィングを行うチームの中でリーダーを事前に選ぶ。リーダーは「今回の災害について哀悼の意を表します」「皆さんの支援活動がより有効に運ぶための役に立ちたい」と率直に挨拶し，チームの紹介を行う。グループでの話し合いは自由であり，お互いの意見を尊重しあう。セッション中の話は参加者の合意がない限りは守秘であること，部屋の出入りは自由だが，できればセッション中の退出は避けてもらいたい旨を伝える。

④チームメンバーの役割
　サブ・リーダーはリーダーの精神的サポートを行う。セッション中に具合の悪くなった参加者にティッシュを配るなどリーダーをサポートし，参加者が安心できるように支え，状況によっては退室を助ける。リーダーによるセッションの進行が上手く進まないときには代わって行うこともある。

⑤セッションのルール
　リーダーは，セッションのテーマを決める。「支援活動のまとめ」「危機対応の課題」など，参加者が話しやすいテーマとする。「被害者支援の方法」といったテーマのなかで，支援者のストレス反応を振り返ることも可能である。リーダーは参加者の体験したいかなる反応も表現するように促す。例えば，惨事での反応や活動，緊急活動後の家族や仲間との関係，日常復帰後の将来への期待等を含める。話す際は，自分が誰であるか述べるように促すが，強制ではないし，苦しい思いを語ることは不安であるが，その反応こそが他の参加者と共通のものであり意味があることを強調する。セッションは，惨事や支援活動の批判の場ではなく，ストレス反応を学び活動をより高めるために実施されていることを，機会があるごとに説明する。ルールの最後は，発言には守秘義務があること。内容を報告する必要がある場合には，発言内容はプロセスのなかで生れたものであり，一個人にのみ帰属するものではないことを確認し，発言者の名前が特定されないようにする。

⑥手　　順
　ディブリーフィングの構成および手続きは単純である。単純であるがゆえにリーダーの力量に大きく左右されるとも考えられる。「1．導入」「2．事実確認」「3．

思考」「4．行動」「5．身体・心理反応」「6．ストレス症状」「7．ストレス教育」「8．（日常）復帰に向けて」の段階を踏む。

　1．**導入**：リーダーの自己紹介，セッションの趣旨，進め方，時間，ルールなどを簡潔に説明する。落ち着いた雰囲気と，参加者が話しやすい状況を作り出すための大切な段階である。チームは支援者を支援したいと考えていることを明確に伝えることが特に重要である。

　2．**事実確認**：惨事が起きたとき，活動を開始してからの体験が語られる段階である。惨事が起きたときどこにいたのか，活動を開始してから何をしたか，誰としたか，何を見・聞き・匂い・触れたか，どんな反応（行動）をしたのかといった「事実」に焦点を当てる。事実を語ることは，参加者が活動状況を客観的に認識する機会となる。リーダーは事実に沿った発言は強調し，他の参加者が発言しやすい雰囲気を作る。

　3．**思考**：支援活動中に考えたこと，思ったこと，感じたことなどを思いつくままに自由に発言する。同僚に発言していたことなどでもよい。「事実確認」の段階と合わせ，混乱し遮二無二活動していた参加者は，自分がそのときに考えていたことを振り返り，自己を再確認する機会となる。

　4．**行動**：支援活動後，または活動を継続しながら参加者に起きたことを話す。心に残っていることは何か，自分のなかで何が起きているか，周りで何が起きているかなどである。ある救急隊員は，非番で救援活動に携わらなかった職員と話がしにくくなったと答えている。学校危機に対応した教員は，周囲の人間が事故を風化させているかのような錯覚に陥り，自分は怒りっぽくなったと表現した。

　5．**身体・心理反応（ストレス反応）**：活動後（活動中）に自分のなかに起きている反応を確認する。覚醒，不眠，疲労，情緒の混乱，人間関係の亀裂，現場や活動が蘇り業務に支障があるなど，参加者が体験しているあらゆる反応を話し合う。この段階は，自分の反応は一人ではないことを他の発言から気付き，参加者に受け止めてもらうことで安心感が生まれ，相互支援の関係が育つなど，ディブリーフィングをグループで行う効用が明らかにされる場面である。

　6．**ストレス症状**：不眠，疲労，頭痛，健忘，悲嘆，他者への理由のない怒り，食行動の異常など多面多様にわたる。本人が気付く場合もあれば，気付かず，気付いても否定する場合がある。重要なのは周囲が気付いたら本人に冷静に伝え，自覚を促すこと。ここでは，本人が気付いているストレス症状について語ることを奨励する。

　7．**ストレスマネジメント教育**：ストレスにどのように対処しようと考えている

か確認する。自分の対処法を見つけていくことが最も重要なことであり，リーダーは対処法が良いと思える場合には積極的に勧める。アルコールや薬に頼るといった望ましいと言えない場合には，別の方法を提案する。また一般的に奨励されるストレス対処法を提案することは，参加者にとっては有益な情報となる。

〈ストレスマネジメントのための情報提供〉
・リラクゼーション（軽めの運動）。
・自分の時間を作る。
・自分自身を責めない（バカだ，ダメだ，弱い）。
・'話す'ことが良薬。
・アルコールは依存することを知る。
・日常性を保つ（食事，睡眠，栄養，休息）。
・一人になることも大切。
・同僚と気持ちを分かち合い見守る。
・楽しいことを2倍する。
・人の行動に惑わされない。
・眠れないときは日記を書く。
・大きな決断をしない（人生を大きく変えない）。
・自信の持てる行動をする。
・心配なときは専門家に相談する。

　8．「日常への復帰」：緊急活動を終えて，日常の業務に戻る際の諸問題を話し合う。現場から離れることができなくなっていたり，日常業務に復帰してもやる気が出そうでなかったり，また現場に戻りそうな気がしたり，フラッシュバックへの心配があったりと，支援者は復帰に向けてさまざまな心配事や課題を抱えている。些細なことでも確認しあい，現場からのリービングケアを行う。

⑦全体を通してのセッションの進め方

　セッションでは，①〜⑥が予定通り進行しないことのほうが多い。事実確認が冗長になったり，思考や身体反応が当初から話題になることもある。進め方としては，参加者の発言を受け止めながら，語られない部分について焦点化する。事実確認が冗長なときには，行動や思考について尋ねるといった具合に，参加者の振り返りや洞察が全体的で統合的に行われるように配慮する。冗長な発言には参加者のほとんどが寛容であるが，発言を他者につなげていく場合には，類似した体験が他の参加者にないか，質問を向けることで，発言者の交代をさりげなく行うことも必要である。場合によっては，導入の段階で，チームメンバーに怒りやセッションへの疑問

が投げかけられることがある。リーダーは落ち着いて，チームの役割やセッションの目的を話すことが大切であるが，拒否が強い場合には参加を強制しない。段階を追って進行されるセッションであるが，参加者の反応は各段階でまちまちである。チームメンバーは，参加者の情緒的な反応や思考の混乱といった二次的トラウマ反応に備えておく。セッション開始前に，参加者に関する情報を可能な範囲で収集し，起こり得る反応などを予測しておくとよい。

⑧リーダーの役割
　リーダーはセッション中は，落ち着いて自分への尊厳を保ち，参加者を支える意識を持つ必要がある。批判的にならず，どのような発言も柔軟に受け止める受容力が求められる。特に，発言者には，目を見て耳を傾けながら，誠意を尽くした答え方をする。また怒りや悲嘆の感情をリーダーに向けられることは当然のごとく起きる。参加者の感情的反応が，リーダー自身に向けられているものではないことを冷静に考え対処することである。

⑨激しい感情の受け止め
　怒りについては，感情の受け止めとともに怒りの根源にある事実関係に目を向けるようにする。参加者に害を及ぼさない外部の人間や機関に怒りを向けさせながら，感情の浄化とセッションの進行の両方を保つ。また悲嘆は，否定的に捉えるのではなく，犠牲者や被害者への情緒的絆の証であり，罪障感でさえも自らが生きていることへの感情の力として肯定的に扱う。

⑩情報の提供
　具体的に必要な質問には，答えるかたちで情報の提供を行う。しかしセッション中に答えることが難しいような質問などについては，'今答えは見つからないが，セッション終了後できる限り速やかに可能な情報を提供する'と限定した答え方をする。答えに躊躇したり，知らないことを明言すると，参加者は自分達が否認されたと過剰に反応してしまうことがある。

⑪セッションの終わり
　セッションは予定の時間通りに終わることを目標として進行されることが望ましい。終了の15〜20分前には，終了に向けての流れを作る。他に言い足りないことや質問はないか，事前に確認をしておくとよい。リーダーはセッションの振り返り

をする必要はないが,「発言内容はすべて重要で意味のあることだった」と敬意を表し,セッションに参加してくれたことにも感謝を示す。場合によれば,個人的なアフターケアが必要かもしれないので,リーダーの連絡先や診療ができる専門機関の連絡先を伝えて終了する。

Ⅵ　おわりに：他の支援方法とディブリーフィングの併用

　ディブリーフィングは他の支援方法を併用することで効果を挙げるとも考えられている。

　紙面の都合で具体的な説明は割愛するが,支援者の未解決の葛藤の処理やコーピングスタイルの見直しのためのスーパービジョン,仲間とのコミュニケーションを維持するためのピア・グループの組織化,支援者が所属する組織の惨事ストレスに対する教育の提言などが挙げられよう。

　ディブリーフィングを円滑に行うためには,事前に参加者へのアセスメントを慎重に行うこと,チームメンバーで慎重な打ち合わせを行い,起こりうる事態を想定しておくこと,リーダーの熱意と信念のある態度は不可欠である。北米では最低3日間のワークショップを受けてディブリーフィングの初級ライセンスが与えられる。理論と実技のトレーニングを受けたリーダーが,十分な準備を行うことによって批判には応えられるものと認識している。

文　献

本多修（1995）臨床心理士であること,ボランティアであること. In：河合隼雄,日本心理臨床学会,日本臨床心理士会編：心を蘇らせる―こころの傷を癒すこれからの災害カウンセリング. 講談社, pp.257-266.

池埜聡（2003）バーンアウトからコンパッション・ファティーグ. 武庫川女子大学教育研究所臨床教育懇談会資料.

窪田由紀,向笠章子,林幹男,浦田英範,福岡県臨床心理士会編（2005）学校コミュニティへの緊急支援の手引き. 金剛出版.

Mitchell JT & Everly GS (1997) Critical Incident Stress Debriefing. Chevron Publishing Corporation. （高橋祥友訳（2002）緊急事態ストレス・PTSD対応マニュアル. 金剛出版.）

長井進（2004）犯罪被害者の心理と支援. ナカニシヤ出版.

Raphael B (1986) When Disaster Strikes：How Individuals and Communities Cope with Catastrophe. Basic Books.（石丸正訳（1989）災害の襲うとき―カタストロフィの精神医学. みすず書房.）

酒井肇,酒井智恵,池埜聡,倉石哲也（2004）犯罪被害者支援とは何か. ミネルヴァ書房.

あとがき

あとがき

●●●

　「まえがき」にも既述したように，編者代表としての筆者が，本書『トラウマとPTSDの心理援助——心の傷に寄り添って』を出版することを決意したのは，阪神淡路大震災から10年が経過した2005年1月に，本書添付のDVD「こころの傷に寄りそって——災害・被害のトラウマとこころのケア」を制作したことがきっかけであった。なぜ本DVDの制作を思いついたかというと，阪神淡路大震災後，インドアでの心理療法にはベテランの臨床心理士であっても，いざ災害や事件が発生した際に，現地で被災者に対してどんな心のケアを実施すればよいのか分からないという声をよく耳にしたからである。

　このDVDは主に大地震などの自然災害が発生した時や，学校などで犯罪事件が生じたときに，臨床心理士が現場におもむき，どのような心のケアを実施すればよいかを約31分にわたって解説したものである。しかしASD（急性ストレス障害）やPTSD（心的外傷後ストレス障害）は，単に地震や風水害などの自然災害や犯罪事件の時に生じるばかりではなく，交通事故，性被害，DV・児童虐待，少年犯罪，いじめ・不登校などからも生じるものである。

　そこで本書では，第1章「総論—トラウマとPTSD」，第2章「自然災害とトラウマ」，第3章「犯罪被害とトラウマ」，第4章「交通事故とトラウマ」，第5章「性被害とトラウマ」，第6章「DV・児童虐待とトラウマ」，第7章「少年犯罪とトラウマ」，第8章「学校事件への緊急対応」，第9章「トラウマとセルフケア」の合計9章によって構成し，各論として合計22の節を設けて分かりやすく解説した。すなわち人々が災害・犯罪事件・事故・青少年の問題行動などによって，なぜトラウマ（心的外傷）が生じ，どのようなプロセスをたどってASDやPTSDとして発症するのか，また臨床心理士はいかなる見立てによって臨床心理学的査定を行い，手立てとしてどんな臨床心理学的地域援助を行うのかを詳説した。

　各章の執筆者である佐方哲彦，髙橋哲，冨永良喜，八木修司，織田島純子，吉澤美弥子，大原薫，本多修，堀口節子，大上律子，岡嵜順子，市井雅哉，森田喜治，佐伯文昭，村本邦子，齊藤文夫，平山由美，羽下大信，倉石哲也（執筆順）の各氏は，いずれも過去に発生した大災害，大事件，大事故などの際に，身を賭して被災

者や被害者への心のケアや支援を初期・中期・長期にわたって担当してきた臨床心理士である。

　一部の執筆者たちは，日本臨床心理士会，日本臨床心理士資格認定協会，兵庫県臨床心理士会などの支援をうけて，単に国内の災害，事件ばかりではなく，スマトラ沖大地震，中国四川省大地震など海外で発生した災害への支援に，現在でも長期的にあたっている人たちである。執筆者たちのこのような長期間にわたる心のケアに携わる真摯な姿を見ていると，編者として「人間存在への謙虚さ」「人の命へのやさしさ」というキーワードがふと脳裏をよぎる思いであった。読者の方が，本書のいずれの章を読まれても，これらのキーワードがイメージとして浮かんでこなければ，ひとえに編者の非力によるものと御寛恕いただきたいと思う。

　本書が自然災害や人的災害を受けられた方々にとって，またこれらの人々を支援する臨床心理士たちにとって，現地におもむく際の必携のマニュアル本として活用されれば望外の喜びである。

2009年　新春
編者代表　杉村省吾

索引

A-Z

ADHD（注意欠陥多動性障害）36
ASD（急性ストレス障害）13, 15, 16, 18-20, 35, 43, 44, 71, 98
CAPS（日本版・心的外傷後ストレス傷害の構造化面接による評価尺度）144, 148
CISD 257, 261
DSM-III 16, 21
DSM-III-R 16
DSM-IV 16, 19, 31, 41
DSM-IV-TR 16-18
DV 防止法 214
EMDR 171-173, 176, 177
GHQ28 144
ICD-10 16, 19, 20
IES-R（改訂出来事インパクト尺度日本版）71, 73, 144, 148, 176
MINI（精神疾患簡易構造化面接法）144
PTSD 13, 15, 16, 18-22, 26, 27, 31, 39, 41, 43, 44, 46, 48-50, 71-73, 97, 115, 126, 128, 131, 138, 145-149, 163, 171, 182, 183, 188, 190, 192, 197, 217, 219, 254, 260
PTSR（外傷後ストレス反応）39
PTSR-EDS（心理教育のための外傷後ストレス反応尺度）71, 73, 74
SDS（日本版自己評価式抑うつ尺度）144, 148
TAT 228, 230
TK 式幼児・児童性格検査 193

あ

愛着障害 188, 192
アイデンティティ 100, 101
　——の確立 149
アセスメント 19, 182, 192, 266
アドボカシー 200
アファメーション 57
移行対象 226
いじめ 225, 227, 230, 235, 236, 238-240
　——許容空間 236
　——衝動 236
　学校での——による虐待的体験 183
遺族 40, 47, 113, 114, 117, 119, 124, 125, 127, 130, 137-141, 143, 149, 150, 153, 154, 158, 159, 164, 253
ヴァルネラビリティ 236
ウィットネス 255
えひめ丸沈没事故 137-150
エンパワーメント 192, 243, 244
大阪教育大学附属小学校襲撃殺傷事件 151

オペラント条件づけ　50
親子の再統合　204, 208, 213

か

外傷的死別　40
外傷神経症　21, 22
回避　17-19, 31, 38, 39, 41-45, 48, 50-53, 58, 60, 71-74, 143, 146, 156, 159, 170, 171, 190, 220
解放　199
解離　17-19, 31, 34, 37-39, 42, 45, 58, 142, 156, 170, 182, 183, 216, 217, 247
過覚醒　17, 27, 31, 33, 35-39, 41-44, 48, 53, 60, 71, 72, 144, 171, 190, 217
学習性無力感　217, 218
覚醒亢進　[→過覚醒を参照]
家族合同面接指導　208
家族再生支援　208, 209, 211, 213
カタルシス　27
感覚記憶　34
危機対応　58, 262
傷つき体験　225, 226, 228, 230, 231
絆のワーク　59, 60, 68, 72
虐待　18, 44-46, 51, 99, 106, 181-184, 186, 188-191, 196
逆転移　260
共感的・支持的な心理療法　190
共感疲労　260
教職員対応　154
緊急支援　50, 54, 55, 59, 258-260
緊急事態ストレスマネジメント　58
近親相姦　218
グループ・ワーク　251
グループミーティング　145
刑事裁判　114, 118-122, 131, 249, 251, 254
傾聴　57, 128, 130, 142, 157, 161
言語発達遅滞　190
公訴代理人　120
肯定的認知　43
呼吸法　58, 63-65, 67
　イメージ──　52, 65
心と身体のストレスアンケート　61, 73
心のケア　22, 27, 43, 44, 46, 48-51, 54, 56, 58, 59, 62, 63, 71, 73, 75, 76, 93, 97-103, 106-108, 127, 146, 188, 199, 213, 225, 235, 240-242, 244
古典的条件づけ　50, 51
個別面接指導　208
コミュニティ・サポート　251
孤立化　254
コンタクト　199

さ

災害・事故へのレディネス（準備性）　149
再体験　17-19, 31, 32, 41-43, 50, 51, 53, 71, 72, 146, 173, 177, 182, 196, 199
再統合　188, 199
サバイバーズ・ギルト　43, 45
サポート・グループ　254, 255
支援コンフリクト　259
ジェンダー　215
支援体制　212
自己価値観の低下　188
自助グループ　127, 130, 249, 256
自然災害　16, 18, 21, 22, 44, 45, 101, 106, 181
児童虐待　18, 21, 22, 93, 124, 188-192, 198, 201, 202, 204, 205, 208, 213, 225
児童虐待防止法　189, 190, 199, 201-203
　改正──　189, 202, 204, 205, 208, 218
児童相談所　189, 202-208, 211
主動感　110
情動記憶　34
情動焦点型対処　63
少年矯正　225

少年事件　116, 251
少年犯罪　248
初期対応　152, 153, 155, 163, 238
自律訓練法　64, 69, 109
身体性記憶　41, 45, 110
心的外傷　13, 15, 155, 165, 181
新版K式　192, 193
スクールカウンセラー　50, 58, 59, 61, 71, 73, 74, 101, 104, 151, 235, 237
鈴木ビネー知能検査　192, 193
ストレスマネジメント　49, 56-62, 69, 155, 164, 261, 263, 264
　——技法　70, 159, 160
ストレス反応　20, 21, 29, 31, 40, 41, 52, 58, 60, 63, 71, 104, 108, 257, 261-263
須磨区連続児童殺傷事件　151
生活環境療法　190
生活ストレス　40, 41, 47, 109
性虐待　169, 171, 177
性犯罪被害　169-173
性被害　34, 128, 129, 130, 169
セクシャル・ハラスメント　169
セルフケア　47, 49, 102, 103, 107, 110
潜行性トラウマ　216
漸進性弛緩法　58-60, 64, 67, 109
　簡易——　66
戦争神経症　21, 22
喪失　19, 29, 30, 40, 47, 55, 56, 142, 183
　——によるストレス　28
　——反応　28-31, 40, 75

た

退行的自虐行為　190
大災害　25, 26, 99, 100, 257
代理受傷　260
長時間暴露療法　52
直接支援活動　127, 130, 131

治療的アプローチ　183, 186
ディブリーフィング　27, 58, 257, 259-263, 266
電話相談活動　127, 128
特別支援学校　236
ドメスティック・バイオレンス　18, 21, 22, 44, 46, 202, 214
トラウマケア　47, 48, 56
トラウマティック・イベント　46
トラウマティック・ストレス　13, 14, 16, 18, 21, 22, 57, 58, 107
トラウマ記憶　39, 41, 53
トラウマ治療　47, 48, 181, 199
トラウマ反応　27, 28, 30-33, 35, 36, 39-41, 44-46, 49-53, 58, 71, 72, 75, 217, 260, 265
鈍麻　37

な

新潟県中越地震　36, 101-110
二次受傷　260
日常生活上のストレス　29
認知行動療法　171, 177
ネグレクト　106, 184, 202

は

バウムテスト　193, 194
発達障害　36, 110, 192, 241
犯罪被害者の権利　114, 119, 250
犯罪被害者等基本計画　122
阪神淡路大震災　32, 35, 36, 38, 41, 46, 58, 75, 93, 99, 100, 108, 141, 151, 258
汎適応症候群　14
反復性のトラウマ　188
被殴打女性症候群　22
被害
　一次的——　125
　直接的——　125

索引

　　二次的── 43, 48, 125, 126, 257, 260
　　──体験 225-228, 230, 260, 261
被害者支援 114, 124-126, 128, 130, 132,
　　　139, 251, 253-255, 258-260, 262
被害者の人権 113
引きこもり 97, 145, 171, 182
被虐待児症候群 22
非行 116, 117, 225-228, 230, 231
非行少年 225-228, 231
否定的認知 43, 71, 72
描画法 228
ファシリテイター 255, 256
複雑性PTSD 22, 182, 217, 219
複雑性悲嘆 40
福知山線脱線事故 128, 130, 151-165
付帯私訴 120, 121, 251
不登校 93, 95, 96, 99, 161, 235, 240, 241, 243
　　過剰適応型── 241, 243
　　受動型── 241
　　衝動型── 241
フラッシュバック 17, 18, 26, 32-34, 37, 40,
　　　42, 43, 45, 50-52, 156, 164, 170, 171,
　　　175, 190, 264
ペア・リラクセーション 57
ペアレント・トレーニング（親グループ指導）
　　　208
砲弾ショック 21, 22
暴力の車輪 215, 216, 220
保護者対応 154
ポスト・トラウマティック・プレイセラピー
　　　188, 192, 196, 199

ポストトラウマティック・シンドローム 216
ホメオスタシス（平衡状態） 14

ま

マステリー 196
麻痺 31, 37-39, 41-44, 46, 72, 132, 141, 143,
　　　172, 182
　　──と再体験の表裏一体性 41
見捨てられ体験 230
民事裁判 116, 117, 119, 121, 249, 250, 254
無力化 254
燃え尽き 259, 260
喪の作業 54, 55, 100, 140, 141, 143
問題焦点型対処 63

や

要保護児童対策地域協議会 204, 208, 213

ら

ラポール 199
リスクアセスメント 220
リハビリケア 145
リミット・セッティング（限界設定） 199
リラクセーション 57, 58, 105, 108, 109
臨床動作法 101-103, 105-110
冷情的攻撃空想 230
レイプ・トラウマ症候群 22
ロールシャッハ・テスト 228, 230

273

執筆者一覧

杉村　省吾　　奥付に記載（まえがき，第6章第2節，あとがき）
本多　　修　　奥付に記載（第3章第1節）
冨永　良喜　　奥付に記載（第1章第3・4・5・6・7節）
高橋　　哲　　奥付に記載（第1章第2・4節）

佐方　哲彦　　武庫川女子大学院（第1章第1節）
八木　修司　　関西福祉大学社会福祉学部（第2章第1節）
織田島純子　　新潟県スクールカウンセラー（第2章第2節）
吉澤美弥子　　医療法人至誠会 長岡保養園（第2章第2節）
大原　　薫　　独立行政法人国立病院機構 さいがた病院（第2章第2節）
堀口　節子　　NPO法人ひょうご被害者支援センター（第3章第2節）
大上　律子　　武庫川女子大学・NPO法人ひょうご被害者支援センター（第4章第1節）
岡嵜　順子　　相愛大学・大阪府済生会中津病院・予防医学心理学研究室（第4章第2節）
市井　雅哉　　兵庫教育大学大学院発達心理臨床研究センター（第5章第1節）
森田　喜治　　龍谷大学文学部（第6章第1節）
佐伯　文昭　　関西福祉大学社会福祉学部（第6章第3節）
村本　邦子　　立命館大学・女性ライフサイクル研究所（第6章第4節）
齊藤　文夫　　武庫川女子大学大学院（第7章第1節）
平山　由美　　武庫川女子大学発達臨床心理学研究所（第8章第1節）
羽下　大信　　甲南大学・大学院（第9章第1節）
倉石　哲也　　武庫川女子大学大学院（第9章第2節）

編者略歴

杉村　省吾（すぎむら・しょうご）
武庫川女子大学大学院
著書『臨床児童心理学の実際』（単著，昭和堂，1980）『子どもの心と身体―小児心身症と心理療法』（単著，培風館，1993）『心を蘇らせる―こころの傷を癒すこれからの災害カウンセリング』（共著，講談社，1995）『災害と心の癒し―兵庫県臨床心理士たちの大震災』（共著，ナカニシヤ出版，1997）『カウンセリング辞典』（共著，ミネルヴァ書房，1999）『コミュニティ心理学ハンドブック』（共著，東京大学出版会，2007）『学校臨床のヒント―SCのための73のキーワード』（共著，金剛出版，2007）ほか多数。

本多　修（ほんだ・おさむ）
武庫川女子大学大学院
著書『子どもの発達臨床心理』（共著，昭和堂，2000）『障害者の心理』（一橋出版，1999）。

冨永　良喜（とみなが・よしき）
兵庫教育大学大学院
著書『動作とイメージによるストレスマネジント教育 展開編』（共編，北大路書房，1999）『動作とイメージによるストレスマネジメント教育 基礎編』（共編，北大路書房，2000）。

高橋　哲（たかはし・さとし）
芦屋生活心理研究所所長，兵庫県スクールカウンセラースーパーバイザー，兵庫県臨床心理士会理事

トラウマとPTSDの心理援助──心の傷に寄りそって

印刷　2009年9月15日
発行　2009年9月30日

編　者　杉村省吾・本多　修・冨永良喜・高橋　哲
発行人　立石正信
発　行　株式会社金剛出版　〒112-0005　東京都文京区水道1-5-16
　　　　電話　03-3815-6661　振替　00120-6-34848　http://www.kongoshuppan.co.jp/
印刷・製本　新津印刷　　ISBN 978-4-7724-1020-5　Ⓒ2009

PTSDの臨床研究
飛鳥井望著　臨床事例を取りあげながら、疫学研究、診断基準、薬物療法、脳科学、トラウマ記憶など、複眼的にPTSDへとアプローチする。　3,150円

PTSD治療ガイドライン
E・B・フォア他編　飛鳥井望他訳　治療効果において臨床的エビデンスの蓄積されたさまざまな治療技法を解説した専門職必携のハンドブック。　4,725円

サイコロジカル・トラウマ
ヴァンダーコーク編　飛鳥井望他監訳　トラウマに関する臨床的研究の原点ともいえる著作として、現在に至るさまざまな問題提起を含んだ基本的文献。　3,570円

緊急事態ストレス・PTSD対応マニュアル
ミッチェル、エヴァリー著　高橋祥友訳　世界で最も広く活用されているグループ危機介入手法CISMを理解し実行するための実践的マニュアル。　4,620円

心的外傷の危機介入
H・J・パラド、L・G・パラド編　河野貴代美訳　多様な危機場面からの報告が集積された、最前線の精神保健専門家のための実践的ガイドライン。　3,990円

安全のサインを求めて
ターネル、エドワーズ著　白木孝二・井上薫・井上直美監訳　サインズ・オブ・セイフティ・アプローチの進め方を、詳細な実例に基づいて詳述する。　3,570円

トラウマとジェンダー
宮地尚子編　トラウマをめぐる臨床にジェンダーの視点を導入し、臨床にすぐ役立つ、ジェンダー・センシティブなアプローチの要点が提示される。　3,990円

DV被害女性を支える
S・ブルースター著　平川和子監修・解説　和歌山友子訳　DV被害女性を支えるために必要な原則をわかりやすくまとめたガイドブック。　2,730円

トラウマの臨床心理学
西澤哲著　「トラウマとは何か」という本質的問いかけにさまざまな角度から接近し、そのメカニズムを解明。さらに心理療法的アプローチを展開する。　3,360円

恐怖に凍てつく叫び
レノア・テア著　西澤哲訳　トラウマ性の体験をした人々の夥しい「物語」と、芸術作品におけるトラウマ性のテーマを探索したトラウマ研究の原典。　6,090円

虐待サバイバーとアディクション
K・エバンズ、J・M・サリバン著　斎藤学監訳　白根伊登恵訳　多様な心理療法とAAアプローチを組み合わせ展開される統合的・実用的治療プログラム。　3,780円

被虐待児の精神分析的心理療法
M・ボストン他編著　平井正三他監訳　タビストック・クリニックにおける約80名の子どものケースを素材にした、児童心理療法の事例研究書。　3,570円

臨床心理学
最新の情報と臨床に直結した論文が満載　B5判160頁／年6回（隔月奇数月）発行／定価1,680円／年間購読料10,080円（送料小社負担）

精神療法
わが国唯一の総合的精神療法研究誌　B5判140頁／年6回（隔月偶数月）発行／定価1,890円／年間購読料11,340円（送料小社負担）

価格は消費税込み（5％）です